Andrew Weil

VERNUNFT STATT TABLETTEN

Wann Medikamente wirklich notwendig sind,
welche Alternativen sinnvoll sind
und wie sich der Körper selbst heilen kann

Andrew Weil

VERNUNFT STATT TABLETTEN

Wann Medikamente wirklich notwendig sind, welche Alternativen sinnvoll sind und wie sich der Körper selbst heilen kann

riva

Bibliografische Information der Deutschen Nationalbibliothek:
Die Deutsche Nationalbibliothek verzeichnet diese Publikation in der Deutschen Nationalbibliografie; detaillierte bibliografische Daten sind im Internet über http://d-nb.de abrufbar.

Für Fragen und Anregungen:
info@rivaverlag.de

1. Auflage 2018

Nymphenburger Straße 86
D-80636 München
Tel.: 089 651285-0
Fax: 089 652096

Übersetzung: Martin Rometsch
Redaktion: Frank Wittig, Silke Panten
Umschlaggestaltung: Marc-Torben Fischer
Umschlagabbildung: Shutterstock: Antonina Tsyganko; MeSamong
Satz: Carsten Klein, Torgau
Druck: GGP Media GmbH, Pößneck
Printed in Germany

ISBN Print 978-3-7423-0442-1
ISBN E-Book (PDF) 978-3-95971-970-4
ISBN E-Book (EPUB, Mobi) 978-3-95971-971-1

Weitere Informationen zum Verlag finden Sie unter

www.rivaverlag.de

Beachten Sie auch unsere weiteren Verlage unter www.m-vg.de

Sämtliche Angaben für Deutschland (einschließlich der Handelsnamen der Medikamente) stammen nicht vom Autor und wurden in der Übersetzung nachträglich angepasst.

Für meine Kollegen in der integrativen Medizin

Inhalt

Liste der Mitwirkenden

Die in diesem Buch ausgedrückten Meinungen sind ausschließlich meine. Die unten genannten Kolleginnen und Kollegen stellten Informationen und Forschungsdaten zur Verfügung, die ich genutzt habe, um über die in diesem Buch diskutierten verschiedenen Gruppen von Medikamenten zu schreiben.

Kapitel 1: Antibiotika

DR. MED. MAYA SHETREAT-KLEIN ist Neurologin für Erwachsene und Kinder, Expertin für Heilkräuter, Naturforscherin und Stadtbäuerin in New York. Sie ist Gründerin und Leiterin des Terrain-Instituts, eines Ausbildungsprogramms für Terrain-Medizin, das die Beziehungen zwischen Körper und Umwelt erforscht. Sie ist die Autorin von *The Dirt Cure: Growing Healthy Kids with Food Straight from Soil* (dirtcure.com).

Kapitel 2: Statine

DR. MED. STEPHEN DEVRIES ist Mitglied der Amerikanischen Gesellschaft für Kardiologie, Präventivkardiologe und Direktor des Gaples-Instituts für integrative Kardiologie außerhalb von Chicago, einer gemeinnützigen Bildungsorganisation, die über die Bedeutung der Ernährungs- und Lebensweise für die Gesundheit aufklärt. Er ist Koautor von *What Your Doctor May Not Tell You About Cholesterol* und Mitherausgeber von Integrative Cardiology.

Kapitel 3: Medikamente bei GERD

DR. MED. GERARD MULLIN (thefoodmd.com) ist außerordentlicher Professor für Medizin im Johns Hopkins Hospital. Er hat mehr als 20 Jahre klinische Erfahrung in integrativer Gastroenterologie. Sein neustes Buch ist *The Gut Balance Revolution: Boost Your Metabolism, Restore Your Inner Ecology, and Lose the Weight for Good!*.

DR. MED. ALYSSA PARIAN ist Assistenzprofessorin für Medizin im Johns Hopkins Hospital. Sie ist Fachärztin für Innere Medizin und Gastroenterologie und auf die Behandlung entzündlicher Darmerkrankungen spezialisiert.

Kapitel 4: Antihistamine

DR. MED. DR. PHIL. RANDY HORWITZ ist Internist, Allergologe und Immunologe sowie außerordentlicher Professor für Medizin an der University of Arizona. Zudem ist er medizinischer Leiter des Zentrums für integrative Medizin der University of Arizona, Mitherausgeber von *Integrative Rheumatology* und Autor des demnächst erscheinenden Buches *Integrative Allergy and Asthma*.

Kapitel 5: Medikamente bei Schnupfen und Grippe

DR. MED. RUSSELL H. GREENFIELD ist klinischer Professor für Medizin im Fachbereich Medizin der University of North Carolina in Chapel Hill. Er unterhält eine Praxis für integrative Medizin in Charlotte und arbeitet mit Organisationen zusammen, die sich für integrative Wellness einsetzen.

Kapitel 6: Schlafmittel

DR. PHIL. RUBIN NAIMAN (DrNaiman.com) ist Psychologe, Schlaf- und Traumspezialist und klinischer Assistenzprofessor für Medizin am Zentrum für integrative Medizin der University of Arizona. Außerdem ist er Direktor der Circadian Health Associates, einer Organisation, die Ausbildung und Beratung über Schlafstörungen anbietet. Dr. Naiman ist Autor mehrerer Bücher, darunter *Healing Night*.

Kapitel 7. Steroide

DR. MED. NISHA MANEK ist Fachärztin für Rheumatologie und integrative Medizin. Sie praktiziert integrative Rheumatologie im Honor-Health Scottsdale Shea Medical Center und im Kingman Regional Medical Center, beide in Arizona.

Kapitel 8: Nichtsteroidale Entzündungshemmer (NSAID)

DR. MED. LEILA ALI-AKBARIAN hat einen Mastertitel in öffentlicher Gesundheit und ist Allgemeinärztin und medizinische Leiterin der Cancer Center Supportive Care Clinic der University of Arizona, wo sie Patienten in einem multidisziplinären, integrativen und unterstützenden Umfeld behandelt.

DR. MED. PATRICIA LEBENSOHN ist Allgemeinärztin und Leiterin des Programms Integrative Medicine in Residency (IMR) im Zentrum für Integrative Medizin der University of Arizona. IMR wurde von mehr als 60 Ausbildungsprogrammen für angehende Fachärzte in den USA, Taiwan und Deutschland übernommen.

DR. MED. MARI RICKER ist Allgemeinärztin und stellvertretende Leiterin des Programms Integrative Medicine in Residency im Zentrum für Integrative Medizin der University of Arizona.

Kapitel 9: Psychiatrische Medikamente für Erwachsene

DR. MED. JINGDUAN YANG (jdyangmd.com) ist Psychiater, Mitglied der Amerikanischen psychiatrischen Gesellschaft, klinischer Assistenzprofessor für Psychiatrie und Leiter des Programms Akupunktur und orientalische Medizin im Krankenhaus der Thomas Jefferson University in Philadelphia. Außerdem lehrt er im Fachbereich Pädagogik des Zentrums für Integrative Medizin der University of Arizona. Dr. Yang ist der Gründer des Tao-Instituts für moderne Wellness (taoinstitute.com) und Autor des populären Buches *Facing East: Ancient Health and Beauty Secrets for the Modern Age*.

Kapitel 11: Medikamente bei Aufmerksamkeitsdefizit-Hyperaktivitätsstörung (ADHS)

DR. MED. SANFORD NEWMARK ist Pädiater und Leiter des klinischen Programms am Osher-Zentrum für integrative Medizin an der kalifornischen Universität in San Francisco, wo er auch als klinischer Professor für Pädiatrie lehrt. Er ist Autor des populären Buches *ADHD Without Drugs: A Guide to the Natural Care of Children with ADHD*.

Kapitel 12: Opioide und die Behandlung chronischer Schmerzen

DR. MED. ROBERT BONAKDAR ist Leiter der Abteilung Schmerztherapie im Scripps-Zentrum für integrative Medizin in La Jolla, Kalifornien, und klinischer Assistenzprofessor im Fachbereich Medizin der kalifornischen Universität in San Diego. Er ist Mitherausgeber von *Integrative Pain Management*.

Kapitel 13: Blutdrucksenkende Medikamente

DR. PHIL. DR. MED. J. ADAM RINDFLEISCH ist Allgemeinmediziner und außerordentlicher Professor im Fachbereich Allgemeinmedizin und öffentliche Gesundheit der University of Wisconsin. Er führt eine Praxis für integrative Primärversorgung und leitet das Ausbildungsprogramm für akademische integrative Medizin der University of Wisconsin.

Kapitel 14: Medikamente bei Diabetes

DR. MED. DENISE MILLSTINE ist außerordentliche Professorin für Medizin und Leiterin des Programms für integrative Medizin der Mayo-Klinik in Phoenix. Außerdem lehrt sie im Zentrum für integrative Medizin der University of Arizona.

Kapitel 15: Medikamente bei Osteopenie und anderen Knochenerkrankungen

DR. MED. ELIZABETH S. SMOOTS (DrSmoots.com) praktiziert Allgemeinmedizin in Seattle. Sie ist medizinische Direktorin des Programms praktische Prävention, das Gesundheitseinrichtungen hilft, ihre Kunden über Gesundheit, Fitness und Wellness aufzuklären. Dr. Smoots ist Autorin des populären Buches *Allergy Guide: Alternative and Conventional Solutions*.

Kapitel 16: Übermedikation bei Kindern

DR. MED. HILARY MCCLAFFERTY ist Fachärztin für Pädiatrie, pädiatrische Notfallmedizin und integrative Medizin sowie Mitglied der Gesellschaft amerikanischer Pädiater. Außerdem ist sie außerordentliche Professorin im Fachbereich Medizin der University of Arizona und Leiterin der Abteilung pädiatrische integrative Medizin im Ausbildungsprogramm für Fachärzte des Zentrums für integrative Medizin der University of Arizona, wo sie zudem die Gesellschaft für integrative Medizin leitet. Demnächst erscheint ihr Buch *Integrative Pediatrics: Art, Science, and Clinical Application*.

Kapitel 17: Übermedikation bei älteren Menschen

DR. MED. JULIA JERNBERG absolvierte eine dreijährige Ausbildung als Fachärztin für Geriatrie an der University of Wisconsin. Sie lehrt im Fachbereich Geriatrie der University of Arizona und ist medizinische Leiterin der geriatrischen medizinischen Klinik Iora Health in Tucson.

Kapitel 18: Blindes Vertrauen in Medikamente – die Meinung einer Apothekerin

KIM DERHODES ist Bachelor of Science und Apothekerin in Charlotte, North Carolina. Sie hat mehr als 35 Jahre Erfahrung als Apothekerin und Krankenhausapothekerin und besitzt ein Zertifikat im medikamentösen Therapiemanagement. Außerdem ist sie in der Anwendung von Vitaminen, Kräutern und Nahrungsergänzungsmitteln geschult. Sie überprüft die Medikamente von Patienten und erklärt ihnen, wie sie Ergänzungsmittel optimal nutzen können.

HANG M. (EMILEY) PHAM ist Doktor der Pharmazie und wurde im Zentrum für integrative Medizin der University of Arizona zur Fachärztin ausgebildet. Derzeit arbeitet sie als Apothekerin in El Cajon, Kalifornien.

Zu viele Medikamente: das Problem – und die Lösung

Wir haben ein Problem. Mehr Menschen nehmen mehr Medikamente ein als je zuvor, und das ist besorgniserregend. Der Gebrauch verschreibungspflichtiger Medikamente stieg seit Mitte des vergangenen Jahrhunderts steil an: Heute nehmen die Amerikaner zehn Mal so viel ein wie in den 1950er-Jahren. Etwa die Hälfte von ihnen nimmt mindestens ein Medikament ein[1] – das ist ein Anstieg um über 20 Prozent allein seit 1994. In Deutschland hat sich in den zehn Jahren zwischen 2005 und 2015 der Arzneimittelumsatz von 25,3 auf 34,8 Milliarden Euro erhöht.[*] Der Gebrauch frei verkäuflicher Medikamente ist ebenso drastisch explodiert[2]. Und mehr Deutsche denn je nehmen Nahrungsergänzungsmittel, Kräuterarzneien und andere Produkte[**], die wegen ihrer gesundheitlichen Wirkungen angepriesen werden, obwohl ihre Unbedenklichkeit und Wirksamkeit oft nicht wissenschaftlich bewiesen ist.

Wie viele Medikamente nehmen Sie? Und Ihre Eltern? Ihre Kinder? Ihre Freunde? Wissen Sie, wofür sie sind? Wie sie wirken? Welchen Nutzen und welche Risiken sie haben? Welche Wechselwirkungen sie mit anderen Medikamenten und Substanzen haben, die Sie vielleicht einnehmen? Ob es Alternativen zu Medikamenten gibt, um die Beschwerden in den Griff zu bekommen, die Sie oder Ihre Angehörigen haben?

Zu oft lösen Medikamente die Probleme nicht, die sie beseitigen sollen, oder sie lindern nur Symptome, ohne die eigentliche Ursache anzupacken. Zu oft gelten sie als schnelle, einfache Heilmittel für Krankheiten, die sich besser behandeln ließen, wenn wir uns anders ernähren und mehr bewegen, Schlafstörungen beheben und Stress samt seinen schädlichen Auswirkungen abbauen würden. Die am häufigsten verwendeten Medikamente erfüllen bestenfalls nicht einmal annähernd die Versprechungen der Hersteller,

---

* Online: http://www.sozialpolitik-aktuell.de/tl_files/sozialpolitik-aktuell/_Politikfelder/Gesundheitswesen/Datensammlung/PDF-Dateien/tabVI7.pdf

** https://www.aerzteblatt.de/nachrichten/73518/Nahrungsergaenzungsmittel-Deutsche-setzten-vor-allem-auf-Magnesium

die zudem ihre Risiken herunterspielen. Schlimmstenfalls ist der Schaden vieler Medikamente größer als ihr Nutzen.

»Die Ärzte tun doch nichts anderes, außer uns Tabletten zu geben« lautet eine Klage, die ich von vielen Patienten höre. Und immer mehr Ärzte sagen mir, dass sie sich dabei unwohl fühlen. Eine Ärztin gestand mir kürzlich, sie sei »es leid, Pillenschieberin zu sein.« Ein Psychiater sagte, er sei bestürzt darüber, dass die meisten psychiatrischen Patienten nur vier Mal im Jahr einen Arzt aufsuchen – um innerhalb von fünfzehn Minuten ein neues Rezept zu bekommen.

Als Direktor des Zentrums für integrative Medizin der University of Arizona habe ich Hunderte von Ärzten, gleichgesinnte Angehörige anderer Gesundheitsberufe, Assistenzärzte und Studenten über den Nutzen und die Risiken von Medikamenten unterrichtet. Eine Frage, die ich immer stelle, lautet: »Wie konnte es dazu kommen, dass wir glauben, Medikamente seien die einzige oder die wirksamste Methode, Krankheiten zu behandeln?« Die Worte *Medizin* und *Medikament* sind von derselben indoiranischen Wurzel abgleitet, die in etwa »wohlüberlegtes Handeln, um Ordnung herzustellen« bedeutet. Aus der gleichen Wurzel stammen auch die Worte *Maßnahme* und *meditieren*. Ist es nicht seltsam, dass »wohlüberlegtes Handeln« zum Synonym für das Verabreichen und Einnehmen chemischer Substanzen geworden ist?

Medikamente sind mächtig. Manche sind unglaublich wirksam – zum Beispiel Opium und seine Derivate gegen Schmerzen und Antibiotika gegen bakterielle Infektionen, die fast während der gesamten Menschheitsgeschichte oft tödlich verliefen. Die Entdeckung des Insulins rettete viele Menschen mit Typ-1-Diabetes vor einem frühen Tod. Chemotherapeutika heilen einige Arten der Leukämie und des Lymphoms, die einst immer tödlich waren. Antivirale Medikamente haben die HIV-Infektion, die früher ein Todesurteil war, zu einer behandelbaren chronischen Krankheit gemacht. Kein verantwortungsbewusster Arzt würde heute Medikamente zur Behandlung von Krankheiten und zur Gesunderhaltung ablehnen.

Aber sie sind nur *eine* Methode. Viele andere Maßnahmen stützen sich nicht auf Medikamente, werden jedoch leider in der schulmedizinischen Ausbildung nicht behandelt. Das ist einer der Gründe dafür, dass die meisten Ärzte sich auf Medikamente verlassen. Ein Beispiel ist die Ernährungsumstellung. Wenn ich für einen Patienten einen Behandlungsplan schreibe, betreffen meine ersten Empfehlungen immer die Ernährung: Was soll er essen oder nicht essen, wovon soll er mehr essen, wie kann er seine Ernährungsgewohnheiten ändern, um gesünder zu werden? Als Erstbehandlung ist die Umstellung der Ernährung erstaunlich wirksam. Eine entzündungshemmende Kost kann Arthritis, Allergien und andere Krankheiten so sehr bessern, dass man Medikamente verringern und bisweilen absetzen kann. Es gibt viele Anzeichen dafür, dass die Mittelmeerkost die Gesundheit und die Langlebigkeit fördert und das Krankheitsrisiko senkt[3]. Die *DASH-Diät* ist eine wirksame Methode, Bluthochdruck zu senken[4]. DASH ist ein Kurzwort für *dietary approaches to stop high blood pressure*, also den Ansatz, mithilfe der Ernährung Bluthochdruck entgegenzuwirken. Der Verzicht auf Kuhmilchprodukte führt häufig zu einer deutlichen Besserung von hartnäckigen Ohrenentzündungen bei Kindern und chronischer Sinusitis bei Erwachsenen. Der regelmäßige Verzehr von ganzen Sojaprodukten in jungen Jahren schützt in hohem Maße vor hormonell bedingten Tumoren – Brustkrebs bei Frauen und Prostatakrebs bei Männern. Da Ärzte jedoch nicht in Ernährungsmedizin ausgebildet werden, können die meisten von ihnen keinen einschlägigen Rat geben. Sie verlassen sich stattdessen auf Medikamente.

Pflanzliche Arzneien waren während unserer gesamten Geschichte in vielen Kulturen die Hauptsäulen der Volksheilkunde. Viele moderne Medikamente werden aus Pflanzen hergestellt oder sind Varianten von Molekülen, die man ursprünglich in Pflanzen entdeckte. Kräuterarzneien können sowohl sicher als auch wirksam sein. Ein gefriergetrocknetes Präparat aus Brennnesselblättern (*Urtica dioica*) lindert zum Beispiel Heuschnupfensymptome (tränende Augen, Niesen, laufende Nase) ebenso gut wie Antihistamine, und zwar ohne deren Nebenwirkungen. Baldrianextrakte (*Valeriana officinalis*) helfen vielen Menschen beim Einschlafen. Extrakte aus den Samen der Mariendistel (*Silybum marianum*) schützen die Leber vor Vergiftung durch Alkohol, flüchtige Lösungsmittel und Medikamente, von denen man weiß, dass sie diesem Organ schaden. Da Ärzte jedoch nicht in Pflanzenheilkunde ausgebildet sind, wissen die meisten von ihnen nicht, wie man pflanzliche Arzneien anwendet. Sie verlassen sich stattdessen auf Medikamente.

Mind-Body-Medizin ist ein allgemeiner Begriff für Therapien, die sich den Zusammenhang zwischen Körper und Geist zunutze machen. Dazu gehören Hypnose, geführte Imagination, Visualisieren, Biofeedback, Meditation und andere Techniken, die Kosten und Zeit sparen. Ich überweise

Patienten häufig an Experten für Mind-Body-Medizin und beobachte immer wieder eine erstaunliche Besserung und manchmal das völlige Verschwinden von so unterschiedlichen Erkrankungen wie atopischer Dermatitis (Ekzem), Reizdarm und Autoimmunität. Doch weil das alles nicht zur schulmedizinischen Ausbildung gehört, wissen die meisten Ärzte nicht, wann und wie sie solche Überweisungen vornehmen sollten. Sie verlassen sich stattdessen auf Medikamente.

Atemarbeit – das Erlernen neuer Atemgewohnheiten und spezifischer Atemtechniken – hat erstaunliche physiologische Wirkungen. Sie kann nicht schaden, erfordert keine Ausrüstung und kostet nichts. Sie kann unter anderem manche Herzrhythmusstörungen und Magen-Darm-Probleme beseitigen und ist bei Angstzuständen die wirksamste Behandlung, die ich kenne, und die einfachste Methode, um Stress zu lindern. Doch weil Informationen über die Atemarbeit in der schulmedizinischen Ausbildung vollständig fehlen, können nur sehr wenige Ärzte Patienten darin schulen. Sie verlassen sich stattdessen auf Medikamente.

Die Beweise, welch gesundheitlichen Nutzen körperliche Bewegung hat, sind überwältigend. Bewegung kann Depressionen vorbeugen und lindern, zur Normalisierung eines hohen Blutdrucks beitragen und zusammen mit einer Ernährungsumstellung viele Fälle von Diabetes Typ 2 vollständig heilen. Ärzte erfahren zwar einiges darüber, aber sie lernen nicht, wie sie Patienten dazu bringen können, sich mehr zu bewegen. Sie verlassen sich stattdessen auf Medikamente.

Manuelle Heilverfahren, zum Beispiel Chiropraktik, Osteopathie und verschiedene Arten der Massage sind eine ungefährliche und wirksame Therapie, nicht nur bei Erkrankungen des Bewegungsapparates, sondern auch bei anderen Störungen. Die craniale Osteopathie kann hartnäckige Ohrenentzündungen bei Kindern heilen, und zwar ohne die schädlichen Nebenwirkungen häufiger Antibiotikabehandlungen. Die viszerale Manipulation, die manche Osteopathen ebenfalls anwenden, kann Fehlfunktionen der Unterleibsorgane beheben. Weil die meisten Ärzte jedoch mit manueller Medizin nicht vertraut sind, wissen sie nicht, wann und wie sie Patienten damit behandeln lassen können. Sie verlassen sich stattdessen auf Medikamente.

Traditionelle Heilweisen wie die chinesische Medizin und Ayurveda umfassen verschiedene Therapien, darunter Ernährungsumstellung, Kräuterarzneien, Massage und spezielle Techniken wie Akupunktur in der chinesischen Medizin und Entgiftungskuren im Ayurveda. Sie wirken bei einigen chronischen Krankheiten wie Asthma, Allergien und Reizdarm. Die Akupunktur kann akute Sinusitis, Rückenschmerzen und Depressionen erheblich lindern. Da Ärzte während ihrer Ausbildung jedoch nichts über diese Heilverfahren lernen, wissen die meisten von ihnen nicht, wann sie Patienten damit behandeln sollten oder wie sie einen geschulten Therapeuten finden. Sie verlassen sich stattdessen auf Medikamente.

Die Hersteller der Medikamente, die Pharmakonzerne, haben enormen Einfluss auf die Ärzte. Sie bezahlen Studien, auf die sich dann die Praxis beruft. In den Studien werden Medikamente mit Placebos verglichen, um ihre Wirksamkeit zu belegen – aber fast nie fließen Änderungen der Lebensweise in die Studien ein, obwohl sie vielleicht ebenso wirksam oder noch wirksamer sind. Die Informationen, auf die Ärzte sich stützen, wenn sie etwas verschreiben, stammen häufiger von der Industrie als von objektiven Quellen. Und trotz aller Versuche, den Einfluss der Pharmareferenten zu beschneiden, sind diese in Arztpraxen immer noch sehr häufig anzutreffen. Dort tun sie ihr Bestes, um Ärzte von ihren Produkten zu überzeugen. Werbung für Medikamente ist die Haupteinnahmequelle der medizinischen Zeitschriften; sie gefährdet daher die Objektivität dieser Zeitschriften, wenn es darum geht, Artikel anzunehmen oder abzulehnen, die über Studien mit Medikamenten berichten, und darüber zu entscheiden, welche von ihnen gut sichtbar präsentiert werden.

Obendrein wollen die meisten deutschen Patienten unbedingt Medikamente schlucken. Sie glauben ebenso sehr an die Wirkung der Arzneien wie ihre Ärzte. Wenn ein durchschnittlicher Arzt eine Krankheit ohne Medikamente behandeln müsste, wüsste er wahrscheinlich nicht, was er tun soll. Und wenn ein durchschnittlicher Patient wüsste, dass er am Ende eines Arztbesuchs kein Rezept bekäme, würde er sich wahrscheinlich betrogen fühlen und zu einem anderen Arzt gehen, um sein Rezept zu bekommen.

Man bedenke auch, dass Therapien ohne Medikamente eine aktive Teilnahme der Patienten erfordern und der Erfolg mitunter länger auf sich warten lässt. Veränderungen der Lebensweise sind besonders anstrengend. Die Menschen stellen ihre Ernährung nur um und treiben nur Sport, wenn man sie dazu motiviert. Viele Patienten scheuen die Mühe und schlucken lieber eine Tablette, deren Kosten eine Krankenkasse ganz oder teilweise übernimmt. Die Kosten für Nahrungsergänzungsmittel, Kräuterarzneien oder die erwähnten nichtmedikamentösen Therapien werden oft nicht ersetzt.

Es ist kein Wunder, dass wir nach und nach zu der Überzeugung gelangt sind, Medikamente seien die einzige oder wirksamste Methode, Krankheiten zu behandeln.

Warum ist das ein Grund zur Sorge? Aus zwei Gründen: Weil einerseits die Unbedenklichkeit unserer Medikamente fraglich ist und andererseits die Wirksamkeit nicht geklärt ist.

Zwischen einem Medikament und einem Gift besteht kein Unterschied, außer in der Dosis – *Pharmakologie* ist vom griechischen Wort für Gift abgeleitet. Alle Medikamente werden giftig, wenn man die Dosis erhöht, und manche Gifte sind in sehr geringen Mengen tatsächlich nützliche Arzneien. Heilpflanzen sind meist viel weniger gefährlich als ihre gereinigten Derivate, weil ihre aktiven Bestandteile in niedriger Konzentration vorhanden sind – selten mehr als 5 oder 10 Prozent des Trockengewichts der Pflanze, oft weniger. Kräuterarzneien sind verdünnte natürliche Medikamente. Sicherlich kann man aus ihnen flüssige oder feste Extrakte bereiten; doch diese Produkte haben immer noch einen geringen Wirkstoffgehalt, verglichen mit isolierten, gereinigten Präparaten. Und man kann diese Präparate so verändern, dass sie noch stärker werden – eine beliebte Strategie pharmazeutischer Chemiker. Die am häufigsten verwendeten Medikamente sind extrem stark. Das mag bei kritischen und schweren Krankheiten notwendig sein; aber wir verwenden sie heute bei allen Beschwerden, selbst bei leichten. Leider erhöht eine stärkere Konzentration unweigerlich die Giftigkeit; beide sind untrennbar miteinander verbunden.

Die Ärzte glauben inzwischen, dass die besten Medikamente jene sind, die eine schnelle und starke Wirkung haben. Die Folge des Vertrauens auf starke Medikamente sind sehr häufig unerwünschte Wirkungen, die von vorübergehendem Unbehagen bis zu dauerhaften Schäden und zum Tod reichen.

Mein Interesse an der Behandlung häufiger Krankheiten ohne Medikamente wuchs, als ich immer öfter Vergiftungen durch Medikamente beobachtete. Einen frühen Fall werde ich nie vergessen: Ein Patient starb, als ich 1969 mein praktisches Jahr im Mount Zion Hospital in San Francisco absolvierte. Während ich turnusgemäß einen Monat in der Neurologie arbeitete, nahm ich mit zwei Oberärzten und zwei Assistenzärzten an den Morgenvisiten teil. Eines Tages trafen wir einen neu aufgenommenen Patienten Ende 80 an, der einen massiven Schlaganfall erlitten hatte. Er lag im Koma, war nicht ansprechbar und hatte kaum Chancen auf Genesung. Das akute Problem waren seine häufigen Krämpfe, die bald gar nicht mehr aufhörten. Der Oberarzt wollte sie mit einer intravenösen Dosis des altbewährten krampflösenden Mittels Phenytoin beseitigen, aber ich meldete mich und sagte, ein Dozent im Fachbereich Medizin in Harvard habe in unserem Kurs erklärt, Diazepam (Valium), intravenös verabreicht, sei erst vor Kurzem zur Behandlung anhaltender Krämpfe zugelassen worden und es sei besser. »Dann probieren Sie es«, sagte der Oberarzt.

Während die anderen weitergingen, bat ich die Schwester, mir eine Spritze Valium zu bringen. Dann injizierte ich das Mittel entsprechend der Gebrauchsanleitung in den intravenösen Zugang des Patienten. Seine Krämpfe hörten innerhalb einer Minute auf. Zufrieden mit mir selbst verließ ich das Zimmer und schloss mich wieder der Gruppe an. Minuten später erhielt ich einen Notruf über den Piepser. Das Medikament hatte nicht nur die Krämpfe des Patienten beendet, sondern auch seine Atmung. Er war an Atemstillstand gestorben.

Es spielte keine Rolle, dass er schon im Sterben lag, bevor ich ihm Valium injiziert hatte, oder dass er friedlich gestorben war. Ich war tief bestürzt. Selbstverständlich habe ich nie wieder jemandem eine Valium-Spritze (oder ein anderes starkes Medikament) verpasst.

16000 Menschen sterben auch in Deutschland jedes Jahr an unerwünschten Arzneimittelwirkungen*. Und ich rede hier nicht von falscher Medikation. In diesen allzu häufigen Fällen wird dem richtigen Patienten das richtige Arzneimittel in der richtigen Dosis verabreicht. Unerwünschte Wirkungen von Medikamenten belegen auf der Liste der häufigsten Todesursachen in unserem Land definitiv einen der vorderen Plätze.

Die europäische Zulassungsbehörde verlangt von den Herstellern, auf Beipackzetteln alle möglichen Nebenwirkungen zu nennen. Diese sind oft so zahlreich, dass sie auf einigen Beipackzetteln einen immensen Platz beanspruchen. Das gilt beispielsweise auch für das Psychopharmakon Brexpiprazol (Rexulti), das 2018 auch auf dem europäischen Markt zugelassen werden

* Online: https://www.welt.de/print-welt/article538133/Jaehrlich-bis-zu-16-000-Tote-durch-Arzneimittel.html

soll.* Rexulti ist ein antipsychotisches Medikament, das ursprünglich entwickelt wurde, um in Kombination mit Antidepressiva Depressionen zu behandeln. (Immer mehr Studien belegen, dass die am häufigsten verwendeten Antidepressiva nicht sehr wirksam sind und dass die Kombination nicht viel besser ist. Mehr über diese zweifelhafte Praxis lesen Sie in Kapitel 9.) Im Beipackzettel sind die Nebenwirkungen und Vergiftungen beschrieben, mit denen man rechnen muss, wenn man das Medikament einnimmt: unter anderem Verwirrung, Suizidgedanken, nicht steuerbare Körperbewegungen, Stoffwechselstörungen, Schlaganfälle und Tod.

Denken Sie daran, dass alle Medikamente mehrere Wirkungen auf verschiedene Organe und Körperfunktionen haben. Sie werden wegen einer einzigen Wirkung vermarktet, verordnet und eingenommen, während die anderen unter der Überschrift »Mögliche Nebenwirkungen« in die Bleiwüste des Beipackzettels verbannt werden. Doch bei einigen unglücklichen Menschen kann sich eine dieser Nebenwirkungen als Hauptwirkung herausstellen. Die populärste Gruppe von Antidepressiva, die selektiven Serotonin-Wiederaufnahmehemmer oder SSRI, steigern die Produktion des Neurotransmitters Serotonin im Gehirn. Wir ignorieren häufig den Einfluss dieser Medikamente auf die Muskeln und die Geschlechtsorgane, außer wenn er alle positiven Wirkungen auf die Stimmung überlagert. Antibiotika, mit denen wir krankheitserregende Bakterien abtöten oder ihre Vermehrung hemmen, können die Leber- und Nierenfunktion sowie die Verdauung stören. Wer mit dem Gedanken spielt, Medikamente einzunehmen, sollte diese Risiken berücksichtigen, die viel größer sind als die Risiken einer anderen Lebensweise und der meisten nichtmedikamentösen Therapien.

Beachten Sie auch, dass Menschen unterschiedlich auf Medikamente reagieren. Diese hartnäckige Tatsache wird während der Ausbildung der Ärzte selten hervorgehoben. Manche Menschen vertragen beispielsweise keine Statine, weil sie bei ihnen zu starken Muskelschmerzen oder Schwäche führen. Wenn eine erhebliche Zahl von Menschen negative Folgen verspürt, sprechen wir von »Nebenwirkungen«. Wenn nur wenige betroffen sind, liegt eine »Idiosynkrasie« vor, also eine spezifische Reaktion eines Individuums. Unterschiedliche Reaktionen auf das gleiche Medikament können genetische Unterschiede oder biochemische Eigenarten widerspiegeln.

* Online: https://www.pharmazeutische-zeitung.de/index.php?id=65631

Eine neue Ära einer gezielten medikamentösen Therapie zeichnet sich am Horizont ab: Genomanalysen werden vielleicht enthüllen, wer auf ein Medikament positiv und wer darauf negativ reagiert. Heute verschreiben die meisten Ärzte gewohnheitsmäßig eine »Dosis für alle«.

Glauben Sie bitte nicht, dass rezeptfreie Medikamente ungiftig sind. Sie können schwere unerwünschte Reaktionen auslösen und Wechselwirkungen mit verschreibungspflichtigen Medikamenten haben, die das Risiko bestimmter Nebenwirkungen erhöhen. Sie können heute rezeptfrei NSAID (nichtsteroidale Entzündungshemmer), Steroide und Säureblocker gegen Reflux kaufen. Das begünstigt die leichtfertige Anwendung ohne Rücksicht auf mögliche Probleme. Wie Sie auf den folgenden Seiten lesen werden, sind auch Probleme mit beliebten rezeptfreien Schlaftabletten sowie Schnupfen- und Grippemitteln nicht selten.

Viele medizinische Eingriffe (und viele unserer Aktivitäten) sind riskant. Entscheidend ist, dass wir zwischen Nutzen und Risiken abwägen. Impfungen können schaden; aber ich bin wie fast alle Mediziner der Meinung, dass ihr Nutzen viel größer ist als die Risiken. Anders gesagt, der Schaden, den die Krankheit anrichten kann, vor der die Impfung schützt, ist viel größer als jeder Impfschaden. Das mag ein schwacher Trost sein, wenn man schwere unerwünschte Reaktionen auf Impfungen erlebt; trotzdem ist es wahr.

Ich bitte Ärzte und Medizinstudenten oft, eine Liste der Medikamente zusammenzustellen, die sie auf eine einsame Insel mitnehmen würden. Meine Liste enthielte Aspirin, Penicillin, Morphin, Prednison und ein paar weitere Medikamente, deren Wirkung nach unserer kollektiven Erfahrung stark genug ist, um ein positives Risiko-Nutzen-Verhältnis zu bewirken. Generell bin ich der Meinung, dass die Hersteller den Nutzen ihrer Produkte ständig übertreiben und die möglichen Schäden herunterspielen.

Medikamente sind anscheinend zur Zeit ihrer Einführung am wirksamsten und ihre Wirkung lässt mit der Zeit nach. Ein häufig zitierter Spruch unter Medizinern lautet: »Nimm neue Medikamente möglichst oft, bevor sie ihre Heilkraft verlieren.« Der Grund dafür ist die Placebo-Wirkung: Der Glaube an ein Medikament oder an eine andere Behandlung kann eine innere Heilung bewirken. Sowohl Ärzte als auch Patienten glauben eher an die Wirkung neuer Medikamente, und dieser Glaube kann der eigentlichen Wirkung des Mittels einen Heiligenschein aus eingebildeter Wirksamkeit verleihen. Ich finde den Placebo-Effekt sehr positiv. Anstatt ihn abzuschaffen, wie es die meisten Forscher tun wollen, sollten wir nach Wegen suchen, ihn häufiger zu nutzen. Immerhin zeugt er von der Heilkraft, die dem Körper innewohnt. Aber ich möchte ihn nicht dadurch auslösen, dass ich Patienten mit Zuckertabletten täusche, sondern dadurch, dass ich eine wirksame Behandlung voller Überzeugung präsentiere und sanfteren Methoden gegenüber aggressiveren den Vorzug gebe, wann immer es möglich ist. Ich verordne lieber weniger starke Medikamente, immer mit dem Ziel die Wahrscheinlichkeit von günstigen Reaktionen zu erhöhen und die Gefahr eines Schadens zu verringern.

Die SSRI sind ein gutes Beispiel. Als Fluoxetin (Prozac) in den USA im Jahr 1986 auf den Markt kam, wurde es als Durchbruch in der Behandlung von Depressionen angepriesen. In den folgenden Jahren wurden dieses und verwandte Mittel Millionen Menschen verschrieben. Die Wirkung der SSRI-Antidepressiva wurde in zahlreichen randomisierten und kontrollierten Studien nachgewiesen. Solche Studien sind in der Medizin der »Goldstandard«, wenn es darum geht, die Wirksamkeit einer Behandlung wissenschaftlich nachzuweisen. Doch um die Wende zum 21. Jahrhundert schien die Wirkung der SSRI zu schwinden. Es gab nicht nur immer mehr Berichte über ernste Nebenwirkungen und unerwünschte Reaktionen, sondern es fiel den Forschern auch schwerer, Reaktionen auf SSRI von denen der Placebos zu unterscheiden. Die Fans der Medikamente räumten zwar ein, dass dies bei leichter Depression zutreffen könne, aber sie glaubten nach wie vor, dass SSRI bei mäßiger und schwerer Depression ihren Wert hätten. Anschließende Studien konnten die Wirksamkeit bei mäßigen Depressionen allerdings nicht nachweisen. Die letzten Anhänger sind der Meinung, SSRI seien nützlich für die Behandlung sehr schwerer Depressionen. Da die Wirksamkeit der SSRI stetig nachließ, überreden die Pharmakonzerne die Ärzte, sie mit anderen Medikamenten, vor allem mit Antipsychotika wie Rexulti, zu kombinieren und dadurch aufzupeppen.

Es ist eine Tatsache, dass trotz aller Vorschriften und Tests, einschließlich randomisierter klinischer Studien, viele wertlose und gefährliche Medikamente auf den Markt kommen. Studien können konzipiert, Daten manipuliert und Ergebnisse interpretiert werden, sodass neue Medikamente scheinbar wirksamer sind, als Zeit und Erfahrung es bestätigen werden.

Und selbst wenn Medikamente wirken, bewirken sie nicht immer das, was wir wünschen. Die Medikamente für den Knochenaufbau, die heutzutage häufig verwendet werden, um den altersbedingten Verlust der Knochendichte (Osteopenie) zu behandeln, vergrößern in der Tat die Knochenmasse, aber wie effektiv verhindern sie Frakturen? Das ist doch die Wirkung, die wir erzielen wollen! Wie Sie in Kapitel 15 sehen werden, lautet die Antwort: Nicht sehr. Statine senken LDL-Cholesterin (das »böse«) sehr stark, aber führt das zu besserer Gesundheit und niedrigerem Risiko für Herzanfälle? Wie Sie in Kapitel 2 erfahren werden, lautet die Antwort: Nicht unbedingt.

Mehr noch, viele der am häufigsten verordneten Medikamente können die Krankheit, die sie lindern sollen, sogar verlängern oder verschlimmern, wenn man sie langfristig einnimmt. Der Grund dafür hat etwas mit der Homöostase zu tun, einem Grundprinzip der Physiologie. Es bezeichnet den Umstand, dass ein lebender Organismus dazu neigt, ein Gleichgewicht zu bewahren. (Das Wort *Homöostase* hat griechische Wurzeln und bedeutet »Stillstand«.) Wenn eine äußere Kraft das Gleichgewicht des Körpers stört, wehrt sich der Körper dagegen, um wieder ins Gleichgewicht zu kommen. Wenn Sie weniger Kalorien zu sich nehmen, verlangsamt der Körper den Stoffwechsel – sehr zur Enttäuschung der Diätgläubigen.

Die meisten unserer Medikamente stören oder unterdrücken bestimmte Aspekte der Physiologie. Sie bekommen rasch ein Gefühl dafür, wenn Sie die Namen der Arzneimittelgruppen betrachten. Wir verwenden Antispasmodika, Antihypertonika, Antidepressiva, Antiinflammatorika, Anti-dies und Anti-das. Starke gegensteuernde Medikamente sind durchaus nützlich für die kurzfristige Behandlung von Gesundheitsstörungen, deren Ursache schwere Ungleichgewichte in den Körperfunktionen sind. Werden sie jedoch langfristig angewandt, vor allem ohne Beachtung der Grundursachen der Krankheit, geraten Patienten wahrscheinlich in die homöostatische Falle. Der Körper wehrt sich gegen die pharmakologischen Wirkungen, sodass es schwierig wird, die Dosis zu senken oder das Mittel abzusetzen, ohne dass die Symptome zurückkehren.

Was geschieht, wenn Sie einem Patienten, der an einer gastroösophagealen Refluxkrankheit leidet, ein Medikament geben, das die Säurebildung im Magen blockiert? Der Körper versucht, mehr Säure zu produzieren, und wenn das Mittel abgesetzt wird, stellen sich die Symptome sofort wieder ein, oft heftiger als zuvor. Wenn Sie einem Menschen ohne Magenprobleme ein paar Monate lang eines dieser Medikamente geben und es dann plötzlich absetzen, kommt es meist zu Symptomen, die mit Säure zusammenhängen. Und Sie können sich die Folgen vorstellen, wenn Sie depressiven

Patienten lange Zeit SSRI verabreichen: Die homöostatische Reaktion des Gehirns auf die höhere Serotoninproduktion, die diese Mittel auslösen, führt dazu, dass weniger Serotonin gebildet und die Zahl der Rezeptoren verringert wird. Dann ist es nicht nur schwierig, das Medikament abzusetzen, sondern die Depression verschlimmert sich oder dauert länger.

Die folgenden Kapitel enthalten weitere Beispiele für unbeabsichtigte Folgen des Vertrauens auf Medikamente; sie zeugen vom natürlichen Streben des Körpers, sich gegen Störungen zu wehren. Ich fürchte, sie kommen heutzutage allzu häufig vor. Diese Beispiele sollten Ärzte und Patienten dazu ermuntern, mit chronischen Krankheiten umzugehen, ohne sich allein auf Medikamente zu verlassen. Medikamente können bei kritischen und akuten Krankheiten Leben retten und sind zudem ein wichtiger Bestandteil der Therapie bei chronischen Erkrankungen *innerhalb einer ganzheitlichen Behandlung, die Änderungen der Lebensweise und nichtmedikamentöse Therapien einschließt.* Die langfristige Anwendung von Medikamenten als alleinige Therapie ist jedoch unklug.

Warum habe ich dieses Buch geschrieben? Die Gründe sind einfach: Ich glaube, dass nur wenige Menschen, die gängige Medikamente einnehmen, wissen, wie sie wirken, ob sie so wirksam sind, dass ihre Einnahme die Risiken rechtfertigt, und welche anderen effektiven Behandlungsmethoden es gibt, die man zusammen mit Medikamenten oder an ihrer Stelle anwenden kann. Zu Beginn dieses Projekts stellte ich eine Liste der Arzneimittelgruppen zusammen, die mir die größten Sorgen bereiten. Sie werden zu oft verordnet, zu oft falsch eingesetzt, zu oft eingenommen und zu oft missbräuchlich verwendet:

Antibiotika
Statine
Medikamente bei GERD
Antihistamine
Medikamente bei Schnupfen und Grippe
Schlafmittel
Steroide
NSAID – Nichtsteroidales Antirheumatikum
Psychiatrische Medikamente
Medikamente bei ADHS

Opioide
Blutdrucksenkende Medikamente
Medikamente bei Diabetes
Medikamente bei Osteopenie und anderen Knochenerkrankungen

Da ich kein Experte für all diese Gruppen bin, habe ich fachkundige Kollegen gebeten, mir beim Sammeln und Bewerten wichtiger Informationen zu helfen. Die meisten dieser Mitarbeiter sind promovierte Stipendiaten oder Fakultätsmitglieder des Zentrums für integrative Medizin der University of Arizona in der klinischen Praxis. Außerdem habe ich einen Pädiater gebeten, über unnötige Medikation bei Kindern zu schreiben, und einen Internisten für das Thema »Übermedikation bei älteren Menschen« gewonnen. Ich finde beides besorgniserregend. Und schließlich lud ich eine Apothekerin ein, ein Kapitel über die zu häufige und fehlerhafte Anwendung von Medikamenten zu schreiben.

Lassen Sie mich Letzteres erklären. Was Gesundheitsberufe anbelangt, verstehen Pharmazeuten am meisten von verschreibungspflichtigen und frei verkäuflichen Medikamenten. Sie wurden dafür ausgebildet, sowohl Ärzte als auch Patienten über die richtige Anwendung von Medikamenten und über ihre Wechselwirkungen zu beraten. Leider werden sie zu selten gefragt. (Im Idealfall sollten sie in der Lage sein, Rat zu erteilen über Kräuterarzneien, Ergänzungsmittel und andere natürliche Produkte, von denen behauptet wird, sie könnten die Gesundheit verbessern und Krankheiten heilen. Außerdem sollten Pharmazeuten wissen, welche Wechselwirkungen diese Mittel mit Medikamenten haben, aber in diesem Punkt lässt die Ausbildung meiner Meinung nach zu wünschen übrig.) In Kapitel 18 erklärt die Apothekerin Kim DeRhodes, wie Sie die Dienste, für die Apotheker ausgebildet wurden, in Anspruch nehmen können. Dieses Kapitel ist ein Kurzlehrgang über die medikamentöse Therapie und es hilft Ihnen, Medikamente klug anzuwenden und zu verhindern, dass sie Ihnen schaden.

Jedes Kapitel enthält auch ein oder zwei Fallgeschichten von echten Patienten, die erfahren haben, welche Probleme diese häufig verwendeten Medikamente zu oft hervorrufen. Ich werde ihre Wirkungen, Vorteile und Risiken erläutern und Sie darüber informieren, wie man die Krankheiten, die sie behandeln sollen, auf andere Weise in den Griff bekommt und wie eine integrative Behandlung bei diesen Krankheiten aussehen könnte.

Die Folgen der Übermedikation gehen über unerwünschte Reaktionen, Wechselwirkungen, Unwirksamkeit und unbeabsichtigte Verschlimmerung eines Gesundheitsproblems hinaus. Die Kosten für Medikamente, vor allem für verschreibungspflichtige Mittel, sind gewaltig, sowohl für die Patienten und ihre Angehörigen als auch für unser schwächelndes Gesundheitssystem. Die Handelsspanne ist bei Medikamenten größer als bei allen anderen Waren. Die Pharmakonzerne rechtfertigen das mit hohen Forschungskosten; aber was die Firmen für die Forschung ausgeben, ist nur ein Bruchteil dessen, was sie für Werbung und Verkaufsförderung aufwenden.

Die Kosten für Medikamente sind oft in den bescheidenen Eigenanteilen der Versicherten verborgen, aber Sie können sicher sein, dass die Hersteller ihr Geld bekommen. Letztlich zahlen wir alle. Die Deutschen geben jährlich 551 Euro pro Kopf für Medikamente aus und belegen damit laut einer Statistik der OECD den ersten Platz in Europa. Antidiabetika, Antidepressiva und bluttdrucksenkende Mittel werden in Deutschland deutlich häufiger verschrieben als in anderen europäischen Ländern*. In fast jedem Fall wäre eine integrative Therapie – eine andere Lebensweise, die umsichtige Anwendung von natürlichen Produkten und nichtmedikamentöse Therapien – bei häufigen Erkrankungen billiger als eine langfristige medikamentöse Behandlung.

Viel weniger Aufmerksamkeit widmen wir der Frage, welche Folgen die konsumierten Medikamente für die Umwelt haben. Zahlreiche Medikamente werden im Körper weder verdaut noch verändert; sie verlassen ihn und gelangen ebenso in die Umwelt wie Medikamente, die wir die Toilette hinunterspülen oder in den Mülleimer werfen. Sie reichern sich im Trinkwasser, im Boden und in unseren Nahrungsmitteln an. Möglicherweise nehmen wir ständig kleine Mengen dieser Substanzen auf, aber wir haben keine Erkenntnisse darüber, wie sie sich im Laufe eines Lebens auf unsere Gesundheit auswirken. Wir wissen aber, dass die dauerhafte Belastung der Umwelt mit Antibiotika – ein Großteil davon stammt aus der Landwirtschaft – heute eine ernste Gefahr für die Volksgesundheit ist, weil sie die Resistenz von Bakterien steigert. (Fast alle Nutztiere, auch Fische aus Farmen, bekommen Antibiotika, um das Wachstum zu fördern.)

---

* Online: https://www.gerechte-gesundheit.de/news/detail/deutschland-hat-hoechste-pro-kopf-ausgaben-fuer-medikamente.html

Die Informationen in diesem Buch helfen Ihnen, ein kluger Verbraucher zu werden. Sie erfahren, ob Medikamente wirklich notwendig sind, wie Sie den Nutzen gegen mögliche Risiken abwägen und wie sehr Sie sich vor der Werbung der Pharmakonzerne in Acht nehmen sollten. Ich möchte Ihnen auch darlegen, dass Sie viele der Krankheiten, die wir in den folgenden Kapiteln besprechen, ohne Medikamente und mit integrativen Behandlungsplänen in den Griff bekommen. Dann brauchen Sie weniger oder schwächere Medikamente oder niedrigere Dosen.

Als ich Ende der 1940er- und 1950er-Jahre heranwuchs, schrieben die Ärzte Rezepte auf Lateinisch, um die Patienten hinsichtlich der Medikamente im Dunkeln zu lassen. Um ein Rezept einzulösen, musste man es einem Apotheker aushändigen, der hinter einer hohen Theke stand, damit man nicht sah, was er tat. Nur wenige Patienten hinterfragten diese Zustände. Natürlich haben sich die Zeiten geändert. Die paternalistische und autoritäre Art der Ärzte des vorigen Jahrhunderts ist heute aus der Mode und das Internet macht medizinische Informationen jedem Menschen zugänglich, der einen Computer besitzt. Meiner Meinung nach stellen die Leute trotzdem immer noch zu wenige Fragen zu ihren Medikamenten. Auch das trägt zu unseren Problemen bei. Es ist nie eine gute Idee, ein Medikament einzunehmen, nur weil der Arzt es sagt. Versuchen Sie immer herauszufinden, warum Sie es brauchen.

Sie können dieses Buch vom Anfang bis zum Ende lesen oder darin schmökern und es bei Bedarf zum Nachschlagen verwenden. Wenn Sie eines der Medikamente einnehmen, die ich bespreche, wollen Sie wahrscheinlich zuerst darüber lesen. Und wenn Ihnen beim Lesen mulmig wird, sollten Sie immer diesen Rat beherzigen:

- Setzen Sie ein verordnetes Medikament nie plötzlich ab.
- Es ist immer am besten, ein Medikament allmählich und unter der Aufsicht eines Mediziners abzusetzen.
- Versuchen Sie nie, ein Medikament abzusetzen, ohne vorher andere Maßnahmen zu treffen, um Ihre gesundheitlichen Probleme in den Griff zu bekommen.

Ärzte, die Sie aufsuchen, sind mit den nichtmedikamentösen Therapien und integrativen Methoden, die ich vorschlage, möglicherweise nicht vertraut.

Meine Kollegen und ich bemühen uns, Ärzte und andere Angehörige der Gesundheitsberufe über diese Therapien zu informieren. Wenn Ärzte, die Sie konsultieren, ihnen ablehnend gegenüberstehen, sollten Sie nach Ärzten suchen, die in integrativer Medizin ausgebildet sind.

Ein Wort zu den Namen der Medikamente

Medikamente sind unter ihren chemischen Bezeichnungen und unter ihren Handelsnamen bekannt. Wenn ich in diesem Buch über ein Medikament schreibe, nenne ich zuerst die chemische Bezeichnung und dann den Markennamen. Beispiel: Diazepam (Valium). Wenn ein Medikament seinen Patentschutz verloren hat, werden oft billigere wirkstoffgleiche Generika (»Nachahmerpräparate«) angeboten.

1

Antibiotika

Ich behandle Antibiotika zuerst, weil ihre Geschichte ein düsteres Lehrstück über die Folgen des übermäßigen Gebrauchs und Missbrauchs starker Medikamente ist.

Penicillin wurde 1928 aus einem verbreiteten Schimmelpilz isoliert und 1942 wurden die ersten Infektionen damit behandelt. Da Penicillin knapp war, bekam es zunächst nur das Militär. Erst nach dem Ende des Zweiten Weltkriegs war es der Allgemeinheit zugänglich. Diese echte Wunderarznei rettete viele Menschenleben. Im Laufe der folgenden Jahre entdeckten Wissenschaftler viele weitere Antibiotika, meist natürliche Substanzen aus Schimmelpilzen und verwandten Organismen. In der Natur streiten sich Pilze und Bakterien um Ressourcen und Territorien. Antibiotika sind die chemischen Waffen, die Pilze entwickelt haben, um bakterielle Mitbewerber zu bekämpfen. Sie hemmen die Vermehrung der Bakterien oder töten sie ab.

Ich erinnere mich lebhaft an meine erste Erfahrung mit Penicillin im Alter von etwa fünf Jahren, als ich mit einer schlimmen Halsentzündung im Bett lag. Unser Hausarzt, ein beliebter Allgemeinmediziner, machte einen Hausbesuch, um mich zu untersuchen, und erklärte meiner Mutter, er werde mir das neue Wundermittel verschreiben. Wir bekamen es in Form von dünnen gelben Tabletten, die nach Minze schmeckten und die ich alle vier Stunden unter der Zunge zergehen lassen musste. Sie wurden im Kühlschrank aufbewahrt und kamen mir magisch und kostbar vor. Innerhalb von 48 Stunden waren alle meine Halsbeschwerden und mein Krankheitsgefühl verschwunden.

Die Entdeckung der Antibiotika war ein revolutionärer Fortschritt in der Medizin. Von Anfang an waren diese neuen Medikamente spektakulär wirksam. Hätten wir sie umsichtig angewandt – nur für die Behandlung schwerer bakterieller Infektionen –, wären sie heute noch nützlich. Stattdessen haben wir – auch Ärzte, Krankenschwestern, Apotheker und Patienten – sie gedankenlos und wahllos verwendet. Die Folge war, dass wir die Evolution der Bakterien in eine alarmierend falsche Richtung lenkten und resistente Organismen hervorbrachten, die zudem extrem gefährlich sind, zum Beispiel den berüchtigten Methicillin-resistenten *Staphylococcus aureus* (MRSA). Antibiotikaresistenz ist heute so weit verbreitet, dass sie als große Bedrohung für die öffentliche Gesundheit gilt. In vielerlei Hinsicht ist unsere Beziehung zu Krankheitserregern heute schlimmer als vor der Entdeckung der Antibiotika – ein Unglück, an dem wir allein schuld sind.

Der folgende Fall ist ein anschauliches Beispiel dafür. Die 21-jährige Shawna litt anscheinend an einer Sinusitis. Sie ging zum Arzt, der ihr Amoxicillin für zwei Wochen verschrieb, einen Penicillintyp, der unter anderem unter den Handelsnamen Amoxibeta, Amoxypen und Azillin verkauft wird. Nach der dritten Dosis bekam Shawna überall auf der Brust und auf dem Rücken einen juckenden Ausschlag. Sie konsultierte ihren Arzt, der meinte, sie sei wahrscheinlich allergisch gegen dieses Antibiotikum, und ihr riet, es nicht mehr einzunehmen. Er verschrieb ihr für den Rest des zweiwöchigen Behandlungszeitraumes ein anderes Mittel, nämlich Azithromycin (Azyter, InfectoAzit und andere Handelsnamen). Während der letzten paar Tage bekam Shawna Durchfall. Der Arzt sagte, das sei während einer Antibiotikabehandlung nicht ungewöhnlich und der Durchfall werde einige Tage nach dem Ende der Behandlung abklingen.

Aber er klang nicht ab. Stattdessen wurde er schlimmer, so sehr, dass Shawna in die Notaufnahme musste, wo man ihr Infusionen verabreichte. Nach mehreren Stuhluntersuchungen auf verschiedene Parasiten und Bakterien schickte man sie nach Hause – mit einem anderen Antibiotikum, Metronidazol (Anaerobex, Arilin und andere). Damit sollten unerwünschte Mikroben abgetötet werden, die das Problem möglicherweise verursachten. Am nächsten Tag bemerkte sie Blut und Schleim im Stuhl. In Panik rief sie ihren Arzt an und bekam von seiner Krankenschwester zu hören, das sei wahrscheinlich nur die Folge einer Enddarmreizung durch die Diarrhö.

Shawna glaubte das nicht. Sie sah einfach zu viel Blut. Sie kehrte in die Notaufnahme zurück und erfuhr, sie leide an schwerer Blutarmut. Nach einer Tomografie mit einem Kontrastmittel stellte sich heraus, dass sie an pseudomembranöser Kolitis erkrankt war – einer schweren Entzündung mit Blutungen im Dickdarm. Die Ärzte sagten, das hänge wahrscheinlich mit einer Infektion mit dem gefährlichen *Clostridium difficile* (*C. diff.*) zusammen, zu der es nach übermäßigem Gebrauch von Antibiotika kommen könne. Nun bekam Shawna ein noch stärkeres Antibiotikum namens Vancomycin, das als wirksamstes Mittel gegen *C. diff.* gilt. Die Symptome legten sich, kehrten jedoch zurück, sobald sie das Medikament absetzte. Nach zahlreichen Behandlungszyklen mit Vancomycin wurde bei ihr eine rezidivierende Infektion mit *C. diff.* diagnostiziert. Bis zu diesem Zeitpunkt hatte die 170 Zentimeter große Shawna fast sieben Kilo verloren und wog nur noch 40 Kilo.

Shawnas Familie brachte sie zu einer Ärztin für integrative Medizin, die ihr orale Probiotika (nützliche Organismen) in hohen Dosen verabreichte, unter anderem *Saccharomyces boulardii*, eine Hefe, die nachweislich bei *Clostridium*-Infektionen hilft. Die neue Ärztin empfahl ihr, auf alle Fabriknahrungsmittel zu verzichten, vor allem auf solche, die Zusatzstoffe wie Carrageen und Polysorbat 80 enthielten, weil diese den Verdauungstrakt schädigen können. Außerdem riet sie ihr, zwei Monate lang Fabrikzucker und Fabrikmehl zu meiden, um das Verdauungssystem zu entlasten. Sie überwies Shawna an einen Gastroenterologen, der eine Darmfloratransplantation vornahm. Das ist eine innovative Therapie bei Infektionen des Verdauungskanals, die gegen Antibiotika resistent sind[5]. Shawna bekam vier solche Transplantate, während sie immunstärkende Kräuter zu sich nahm, unter anderem Echinacea, Reishi und Astragalus. Endlich hörte der Durchfall vollständig auf und Shawna nahm zu, bis sie wieder ihr früheres Gewicht hatte. Nach sechs Wochen fühlte sie sich wieder stark genug, um in die Graduiertenschule zurückzukehren.

Shawnas Fall mag Ihnen extrem erscheinen, aber er ist leider ein immer häufiger vorkommendes Beispiel für die Schattenseiten der Antibiotika. Sie stören oft die Verdauung und lösen bei bis zu 30 Prozent der Patienten, die sie einnehmen, Durchfall aus. Meist sind die Symptome mild und legen sich, sobald der Patient das Medikament absetzt. Aber bei 15 bis 20 Prozent der Patienten ist *C. diff.* die Ursache des Durchfalls, ein »opportunistischer« Organismus, der sich vermehrt, wenn Antibiotika die guten Bakterien abtöten, die ihn normalerweise in Schach halten. Jedes Jahr ziehen sich etwa 30 000 Menschen in Deutschland eine *Clostridium*-Infektion zu, und fast immer ist eine Behandlung mit Antibiotika die Ursache. Etwa 5000 Menschen sterben in Deutschland daran, etwa 27 000 in Europa*.

Antibiotika werden verordnet, um die Ausbreitung von nachgewiesenen oder vermuteten bakteriellen Infektionen zu verhindern, zum Beispiel von Ohrenentzündungen, Halsentzündungen, Lungenentzündungen, Infektionen des Harntrakts, Akne, Geschlechtskrankheiten wie Syphilis und Gonorrhö, Lyme-Krankheit und von Zecken übertragene Doppelinfektionen. Manchmal werden sie rein präventiv verschrieben, zum Beispiel um Infektionen nach einer Operation zu verhindern. Sie wirken nicht gegen Viren.

Einige der häufigsten Antibiotika-Gruppen sind Penicilline, Cephalosporine, Aminoglycoside, Makrolide, Sulfonamide, Tetracycline und Quinolone. Der Arzt wählt ein Medikament aus einer bestimmten Gruppe aus, um eine vermutete oder diagnostizierte bakterielle Infektion zu behandeln. Dabei berücksichtigt er das Alter des Patienten, Allergien und andere Krankheiten.

Wie wir in den folgenden Abschnitten sehen werden, haben Antibiotika leider selbst dann schwere Nachteile, wenn sie umsichtig verordnet werden.

Das Problem mit Antibiotika

Antibiotikaresistenz

Eine Antibiotikaresistenz entwickelt sich, wenn Bakterien die Fähigkeit erwerben, ein Medikament zu neutralisieren und sich trotz dessen Vorhandenseins im Körper vermehren. Jedes Antibiotikum ist ein selektives Mittel gegen Bakterien. Diese können eine Resistenz gegen das Mittel entwickeln, überleben und ihre Gene weitergeben. Das kann sehr schnell gehen, weil Bakterien sich rasch vermehren und genetische Mutationen, die sie resistent machen, leicht an ihre nächsten Generationen weitergeben. Je extensiver ein Antibiotikum verwendet wird, desto schneller läuft dieser Prozess ab.

Eine Resistenz kann auch ohne menschlichen Einfluss entstehen, wenn Bakterien sich gegen Antibiotika wehren, die Pilze und andere Bakterienarten bilden. Nichtsdestotrotz sind die vielen resistenten Keime, die es heute gibt, fast immer auf den übermäßigen und falschen Gebrauch von Antibio-

* Online: http://semmelweis.info/clostridium-difficile-geschaetzte-27-000-tote-europa-rund-700-oesterreich/

tika zurückzuführen. Gene, die resistent machen, ermöglichen es Bakterien, zu überleben und sich trotz des Vorhandenseins einer oder mehrerer Antibiotika zu vermehren. Da Bakterien mit der Zeit mehrfach resistent werden können, werden sie bisweilen gegen ganze Gruppen von Antibiotika immun.

Ärzte verordnen Antibiotika routinemäßig bei leichten bakteriellen Infektionen, um Infekten vorzubeugen, die vielleicht auftreten werden oder auch nicht, gegen Reisedurchfall und andere Magen-Darm-Störungen, für die langfristige – oft jahrelange – Behandlung von Akne, bei Rosazea und anderen Erkrankungen, die möglicherweise eine bakterielle Komponente haben, und, was am schlimmsten ist, bei Viruskrankheiten, gegen die Antibiotika unwirksam sind. Patienten mit viralen Infekten der oberen Atemwege verlangen oft Antibiotika, wenn es ihnen nicht schnell besser geht, und Ärzte geben zu häufig nach. Der Körper wird zur Fabrik für resistente Organismen, die dann in die Welt hinaus schwärmen und uns alle in Schwierigkeiten bringen. Das ist besonders bedauerlich, wenn die Anwendung des Medikaments nicht gerechtfertigt ist. Im Jahr 2012 gaben die Deutschen fast 800 Millionen Euro für Antibiotika aus[*].

Für Resistenzen kann es aber auch andere Ursachen geben. Antibiotika werden als Pestizide direkt auf Feldfrüchte gesprüht und an Nutztiere verfüttert, damit sie schneller wachsen. Für die USA sind die Zahlen bekannt: Im Jahr 2012 fraß dort das Vieh schockierende 14,4 Millionen Kilo Antibiotika[6] – mehr als vier Mal so viel, wie Menschen einnahmen. Behandelte Tiere werden unter engen, ungesunden Bedingungen aufgezogen, dann geschlachtet und massenhaft verarbeitet. Durch Arbeiter und ihre Familien und durch den Mist, mit dem Feldfrüchte gedüngt werden und der das Trinkwasser verseuchen kann, gelangen resistente Bakterien in die Umwelt. 5 Prozent der Salmonellen, die immer wieder im Fleisch nachgewiesen werden, sind heute gegen fünf oder mehr Antibiotikagruppen resistent und 3 Prozent sind resistent gegen Ceftriaxon (Rocephin und andere), welches derzeit das Mittel der ersten Wahl gegen Salmonellose bei Kindern ist. Rückstände von Antibiotika finden sich in konventionell erzeugtem Fleisch, Geflügel, Milch und Milchprodukten sowie in Fisch aus Farmen. (Vor Kurzem haben einige

* Online: http://www.zeit.de/wissen/gesundheit/2014-11/antibiotika-keime-resistenz-bakterien/seite-3

Fastfood-Restaurantketten als Reaktion auf die wachsende Besorgnis angekündigt, nur noch antibiotikafreies Rindfleisch anzubieten.)

Toxizität

Die Giftwirkung von Antibiotika hängt von der Gruppe ab und reicht von mild bis lebensbedrohlich. Penicilline und Cephalosporine werden mit Ausschlägen und Durchfall in Zusammenhang gebracht, und Aminoglycoside können zu Hörverlust und Nierenschäden führen. Macrolide, zum Beispiel Erythromycin, verursachen häufig Übelkeit und Bauchschmerzen, Tetracycline können die Zähne kleiner Kinder verfärben, und Sulfonamide machen uns empfindlich gegen die Sonne. Quinolone können Augenentzündungen, Empfindlichkeit gegen die Sonne, Schlafstörungen, Erschöpfung und in seltenen Fällen Bänderrisse hervorrufen. Zudem sind sie häufiger an schweren Durchfällen beteiligt, ausgelöst von *C. diff.*

Allergische Reaktionen

Allergien gegen Antibiotika gehören zu den häufigsten Arzneimittelallergien bei Erwachsenen und Kindern. Sie kommen bei etwa einem von 15 Menschen vor, wobei Penicilline und Cephalosporine die häufigsten Auslöser sind. Diese Allergien können rasch oder verzögert auftreten. Schwellungen an den Lippen oder im Gesicht, juckender Ausschlag, Kratzen im Hals, Erbrechen und gelegentlich ein gefährlicher allergischer (anaphylaktischer) Schock können schnell auftreten. Die Symptome einer verzögerten Antibiotika-Allergie sind ziemlich vielfältig: Hautrötung, Ausschlag oder Schwellungen, Organstörungen (Hepatitis, Nephritis) und Abnormitäten des Blutes. Die schwersten Formen der verzögerten Reaktionen können lebensgefährlich sein.

Bisweilen ist eine Antibiotika-Allergie eine Reaktion auf einen unerwarteten Kontakt mit Antibiotika. Eine veröffentlichte Studie schilderte den Fall eines kanadischen Mädchens, bei dem es kurz nach dem Verzehr eines Stücks Heidelbeerkuchen zu Gesichtsrötung, juckendem Ausschlag und Atemnot kam. Man brachte sie in die Notaufnahme und behandelte sie mit Epinephrin und anderen Medikamenten, worauf sie sich erholte. Ein Ärzteteam forschte nach der Ursache der Reaktionen. Die Patientin war zwar allergisch gegen Milch, doch eine Analyse zeigte, dass der Kuchen keine Milch enthalten hatte. Tests mit allen anderen Zutaten verliefen ebenfalls negativ; doch eine genauere Analyse ließ auf ein Antibiotikum schließen. Die Ärzte testeten das Mädchen auf eine Allergie gegen Streptomycin, ein Antibiotikum, das in Obstgärten als Pestizid verwendet wird. Und in der Tat reagierte sie darauf fast genauso wie auf den Heidelbeerkuchen[7]. Allergische Reaktionen auf Antibiotikarückstände im Essen werden selten diagnostiziert, weil Antibiotika nicht auf dem Etikett genannt werden. Wenn ein Arzt einen Verdacht hat, muss er eine Probe des Nahrungsmittels in einem spezialisierten Labor analysieren lassen.

Schädigungen des Mikrobioms

In unserem Körper befinden sich zehn Mal mehr Bakterien als »menschliche« Zellen, die meisten von ihnen im Darm. Diese Bakterien helfen uns, Nahrung zu verdauen und Vitamine herzustellen. Außerdem stärken sie unsere Abwehr gegen Keime, die Infektionen verursachen können, und beeinflussen unsere körperliche und seelische Gesundheit auf mancherlei andere Weise. Antibiotika stören das Gleichgewicht der Darmmikroben und hindern das Immunsystem möglicherweise daran, genau zwischen harmlosen Verbindungen und echten Angriffen zu unterscheiden. Eine unausgewogene Darmflora kann die Schleimhaut durchlässiger machen, sodass große Moleküle, die normalerweise im Darm bleiben, in den Blutkreislauf gelangen und Immunreaktionen auslösen, die zu Allergien und Autoimmunität führen können.

Ein Forscherteam fütterte Mäuse mit einer Hefeart, die auf der Haut des Menschen vorkommt. Vorher hatten sie den Tieren Antibiotika verabreicht. Normalerweise kann diese Hefe nicht in Mäusen leben, doch weil die Antibiotika die natürlichen Darmbakterien hemmten, nistete sich die Hefe in den behandelten Mäusen ein (ähnlich wie sich während einer Antibiotika-Behandlung Hefepilzinfektionen in der Vagina entwickeln können). In den folgenden zwei Wochen setzte man alle Mäuse Pilzsporen aus, die typischerweise eine allergische Reaktion hervorrufen. Die mit Antibiotika behandelten Tiere reagierten viel heftiger auf die Sporen[8], vermutlich weil die Darmflora sich verändert hatte. Dieser Befund lässt darauf schließen, dass Veränderungen des Mikrobioms im Darm nach einer Antibiotika-Therapie uns für Allergien der Atemwege und andere Allergien empfänglicher machen. Ein Mangel an gesunden Darmbakterien wird zudem mit Reizdarm und sogar mit Krebs in Verbindung gebracht.

Ein Artikel in der Zeitschrift *Nature* legte im Jahr 2011 dar, dass Veränderungen des Mikrobioms die Übertragung gefährlicher Keime begünstigen können, und erklärte, dass eine der wichtigen Aufgaben der normalen Darmflora darin besteht, die Koloniebildung von Krankheitserregern zu verhindern[9]. Antibiotika verändern die Darmflora dauerhaft und Kinder von Frauen, die während der Schwangerschaft Antibiotika eingenommen haben, sowie Kinder, die durch Kaiserschnitt geboren werden (in Deutschland 30 Prozent), beginnen ihr Leben vielleicht mit einem abnormen Mikrobiom. Das ist besorgniserregend, weil zahlreiche Krankheiten und Komplikationen ohne eine vielfältige, gesunde Darmflora nachweislich häufiger auftreten. Schon eine einzige Behandlung mit Antibiotika kann die Darmflora für immer verändern. Einer wissenschaftlichen Studie zufolge zeigen Stuhlbakterientests, dass sich die Vielfalt der Bakterienstämme nach einer einzigen Therapie mit intravenös verabreichten Antibiotika erheblich verändert und dass *C. diff.* vorhanden ist und sich vermehrt[10].

Von Antibiotika verursachte Veränderungen des Mikrobioms werden sogar mit Fettleibigkeit in Verbindung gebracht[11]. Die Darmbakterien fettleibiger Menschen unterscheiden sich, was die Spezies anbelangt, erheblich von denen der mageren. Kalorienarme Diäten, die entweder den Kohlenhydrat- oder den Fettkonsum einschränken, verändern die Darmflora und steigern die Vielfalt der Bakterienstämme, die man häufiger bei mageren Menschen findet. Offenbar hängen bestimmte Darmbakterienarten mit Fettleibigkeit zusammen, weil sie effektiver Energie aus der Nahrung gewinnen.

Schäden an den Mitochondrien

Mitochondrien, die »Kraftwerke« der Zellen, erzeugen Energie, die tierische und pflanzliche Zellen brauchen. Man nimmt an, dass die Mitochondrien ursprünglich Bakterien waren, die später zu einem wichtigen Teil des Zellapparates wurden. Deshalb ist das Ergebnis mehrerer Studien keine Überraschung: Häufig verordnete Antibiotika, zum Beispiel Doxycyclin, Ampicillin, Ciprofloxacin, Levofloxacin und eine ganze Gruppe namens Beta-Laktam-Antibiotika, können die Funktion der Mitochondrien schädigen. Manche stören Prozesse, die Mitochondrien vor oxidativen Schäden schützen. Andere verändern die DNS. Obwohl die Folgen bei Menschen unklar sind, haben Wissenschaftler Wachstumsstörungen verbreiteter Pflanzen beobachtet, die aus unbehandelter Erde in eine Erde umgetopft wurden, die Doxycyclin in unterschiedlichen Konzentrationen enthielt. Sie registrierten schon nach wenigen Tagen »Wachstumsverzögerungen, manche sehr erheblich«, sogar in Böden mit einem Antibiotikagehalt, der etwa so hoch war, wie man ihn heute in landwirtschaftlich genutzten Böden findet. Die Ursache der Verzögerungen waren offenbar Funktionsstörungen in den Mitochondrien.

Methoden der integrativen Medizin zur Vorbeugung und Behandlung von Infektionen

Einige der wirksamsten Maßnahmen gegen übertragbare Infektionskrankheiten sind trügerisch einfach. Zum Beispiel: Waschen Sie sich die Hände mit Seife und bleiben Sie zu Hause, wenn Sie krank sind (auch ein krankes Kind sollte zu Hause bleiben). Dadurch schützen Sie andere vor Ansteckung und können sich ausruhen und schneller genesen.

Am häufigsten geraten Sie in Kontakt mit Mikroben, wenn Sie die Augen, die Nase oder den Mund berühren, nachdem Sie einen kontaminierten Gegenstand angefasst haben. Vielleicht finden Sie nun, dass Sie Ihr Gesicht nicht sonderlich oft berühren, doch Forscher an der University of California in Berkeley haben herausgefunden, dass wir die Augen, die Nase und den Mund durchschnittlich 15,7 Mal in der Stunde berühren. Wenn Sie die Hände 20 Sekunden lang mit guter alter Seife und warmem Wasser waschen, beugen Sie Infektionen ebenso gut vor, als wenn Sie ein Desinfektionsmittel benutzen – sogar besser, wenn die Hände fettig oder schmutzig sind. Im Jahr 2016 verbot die amerikanische Zulassungsbehörde sogar den Zusatz bestimmter antibakterieller Chemikalien zu Handseifen, weil sie Zweifel an ihrer Ungefährlichkeit und Wirksamkeit hegte. In Deutschland sind die fragwürdigen Produkte weiterhin frei erhältlich.

Zur Desinfektion von Flächen sind Reinigungsmittel möglicherweise nicht so wirksam, wie wir dachten. Eine Studie mit Kindern in den Niederlanden, Finnland und Spanien, die regelmäßig in Kontakt mit einer gereinigten Umgebung kamen, stellte fest, dass die Kinder häufiger an Infekten der Atemwege litten – zum Beispiel an Grippe, Bronchitis oder Mandelentzündung – als andere Kinder, bei denen zu Hause keine desinfizierenden Reinigungsmittel verwendet wurden. Viele Experten halten übermäßige Hygiene sogar für einen großen Fehler. Die Verwendung keimtötender Chemikalien zu Hause, am Arbeitsplatz und in öffentlichen Gebäuden bringt gefährlichere Organismen hervor und schwächt wahrscheinlich das Immunsystem. Das folgt aus der »Hygiene-Hypothese«, die davon ausgeht, dass das Immunsystem durch regelmäßigen Kontakt mit Keimen in der Kindheit stärker wird. Kinder, die in einer zu sauberen Umgebung heranwachsen, leiden häufiger an Allergien und Asthma und können anfälliger für Infektionen sein als Kinder, die Haustiere haben, auf Bauernhöfen heranwachsen oder im Schmutz spielen.

Studien belegen, dass der lange gehegte Glaube, alle Mikroben seien gefährlich, alles andere als wahr ist. Die Bakterien, Viren, Pilze und sogar Parasiten, die an uns und in uns leben, halten einander im Gleichgewicht.

Es kann in der Tat gefährlich oder gar tödlich sein, wenn wir irgendeine Bakterienpopulation unbeachtet lassen. Doch während wir früher glaubten, die Antwort sei Desinfektion – des Körpers mit Antibiotika und Handreinigungsgel, der Umgebung mit Reinigungsmitteln und anderen Antiseptika –, wissen wir heute, dass ständiger Kontakt mit vielen verschiedenen Mikroorganismen eine wirksame Verteidigung gegen Infektionen ist und möglicherweise das Risiko für Allergien, Autoimmunkrankheiten und andere Gesundheitsprobleme verringert. Soweit wir wissen, ist unser Körper widerstandsfähiger, wenn er reich an verschiedenen Mikroben ist.

Probiotika sind Mikroorganismen, die der Gesundheit nützen, wenn man sie in angemessener Menge verabreicht. Man hat verschiedene Bakterien untersucht, um ihre probiotische Wirkung zu erforschen, unter anderem *Lactobacillus rhamnosus GG*, andere *Lactobacillus*- und *Bifidobacterium*-Arten sowie den Hefepilz *Saccharomyces boulardii*. Eine Analyse von 31 randomisierten Studien ergab, dass probiotische Ergänzungsmittel, zusammen mit Antibiotika verabreicht, das Risiko für Verdauungsstörungen – auch für Durchfall, der von *C. diff.* verursacht wird – um 64 Prozent verringern[12]. Der regelmäßige Verzehr von Nahrungsmitteln, die reich an Probiotika sind, kann ebenfalls hilfreich sein, vielleicht mehr als die Einnahme von Kapseln. Dazu gehören Sauerkraut, Kimchi und Sauerkonserven – die Produkte, die man im Kühlschrank aufbewahren muss und die lebende Kulturen enthalten – sowie Joghurt (mit aktiven Kulturen), Kefir und Miso. Biofrüchte und Biogemüse, die nicht mit Hochdruck gewaschen wurden, liefern Spuren von nützlichen Bodenbakterien. Und mehrere Studien belegen, dass wir unser Immunsystem stärken können, wenn wir längere Zeit im Wald verbringen[13].

Zu den Nahrungsmitteln, die eindeutig das Immunsystem stärken, gehören jene, die bittere Verbindungen enthalten, zum Beispiel dunkles Blattgemüse, die Schale bestimmter Gemüse und Früchte, Kaffee und sogar dunkle Schokolade. Diese schützenden Pflanzennährstoffe stärken nicht nur das Immunsystem[14] im Verdauungstrakt, was zur Vorbeugung gegen Infektionen beiträgt, sondern auch im Ohr, in der Nase und im Rachen, sodass wir besser vor Erkältungen, Halsentzündung und Grippe geschützt sind. Roher, nicht verarbeiteter Honig kann bei älteren Kindern und Erwachsenen ebenfalls das Immunsystem ankurbeln[15] und Wunden vor einer Entzündung schützen. Die Ursache dafür sind pflanzliche Polyphenole und andere Verbindungen im Blütennektar sowie ein bestimmter probiotischer Organismus namens *Lactobacillus kunkeei*, der in Bienenstöcken heimisch ist.

Auch einige Pflanzen können das Immunsystem anregen und zur Vorbeugung gegen Infektionen beitragen[16], zum Beispiel Astragalus (*Astragalus membranaceus*), Echinacea (*Echinacea spp.*) und Holunderbeeren (*Sambucus nigra*). Das Gleiche gilt für Heilpilze[17] wie die Bunte Tramete (*Trametes versicolor*), Reishi (*Ganoderma lucidum*), Maitake (*Grifola frondosa*) und Shiitake (*Lentinula edodes*). Thymian und Salbei haben als Extrakte oder Tee mit Honig ebenfalls antimikrobielle Eigenschaften[18]. Studien mit ätherischen Ölen aus Eukalyptus, Teebaum, Zitronengras und anderen Pflanzen[19] belegen, dass diese gegen verschiedene Bakterienarten selektiv wirksam sind, auch gegen berüchtigte resistente Stämme wie MRSA.

Fazit

Antibiotika können lebenswichtig für Menschen sein, die an einer schweren bakteriellen Infektion leiden. Sie haben zahllose Menschenleben gerettet. Unabhängig von ihren Vorteilen müssen wir jedoch auch ihre kurz- und langfristigen schädlichen Auswirkungen auf die Gesundheit berücksichtigen.

Experten weisen darauf hin, dass die Ära der Antibiotika zu Ende geht, weil Bakterien inzwischen gegen unsere neusten und stärksten Medikamente resistent geworden sind. Neue »Superbakterien« könnten uns zwingen, Infektionen auf andere Weise zu verhindern und zu bekämpfen. Vielleicht müssen wir zu Behandlungen zurückkehren, die älter sind als Antibiotika:

zum Beispiel gründliche Reinigung und Desinfektion von Wunden und die Anwendung von alten Medikamenten wie Borsäure, Phenol und Silberpräparaten.

Alternative Maßnahmen sind wichtig, um die Anwendung von Antibiotika beim Menschen und ihren Einsatz bei der Lebensmittelproduktion einzudämmen. Dadurch würden unsere Belastung mit Antibiotika und vielleicht auch die Entwicklung von Resistenzen und das Auftreten potenziell tödlicher Stämme drastisch sinken.

Bis dahin können Sie die folgenden Ratschläge beherzigen:

- Verwenden Sie Antibiotika nur zur Behandlung schwerer bakterieller Infekte
- Nehmen Sie niemals Antibiotika ein, um eine Infektion der oberen Atemwege zu behandeln, die wahrscheinlich von Viren verursacht wurde, nicht einmal dann, wenn die Symptome schwer und hartnäckig sind (in diesem Fall sollten Sie zum Arzt gehen), es sei denn ein Rachenabstrich oder ein anderer Test hat Bakterien als Krankheitserreger nachgewiesen. Drängen Sie Ihren Arzt nicht, Ihnen wegen eines gewöhnlichen Infekts der oberen Atemwege ein Antibiotikum zu verschreiben
- Vermeiden Sie eine langfristige Therapie mit Antibiotika, um chronische Krankheiten der Haut, des Magen-Darm-Trakts oder der Atemwege in den Griff zu bekommen, es sei denn, Sie haben Vorteile und Nachteile sorgfältig abgewogen
- Wenn Sie Fleisch, Geflügel, Milchprodukte oder Fisch aus Farmen essen, sollten Sie Bioprodukte wählen oder solche, die nachweislich keine Antibiotika enthalten
- Stärken und schützen Sie Ihr Immunsystem durch Bewegung, Schlaf und Ruhe in angemessenem Umfang. Erlernen und praktizieren Sie Methoden, die Stress abbauen, und vermeiden Sie Gifte (Passivrauchen, Pestizide, verschmutztes Wasser und so weiter). Essen Sie eine ausgewogene Kost, die reich an schützenden Verbindungen ist: Gemüse, Obst, Kräuter und Gewürze
- Nutzen Sie natürliche Wirkstoffe, die die Widerstandskraft gegen Infektionen stärken, zum Beispiel Astragalus und die oben genannten asiatischen Pilze

- Nutzen Sie auch natürliche Produkte, mit denen man ohne Risiko und wirksam kleinere Infekte behandeln kann, zum Beispiel Teebaumöl (*Melaleuca alternifolia*) bei Problemen der Haut und des Zahnhalteapparats[20] sowie Mahonienwurzel (*Mahonia aquifolium*) bei Beschwerden im Magen-Darm-Kanal[21]

2

Statine

»Wir sollten Statine ins Trinkwasser mischen.« Ich weiß nicht mehr, wie oft ich diesen Satz von Ärzten gehört habe, und ich kann mir kaum eine verrücktere Idee vorstellen. Wer das fordert, hat die Wirkungen dieser starken Medikamente und ihr Nutzen-Risiko-Verhältnis nicht verstanden.

Hier sind die Geschichten von zwei Patienten, die mit Statinen behandelt wurden.

Janice ist eine 62-jährige Finanzexpertin ohne Gesundheitsprobleme, abgesehen von einem erhöhten Cholesterinspiegel, den sie zum ersten Mal vor fünf Jahren bemerkt hat. Sie achtet auf ihre Ernährung und isst reichlich Gemüse und Obst, sehr wenig Snacks, Huhn oder Rindfleisch nur einmal in der Woche. Janice treibt jeden zweiten Tag Sport im Fitnessstudio und nimmt einmal in der Woche an einem Yogakurs teil. Vor drei Jahren reagierte ihr Internist besorgt, als ihr Gesamtcholesterin auf 225 Milligramm/Deziliter (mg/dl) stieg, und verschrieb ihr das Medikament Simvastatin (Zocor). Sechs Wochen später war ihr Gesamtcholesterin auf einen normalen Wert von 165 mg/dl gefallen.

Bei ihrem nächsten Arztbesuch sechs Monate später fühlte sich Janice etwas weniger energiegeladen als sonst. Sie berichtete, sie habe die Intensität ihres Trainings verringert. Ein Jahr später sagte sie bei einer Vorsorgeuntersuchung, sie fühle sich »älter«, ihre Beine schmerzten und sie habe »Arthritis-Beschwerden« in den Ellbogen und Handgelenken. Kurze Zeit später nahm ihr Mann sie zu einer Überraschungsreise nach Italien mit. Beim Packen war sie so aufgeregt, dass sie ihr Simvastatin vergaß. In Italien verschwanden ihre Schmerzen, auch in den Beinen.

Nach ihrer Heimkehr beschloss Janice, das Simvastatin nicht mehr einzunehmen. Seither ist sie schmerzfrei. Ihr Gesamtcholesterin, aber auch ihr

»gutes« HDL ist hoch und ihr Risiko für Herz-Kreislauf-Krankheiten ist insgesamt niedrig.

Jim, 56 Jahre alt, befindet sich wegen Schmerzen in der Brust in der Notaufnahme und erfährt, er habe einen Herzanfall gehabt, seinen zweiten. Zur Zeit des ersten, vor zwei Jahren, war sein Cholesterinspiegel erhöht und er bekam ein Statin. Anfangs zögerte er, einen Cholesterinsenker zu nehmen, doch sein Arzt überzeugte ihn davon, dass er sich wegen seiner Ernährung keine Sorgen machen müsse, wenn er ein Statin einnehme. Seit seinem zweiten Herzinfarkt hat er das Medikament weiter eingenommen, seine Essgewohnheiten aber nicht nennenswert geändert. Er fragt sich, warum er wegen eines zweiten Herzanfalls wieder im Krankenhaus ist, obwohl er jeden Tag treu und brav ein Statin einnimmt.

Keine Medikamentengruppe wird so verehrt wie die Statine. Ärzte singen ihnen ein Loblied, seit sie Ende der 1980er-Jahre auf den Markt kamen. Seit Kurzem werden die Kritiker jedoch immer lauter.

Im Jahr 1910 stellte sich heraus, dass der Plaque in kranken Arterien bis zu 20-mal mehr Cholesterin enthält als normale Blutgefäße. Diese klebrigen Läsionen werden Atherome genannt. Das ist das griechische Wort für Brei. In den 1950er-Jahren bestätigte eine große Studie, die die Bevölkerung von Framingham in Massachusetts beobachtete, einen Zusammenhang zwischen einem hohen Cholesterinspiegel und dem Tod durch Herzkrankheiten. Blut enthält verschiedene Formen von Cholesterin, die alle an komplexe Eiweißmoleküle namens Lipoproteine gebunden sind. Eine Form, das Lipoprotein hoher Dichte (HDL), ist als »gutes« Cholesterin bekannt, weil es Cholesterin aus den Arterien holt und in die Leber befördert, die es mit der Galle ausscheidet. Das Lipoprotein niedriger Dichte (LDL) ist das »schlechte« Cholesterin, das sich an den Arterienwänden anlagert. Außerdem gibt es noch Subtypen von HDL und LDL, die mit größerem oder kleinerem Risiko für Herzerkrankungen zusammenhängen. Kleine, dichte Teilchen sind beispielsweise gefährlicher als große, flockige. Ein Routinebluttest misst heute das Gesamtcholesterin, LDL, HDL und das LDL-HDL-Verhältnis (eine höhere Zahl deutet auf höheres Risiko für Herzkrankheiten hin).

Fast jede Körperzelle kann Cholesterin herstellen, einen unentbehrlichen Bestandteil der Zellmembranen und Vorläufer für die Biosynthese von Vitamin D, Steroidhormonen und Gallensäuren. Die Produktion von Cholesterin erfordert komplizierte chemische Vorgänge, an denen mehr als 30 Enzyme beteiligt sind. Die Arbeit an der Identifikation der Verbindungen, die diese chemischen Vorgänge stören, begann in den 1950er-Jahren. Im Jahr 1978 wurde ein wirksamer Blocker eines der Schlüsselenzyme bei der Cholesterinproduktion entdeckt, die HGM-CoA-Reduktase, und zwar in den Nebenprodukten eines fermentierten Pilzes. Sie war das erste Statin.

Im Jahr 1987 ließ die amerikanische Arzneimittelbehörde FDA Lovastatin (Mevacor) für die Anwendung bei Menschen zu. Seither sind fast ein Dutzend verschiedene Statine auf den Markt gekommen (auch auf den europäischen Markt), jedes mit einer etwas anderen chemischen Struktur, das seine Wirkung verändert. Außer Lovastatin enthält die Liste der Statine mit FDA-Zulassung unter anderem Simvastatin (Zocor), Fluvastatin (Locol, Lescol und andere), Rosuvastatin (Crestor) und Pitavastatin (Livazo). Alle außer Rosuvastatin und Pitavastatin sind derzeit auch als billigere Generika erhältlich.

Einige, zum Beispiel Simvastatin, bleiben nur ein paar Stunden im Blut, ehe die Leber sie abbaut. Andere, etwa Atorvastatin und Rosuvastatin, bleiben viel länger im Blutstrom. Der Körper stellt den größten Teil seines Cholesterins her, während wir schlafen. Deshalb muss man die Statine mit kurzer Wirkungsdauer, wie Simvastatin, abends einnehmen, damit sie maximal wirken. Bei den länger wirkenden Statinen ist das Timing weniger wichtig.

Die meisten Statine werden in der Leber abgebaut und jeder Typ wird durch einen bestimmten chemischen Prozess ausgeschieden. Die Dinge werden kompliziert, wenn man mehrere Medikamente zusammen einnimmt, weil viele von ihnen dem gleichen chemischen Ausgang zustreben. Das kann dazu führen, dass der Ausscheidungsprozess zum Stillstand kommt. Die Folge ist, dass ein Statin sich im Blut anreichert und das Risiko für Schäden erhöht.

Eine neuere Studie zeigt, dass sage und schreibe 26 Prozent der erwachsenen Amerikaner heute ein Statin einnehmen. Das belastet das Gesundheitssystem jährlich mit mehr als 20 Milliarden Dollar[22]. Und diese Zahl dürfte weiter steigen, wenn man die neusten Cholesterin-Richtwerte des American College of Cardiology und der American Heart Association beherzigt. Danach sind bis zu 50 Prozent aller erwachsenen Amerikaner Kandidaten für eine Statin-Therapie[23]. In Deutschland nehmen etwa 4,5 Millionen Menschen Cholesterinsenker. Diese sind vor allem bei ansonsten gesunden Menschen umstritten.

Kindern geht es nicht besser: Die pädiatrischen Richtlinien fordern jetzt schon für zehnjährige Kinder eine medikamentöse Behandlung[24], wenn bei ihnen Risikofaktoren vorliegen und der Cholesterinwert nur mäßig erhöht ist. Erbfaktoren können das Gesamtcholesterin bei Kindern auf über 500 mg/dl steigen lassen. In diesen ziemlich seltenen Fällen ist eine intensive Therapie sicherlich angezeigt, weil ihre Prognose schlecht ist. Doch was den Rest anbelangt, ist es wohl absurd, Probleme mit Medikamenten beseitigen zu wollen, deren Ursache falsche Ernährung und Bewegungsmangel sind. Es fehlt nicht nur an Beweisen, die eine Ausweitung der Statin-Therapie auf Kinder stützen könnten, sondern auch die Botschaft ist falsch: Tabletten sind nicht die Antwort auf Probleme, die mit der Lebensweise zu tun haben, und diese Tatsache müssen wir unseren Kindern vermitteln.

Zweifellos können Statine den LDL-Spiegel senken, und zwar um 30 bis 50 Prozent, je nach Produkt und Dosis. Ob das zu besserer Gesundheit führt oder nicht, ist allerdings umstritten.

(Der Nutzen der Statine ist zwar darauf zurückzuführen, dass sie den Cholesterinspiegel senken, doch neue Studien deuten darauf hin, dass sie auch andere positive Wirkungen haben können. Von besonderem Interesse ist ihre entzündungshemmende Wirkung. Wir wissen heute, dass Entzündungen eine entscheidende Rolle bei der Entwicklung von Gefäßkrankheiten spielen. Zellen, die Entzündungen fördern, werden an die Orte gerufen, an denen sich cholesterinreicher Plaque angesammelt hat. Dort schwächen sie die empfindliche Hülle, die den Plaque umschließt. Dadurch steigt das Herzinfarktrisiko. Statine lindern die Entzündungsreaktion und tragen so dazu bei, die »Bruchlinien« im Plaque vor katastrophalen Rissen zu schützen.)

Wer profitiert am meisten?

Zwei Gruppen von Menschen profitieren möglicherweise von einer Statin-Therapie: jene, die ihrer Krankengeschichte zufolge ein hohes Herzinfarktrisiko haben, und Patienten mit einer bekannten Gefäßkrankheit, einschließlich früherer Herz- und Schlaganfälle oder schlechter Durchblutung in den Beinen.

Für Menschen, die nie herzkrank waren, gehören ein hoher Cholesterinspiegel (LDL über 190 mg/dl), Diabetes, eine starke familiäre Belastung in Bezug auf Herzerkrankungen oder eine Kombination anderer Gesundheitsprobleme, einschließlich Bluthochdruck und Rauchen, zu den Hauptrisikofaktoren für einen Herzinfarkt.

Die neusten amerikanischen Leitlinien zum Cholesterin enthalten auch einen »Risikokalkulator«, der das Risiko für eine Herzkrankheit oder einen Schlaganfall in den nächsten zehn Jahren einschätzt. Diese Berechnung hat zwar ihren Wert als Indiz für den Gesundheitszustand des Herz- und Gefäßsystems, aber man sollte eine ungünstige Risikobewertung lieber als Weckruf deuten und seine Lebensweise ändern – gesündere Ernährung, mehr Bewegung und Stressabbau –, anstatt Medikamente einzunehmen. Die Leitlinien der »Deutschen Lipid-Liga« enthalten seit einigen Jahren ebenfalls Risikotabellen, die Faktoren wie Rauchen oder Diabetes in die Kalkulation der Grenzwerte einbeziehen*. Abgesehen vom Alter und von der familiären Belastung reagiert jeder Risikofaktor äußerst empfindlich auf Veränderungen der Lebensweise, zum Beispiel auf eine entzündungshemmende Ernährung und mehr Sport. Statine sollten als letzte Zuflucht gelten, aber nur für Menschen, deren Risikofaktoren sich durch Veränderungen der Lebensweise nicht auf ein annehmbares Niveau senken lassen.

Selbst bei Menschen, die Statine brauchen, kann es problematisch sein, sich zu sehr auf sie zu verlassen.

Lassen Sie uns den Nutzen nüchtern betrachten. In den besten Studien verringern Statine das Risiko für einen Herzanfall bei Risikopatienten höchstens um ein Drittel[25]. Das ist sicherlich ein Vorteil, den wir nutzen sollten; aber zwei Drittel des Risikos bleiben unverändert. Das bedeutet, dass Statine von hundert Menschen, denen ein Herzanfall droht, nicht mehr als 33 schützen, während 67 andere trotz der Medikamente einen Infarkt bekommen. Die Studien, die von einer kritischen Fachöffentlichkeit allerdings am häufigsten zitiert werden, besagen, dass 50 Menschen, die bereits einen Herzinfarkt hatten, fünf Jahre lang Statine nehmen müssen, um einen Herzinfarkt zu verhindern.[26]

Der zweite oben geschilderte Fall zeigt deutlich, wie begrenzt der Nutzen der Statine ist, wenn Patienten ihre Lebensweise nicht ändern. Jim nahm jeden Tag sein Statin ein, aber er änderte nicht seine Ernährung, er trieb nicht mehr Sport und baute seinen Stress nicht ab. Darum erlitt er einen zweiten Herzanfall. Dieses Szenario ereignet sich allzu oft.

---

* Online: https://www.lipid-liga.de/images/PDF/DGFF_Patientenratgeber_pAVK.pdf

Die Probleme mit Statinen

Statine haben zwar ihren Platz in der Behandlung von Hochrisiko-Patienten, aber sie können erhebliche und oft übersehene Folgen haben. Das Spektrum der möglichen unerwünschten Nebenwirkungen reicht von Muskelschmerzen und -schwäche bis zu kognitiver Beeinträchtigung, Diabetes und Leberstörungen. Die Hersteller dieser Medikamente und ihre begeisterten Befürworter neigen dazu, diese Probleme herunterzuspielen und bisweilen zu ignorieren.

Muskelschmerzen

Den Berichten der Pharmaunternehmen zufolge treten Nebenwirkungen, die die Muskulatur betreffen, nur bei 1 bis 5 Prozent der Patienten auf, die Statine einnehmen. Das wäre eine sehr niedrige Rate. Doch viele Patienten und Ärzte zeichnen ein ganz anderes Bild. Von Statinen verursachte Muskelschmerzen gehören in der klinischen Medizin zu den häufigsten Nebenwirkungen überhaupt. Nach einer neueren Studie treten sie bei 25 Prozent der Menschen auf, die Statine einnehmen[27].

Da Muskelschmerzen so häufig sind, kann es schwierig sein herauszufinden, ob ein neuer Schmerz auf ein Statin oder auf etwas anderes zurückzuführen ist. Leider finden allzu viele Patienten kein Gehör, wenn sie den Verdacht haben, dass ein Statin Probleme verursacht. Eine Studie, die untersuchte, wie Ärzte auf solche Klagen reagieren, ist aufschlussreich: Gegenüber 47 Prozent der Patienten, die über Muskelsymptome klagten, bestritten die Ärzte sofort die Möglichkeit, dass das Medikament schuld sei[28].

Diese Symptome entstehen meist im ersten Monat der Einnahme. Sie können aber auch nach ein paar Tagen oder Monaten auftreten, was den Zusammenhang zwischen ihnen und der Statin-Einnahme verschleiern kann. Bei manchen Patienten stellen sich die Muskelprobleme schnell ein und sind heftig, sodass wenig Raum für Zweifel an der Schuld des Medikaments bleibt. Bei anderen, zum Beispiel bei Janice, deren Fall ich am Anfang dieses Kapitels geschildert habe, sind die Symptome heimtückisch. Sie entwickeln sich langsam und werden häufig mit dem Alter in Verbindung gebracht.

In seltenen Fällen können Statine lebensbedrohliche Muskelschäden verursachen, die zu Leber- und Nierenversagen führen. Dieses Risiko ist bei sehr hohen Dosen und bei Wechselwirkungen mit anderen Medikamenten größer.

Kognitive Störungen

Statine können auch die Gehirnfunktion beeinflussen. Die Liste der kognitiven Probleme, die mit ihrer Einnahme zusammenhängen, schließt diffuses Denken, Gedächtnisschwäche und Depression ein. Natürlich kommen diese Symptome bei älteren Menschen häufig vor, und diese nehmen häufiger Statine ein. Der Zusammenhang zwischen kognitiven Störungen und der Einnahme von Statinen kann also zufällig sein. Wie dem auch sei, bei vielen Patienten klingen die Symptome rasch ab, sobald sie das Medikament nicht mehr einnehmen.

Leider gibt es keinen spezifischen Test, mit dem man Statine als Ursache kognitiver Störungen identifizieren könnte. Die einzige Möglichkeit besteht darin, das Medikament ein paar Wochen lang abzusetzen und zu beobachten, ob es dem Patienten besser geht. Wenn das diffuse Denken oder die Gedächtnisstörungen deutlich abklingen, war wahrscheinlich das Statin schuld. Eine deutliche Besserung lässt nicht auf eine andere Ursache schließen.

Erhöhtes Diabetesrisiko

Die öffentliche Gesundheit befindet sich bereits in einer Krise. 50 Prozent der Amerikaner sind heute Diabetiker oder leiden an Prädiabetes. In Deutschland, wo sich die hysterische Diagnose »Prädiabetes« noch nicht durchsetzen konnte, gelten etwa 10 Prozent der Bevölkerung als Diabetiker.* Besorgniserregend ist vor allem, dass Statine diese Epidemie verschlimmern könnten.

Dennoch sollten wir rational bleiben: Unter 250 Patienten kommt es nach vierjähriger Therapie nur zu einem einzigen neuen Fall von Diabetes, der auf ein Statin zurückgeht[29]. Aber wenn man bedenkt, dass derzeit mehr als vier Millionen Deutsche Statine einnehmen, ist selbst ein kleiner Anstieg des Risikos bedeutsam.

Bei Menschen mit hohem Herzinfarktrisiko, vor allem wenn sie bereits an einer Gefäßerkrankung leiden, überwiegt der Nutzen der Statin-Einnahme das Diabetesrisiko. Ein größeres Problem entsteht jedoch, wenn Statine Patienten mit geringem Risiko verordnet werden, weil bei ihnen der mögliche Nutzen

---

* Deutscher Gesundheitsbericht Diabetes 2010, diabetesDE 2009. Online: https://www.diabetesde.org/system/files/documents/gesundheitsbericht_2010_gesamt_28_10_2009.pdf

äußerst gering und das Risiko, an Diabetes zu erkranken, nicht unerheblich ist. Bei Menschen mit geringem Risiko für eine Herzkrankheit kann die übereifrige Einnahme von Statinen mehr Krankheiten hervorrufen, als sie verhindert.

Leberreizung

Die Leber ist für den Abbau und die Ausscheidung von Statinen zuständig. Manchmal überlastet dieser Prozess das Organ und verursacht eine Leberreizung. Ein Indiz dafür ist ein erhöhter Enzymspiegel im Blut. Diese Nebenwirkung bleibt meist ohne Folgen, aber es gibt auch Berichte über schwere Leberprobleme nach der Einnahme von Statinen. Bevor ein Arzt sie verschreibt, ordnet er einen Bluttest an, um sich zu vergewissern, dass die Leber gesund ist. Diesen Test kann man in gewissen Abständen wiederholen, nachdem die Einnahme des Medikaments begonnen hat. Wenn der Leberfunktionstest auf ein Problem schließen lässt, kann man die Dosis senken oder das Medikament sogar absetzen. Wenn Sie ein Statin einnehmen, können Sie das Risiko für eine Leberstörung senken, wenn Sie wenig Alkohol trinken und mit Ihrem Arzt besprechen, wie Sie die Einnahme anderer Medikamente verringern können, welche die Leber belasten.

Tipps für den Umgang mit Nebenwirkungen der Statine

Wenn Symptome auftreten, die Nebenwirkungen eines Statins sein könnten, ist das eine gute Gelegenheit, zunächst noch einmal zu prüfen, ob das Statin wirklich notwendig ist. Wer ein geringes Risiko hat, sollte den Arzt fragen, ob es andere Wege der Vorbeugung gibt, etwa intensivere Bemühungen, die Lebensweise zu ändern.

Wenn die Einnahme eines Statins notwendig ist, können mehrere Strategien die Nebenwirkungen lindern. Wichtig ist zu wissen, dass die einzelnen Statine im Körper unterschiedliche Wirkungen haben und dass jeder Mensch anders auf sie reagiert. Manchmal genügt es, ein anderes Statin einzunehmen oder die Dosis zu senken. (Manche Statine kann man jeden zweiten Tag oder sogar zwei Mal in der Woche einnehmen, um Nebenwirkungen zu lindern.)

Grapefruits enthalten eine Substanz, die einen wichtigen Stoffwechselweg blockiert, den die Leber nutzt, um bestimmte Statine abzubauen, vor allem Lovastatin, Atorvastatin und Simvastatin. Wer diese Medikamente einnimmt, sollte den Verzehr von Grapefruit und Grapefruitsaft einschränken, um einem hohen Statin-Blutspiegel und damit verbundenen Nebenwirkungen vorzubeugen.

Mariendistel (*Silybum marianum*) ist eine ungefährliche pflanzliche Arznei, die die Leber vor Vergiftungen schützt. Wenn eine Leberreizung oder eine familiäre Belastung durch Leberkrankheiten vorliegt, kann man eine Mariendistelarznei zusammen mit einem Statin einnehmen.

Ein Ergänzungsmittel, das helfen kann, Statin-Nebenwirkungen in den Griff zu bekommen, ist das Coenzym Q10, abgekürzt CoQ10. Der Körper stellt diese Verbindung selbst her und nutzt sie, um ATP zu bilden, die wichtigste Energiequelle der Zellen, auch der Muskelzellen. Statine senken den CoQ10-Blutspiegel, was die Muskelschmerzen und andere Nebenwirkungen dieser Medikamente erklären könnte.

Mehrere kleine Studien haben untersucht, wie sich CoQ10 in Kapseln bei Patienten auswirkt, die Statine einnehmen. Obwohl einige CoQ10-Studien eine Besserung der Statin-Nebenwirkungen festgestellt haben, trifft dies auf die meisten anderen nicht zu[30]. Dennoch gibt es Berichte über positive Wirkungen. Da CoQ10 völlig ungefährlich ist, lohnt sich meiner Meinung nach ein Versuch mit diesem Ergänzungsmittel, wenn man Statin-Nebenwirkungen vermutet. Die übliche Dosis ist 60 bis 100 mg zwei Mal am Tag in Form von Weichgelkapseln zusammen mit einer fetthaltigen Mahlzeit, die eine Resorption gewährleistet.

Bestimmte Stoffwechselstörungen können ebenfalls Probleme auslösen, die mit Statinen zu tun haben. Vitamin-D-Mangel stört die Zellfunktion auf mehrfache Weise und kann daher die Schwelle für Statin-Nebenwirkungen senken. Das Auffüllen eines niedrigen Vitamin-D-Spiegels mit einem Ergänzungsmittel kann bei manchen Menschen unerwünschte Nebenwirkungen vollständig beseitigen. Wenn Sie Ihren Vitamin-D-Spiegel nicht kennen, sollten Sie ihn messen lassen. Vielleicht brauchen Sie anfangs eine höhere Dosis, wenn der Blutspiegel sehr niedrig ist.

Eine Unterfunktion der Schilddrüse vergrößert ebenfalls das Risiko für Probleme, die mit Statinen zusammenhängen. Sie ist jedoch nicht leicht zu diagnostizieren, weil die Symptome unklar und im Alter häufig sind: zum Beispiel Müdigkeit, Kälteempfindlichkeit und trockene Haut. Wer Statin-Nebenwirkungen vermutet, sollte die Schilddrüsenfunktion mit einem Bluttest prüfen lassen.

Methoden der integrativen Medizin für die Senkung eines hohen Cholesterinspiegels

Der integrative Weg zur Herzgesundheit geht über die Einnahme von Medikamenten hinaus und ermöglicht eine umfassende Vorbeugung. Er beginnt mit einer entzündungshemmenden Ernährung mit reichlich Gemüse, Obst, Hülsenfrüchten, Nüssen, Vollkornprodukten, weniger rotem Fleisch, mehr Fisch und hochwertigem nativem Olivenöl.

Regelmäßige Bewegung ist unerlässlich für ein gesundes Herz. Selbst moderate Aktivität ist hilfreich; schon wenn Sie jeden Tag 30 Minuten gehen, hat das eine deutliche Wirkung. Wenn Sie übergewichtig sind, ist es tröstlich zu wissen, dass sogar ein Training, das nicht zur Gewichtsabnahme führt, das Herzinfarktrisiko spürbar senkt.

Optimale Herzgesundheit hängt vom körperlichen und seelischen Gleichgewicht ab. Stress, Wut, Angst und Depression beschleunigen koronare Herzerkrankungen, während Optimismus und Dankbarkeit Balsam für das Herz sind. Zum Glück können wir positive Entspannungsmethoden pflegen.

Atemarbeit ist ein einzigartiger Zugang zum unwillkürlichen Nervensystem und eine hochwirksame Entspannungsmethode. Eine sehr effektive Technik ist die 4-7-8-Atemübung: einatmen und dabei bis vier zählen, Atem anhalten und dabei bis sieben zählen, dann ausatmen und dabei bis acht zählen. Diese Sequenz während des Tages mehrere Male wiederholen. (Ein englischsprachiges Video, das die Übung zeigt, finden Sie unter DrWeil.com.) Meditation ist ebenfalls erstaunlich hilfreich[31]. Eine Studie belegt, dass regelmäßiges Meditieren das Risiko für einen Herzanfall um 48 Prozent senkt.

Den Menschen, die ihren Cholesterinspiegel durch eine andere Lebensweise nicht ausreichend senken können und Statine nicht vertragen, hilft vielleicht ein Ergänzungsmittel namens Rote Reishefe (auch rot fermentierter Reis oder Rotschimmelreis genannt), ein fermentiertes Produkt aus der Hefe *Monascus purpureus*, das in China seit Jahrhunderten als Zutat zum Essen verwendet wird, vor allem um es rot zu färben, aber auch wegen seines gesundheitlichen Nutzens. Es enthält mehrere Verbindungen, die den Cholesterinspiegel senken, und alle haben die gleiche chemische Struktur wie die Statine. (Interessant ist, dass eine von ihnen, das Monacolin K, die gleiche Verbindung ist wie Lovastatin, das erste von der FDA zugelassene Statin.)

Obwohl Rote Reishefe die gleichen Nebenwirkungen verursachen kann wie Statine, ist diese Gefahr bei ihnen viel geringer, wahrscheinlich weil der Körper die natürliche Mischung ähnlicher Moleküle besser verträgt als ein einzelnes. (Der Grund dafür ist unklar, aber es ist ein Muster, das ich auch bei anderen komplexen Naturprodukten beobachte, im Gegensatz zu Arzneimitteln.) In einer randomisierten Studie konnten 85 Prozent der Patienten, die Statine nicht vertrugen, Rote Reishefe ohne Nebenwirkungen einnehmen[32]. Die übliche Dosis (1200 bis 2400 mg am Tag) senkt den LDL-Spiegel um 20 bis 25 Prozent, verglichen mit 30 bis 55 Prozent durch Statine. Außer in der Schweiz ist es frei verkäuflich und die empfohlene Einstiegsdosis beträgt zwei Mal täglich 600 mg mit dem Essen.

Andere Produkte, die helfen können, den Cholesterinspiegel zu senken, sind zum Beispiel Ballaststoffe, vor allem Flohsamenschalen, sowie Phytostanole und -sterole. Sie verringern die Menge des Cholesterins, das der Körper aus dem Essen resorbiert. Man findet sie in Obst, Gemüse, Hülsenfrüchten, Nüssen und Kernen sowie in angereicherten Nahrungsmitteln (in manchen Orangensäften, Frühstücksflocken und Müsliriegeln). Sie sind auch als Nahrungsergänzungsmittel erhältlich.

Fazit

Medikamente allein bieten nur begrenzten Schutz vor Herzkrankheiten. Statine senken den LDL-Spiegel sehr effektiv, aber dieser ist nur einer von vielen Risikofaktoren. Wir wollen auch den HDL-Spiegel erhöhen und die Größe der LDL-Teilchen ändern, aber dafür gibt es keine Medikamente. Zudem hat die Hälfte der Menschen, die zum ersten Mal einen Herzanfall erleiden, einen *normalen* Cholesterinspiegel. Stress, Wut, eine sitzende Lebensweise und eine Ernährung, die Entzündungen fördert, machen uns ebenfalls anfällig für Blockaden der Herzkranzgefäße. Zu viele Ärzte glauben, sie könnten das Risiko für Herzkrankheiten einfach dadurch senken, dass sie ihren Patienten Statine verschreiben. Sie ignorieren die komplexen Ursachen.

Die integrative Medizin basiert auf der Ernährung und der Lebensweise; sie erkennt den Wert der Statine für die Gesundheit an. Da diese Medikamente den LDL-Cholesterinspiegel jedoch nur wenig senken und nicht ohne Risiken sind, sollte man sie umsichtig anwenden. Die Statin-Therapie, auf der heute der Schwerpunkt liegt, sollte ebenso nachdrücklich durch eine Änderung der Lebensweise ergänzt werden.

Um es deutlich zu sagen: Statine sind kein Allheilmittel und sie gehören nicht in unser Trinkwasser.

3

Medikamente bei GERD

Von allen Medikamenten, die ich in diesem Buch behandle, machen mir die sowohl häufig als auch mit Begeisterung und unbekümmert verschriebenen und geschluckten Medikamente gegen die gastroösophageale Refluxkrankheit (GERD) die größten Sorgen.

In meiner Kindheit gab es GERD noch nicht. Die Menschen hatten Sodbrennen, das sie mit einfachen, ungefährlichen Antazida linderten. Diese nach Minze schmeckenden Tabletten bestehen aus Kalziumkarbonat (Kalk) und neutralisieren Magensäure. Die meisten Betroffenen wussten, dass ihr Magen ihnen mit dem Sodbrennen sagen wollte, dass sie ihn falsch behandelten: Sie aßen zu viel, sie aßen die falschen Nahrungsmittel oder eine falsche Kombination oder sie kümmerten sich nicht darum, welche Wirkung Stress und negative Emotionen auf den Magen haben. Unser Ziel besteht darin, diese Gewohnheiten zu ändern, nicht darin, das Symptom zu unterdrücken, um die falschen Gewohnheiten beibehalten zu können.

Heute wird Sodbrennen mit Medikamenten behandelt, wobei man sich ganz auf die Überproduktion von Magensäure als Hauptproblem konzentriert und dieses hauptsächlich mit Säureblockern behandelt. Säure (und die Enzyme, die sie aktiviert) im Magensaft kann die Schleimhaut im Magen und in der unteren Speiseröhre reizen und Schmerzen und andere GERD-Symptome hervorrufen. Aber diese Säureüberproduktion ist nur sehr selten allein schuld[33]. Mehr noch, eine ausreichende Säuremenge im Magen erleichtert die Eiweißverdauung und die Resorption lebenswichtiger Vitamine (B_{12}) und Mineralien (Kalzium, Eisen, Magnesium). Zudem ist sie eine wichtige Abwehrwaffe gegen Infektionen, weil eine starke Säure potenziell schädliche Bakterien und Viren abtötet. Der Versuch, GERD allein durch eine Blockade der Säureproduktion im Magen in den Griff zu bekommen, ohne sich um die vielen anderen beteiligten Faktoren zu kümmern, ist vor allem langfristig unklug.

Säurehemmer gehören heute zu den meistverkauften Medikamenten der Welt. In den USA stehen sie seit 2000 auf der Liste der zehn meistverkauften Arzneimittel. Zuerst kamen H2-Blocker auf den Markt. Sie blockieren die Histaminrezeptoren, die in spezialisierten Zellen im Magen an der Säureproduktion beteiligt sind. Cimetidin (Cimetag, CimLich und andere) wurde 1979 zugelassen. Bald folgten Ranitidin (Zantac, Zantic und andere), Nizatidin (Nizax, Ulxit) und Famotidin (Famotidin, PEPDUL). Diese Medikamente hemmen hauptsächlich die Säureproduktion nach dem Essen, sind aber zwischen den Mahlzeiten wenig wirksam. Es gibt rezeptpflichtige und rezeptfreie Mittel zu kaufen.

H2-Blocker sind preiswertere und weniger starke Säureblocker mit kürzerer Wirkung als die nächste Generation: die Protonenpumpenhemmer (PPI). Sie sind die wirksamsten Säureblocker, die es gibt. Omeprazol (kam 1989 zuerst auf den Markt. Heute sind auch einige andere PPI erhältlich: Dexlansoprazol (Dexilant), Esomeprazol (Esomep, Nexium, Durotiv), Lansoprazol (Lanzor, Agopton), Rabeprazol (Pariet) und Pantoprazol (Rifun, Pantozol und andere). Weltweit werden jährlich etwa 113 Millionen Rezepte für PPI eingelöst[34]. In Europa haben die Säureblocker einen Jahresumsatz von weit über zehn Milliarden Euro. Ich führe einen Großteil dieser Kosten auf eine nicht sachgemäße Anwendung dieser Medikamente zurück.

Bei bestimmten Krankheiten ist es notwendig, die Magensäureproduktion zu hemmen. PPI werden angewandt, um Magen- und Darmgeschwüre zu heilen, Entzündungen und Erosionen durch Reflux in der Speiseröhre zu behandeln, dem (präkanzerösen) Barrett-Syndrom vorzubeugen, Geschwürbildung bei Schwerkranken in Intensivstationen zu verhindern und das Abtöten von *Helicobacter pylori* zu unterstützen, eines Bakteriums, das viele Beschwerden des oberen Verdauungstrakts hervorruft. PPI sind nachweislich wirksamer als H2-Blocker, was das Ausheilen von Magen- und Darmgeschwüren und die Beseitigung von *H. pylori* anbelangt. Bei den meisten akuten Krankheiten sollte die Therapie mit Medikamenten beider Gruppen nicht länger als 90 Tage dauern. Beim Barrett-Syndrom und bei einer schweren Entzündung der Speiseröhre kann eine längere Behandlung notwendig sein.

Bei leichten Fällen von GERD und Magenverstimmung sind die beiden Arzneimittelgruppen gleich wirksam, aber man sollte sie nur als kurzfristige

Lösungen betrachten. Wenn man sie regelmäßig einnimmt, können sie echte Probleme verursachen.

Hier sind die Geschichten von zwei Patienten.

Der Arzt hatte Elena, einer 65 Jahre alten Frau mit Osteoarthritis, gegen Gelenkschmerzen Naproxen (Aleve) zur täglichen Einnahme verordnet. Nach drei Monaten wurde ihr Stuhl dunkel oder schwarz und sie fühlte sich benommen. Während eines Aufenthalts in der Notaufnahme wurde bei ihr eine Magen-Darm-Blutung festgestellt, verursacht von einem Magengeschwür. Sie wurde ins Krankenhaus verlegt, wo die Ärzte das Naproxen absetzten, ihr zwei Mal am Tag intravenös 40 mg des Protonenpumpenhemmers Pantoprazol verabreichten und eine Endoskopie veranlassten. Die Blutung hörte auf und sie wurde mit einem Rezept für orales Pantoprazol, einschließlich sechs Nachfüllpackungen, entlassen. Von diesem Medikament nahm sie zwei Mal täglich je 40 mg ein.

Sechs Monate später führte eine Infektion der oberen Atemwege sie wieder in die Arztpraxis, wo sie ein Rezept für das Antibiotikum Amoxicillin bekam. Nachdem sie es drei Tage lang eingenommen hatte, bekam sie schweren Durchfall und der Arzt diagnostizierte Kolitis, ausgelöst von *Clostridium difficile* (*C. diff.*). Er erklärte ihr, der PPI habe sie für diese ernste Infektion anfälliger gemacht. Deshalb sei eine aggressivere Therapie mit Antibiotika notwendig gewesen, die das Risiko für eine neue Infektion mit *C. diff.* vergrößern werde, wenn sie sie weiter einnehme.

John, 52, bat seinen Hausarzt, ihm noch einmal Omeprazol zu verschreiben, das er nach der Diagnose »GERD« fünf Jahre lang getreulich eingenommen hatte. Damals waren sein Sodbrennen allmählich schlimmer und sein Aufstoßen häufiger geworden. Sein damaliger Hausarzt überwies ihn an einen Gastroenterologen, der durch eine Endoskopie eine leichte Entzündung der unteren Speiseröhre feststellte. Kein Arzt fragte ihn nach seiner Ernährung oder anderen Aspekten seiner Lebensweise. Er bekam nun Omeprazol und das Sodbrennen hörte auf. Doch immer wenn er versuchte, das Medikament abzusetzen, kehrten die Symptome noch heftiger zurück. Er war enttäuscht darüber, dass er so abhängig von Medikamenten war, doch der Facharzt hatte ihm versichert, dass Omeprazol ungefährlich sei. Außerdem – was sollte er sonst tun?

Dann zeigte ihm seine Frau einen Artikel über die langfristigen Folgen einer Therapie mit Säureblockern, darunter Infektionen und geringere Resorption von wichtigen Nährstoffen. John beschloss, ab sofort kein Omeprazol mehr einzunehmen, und wie früher kehrte sein Sodbrennen innerhalb von Tagen zurück, schlimmer denn je. Vor Kurzem war er an eine neue Allgemeinärztin überwiesen worden, hatte sie aber noch nicht aufgesucht. Er rief sie an und bat um ein neues Rezept, doch die Ärztin bestand darauf, ihn zuerst zu untersuchen. Während seines Termins schilderte er, was geschah, wenn er das Medikament absetzte. Das, so dachte er, sei ein Beweis dafür, dass er einen PPI brauche, vielleicht sein Leben lang.

Die Ärztin erklärte ihm, dass Sodbrennen sich häufig verschlimmert, wenn man einen PPI plötzlich absetzt. Das könne Monate dauern, sagte sie, doch das bedeute nicht, dass er auf das Medikament angewiesen sei. Dann las sie ihm eine lange Liste möglicher Nebenwirkungen der PPI vor und versicherte, er könne auf sie verzichten. Sie schlug ihm vor, das Medikament sehr langsam abzusetzen und die Dosis nach einem Plan, den sie ihm gab, zu senken. Wenn es bei einer geringeren Dosis zu erheblichen Beschwerden komme, solle er nicht zögern, eine Woche lang wieder die vorherige Dosis zu nehmen und es dann noch einmal zu probieren. Sie gab ihm ein Merkblatt, auf dem die Ernährungsumstellung erläutert wurde, die er unbedingt in Betracht ziehen solle. Sie empfahl ihm unter anderem, weniger Kaffee und Alkohol zu trinken und beispielsweise durch Atemarbeit Stress abzubauen. Das werde ihm mit der Zeit helfen, die Reizung der Speiseröhrenschleimhaut zu lindern. Sie erwähnte sogar Naturheilmittel, die ihm bei akuten Beschwerden vielleicht helfen konnten.

John war skeptisch und davon überzeugt, dass sein Sodbrennen ohne PPI nie verschwinden werde. Doch die Ärztin versicherte ihm, er könne das Medikament absetzen, wenn er den Plan einhalte. Das war der Ansporn, den er brauchte, um die empfohlenen Änderungen durchzuhalten. Es war nicht leicht für John. Als er die Omeprazol-Dosis im Lauf der folgenden paar Monate nach und nach verringerte, waren die Schmerzen bisweilen sehr unangenehm. In diesen Phasen zweifelte er an den Ratschlägen seiner Ärztin, doch sie ermutigte ihn durchzuhalten. Nach sechs Monaten hatte er den PPI ganz abgesetzt und er war symptomfrei. Seine ganze Familie übernahm den sättigenden Ernährungsplan, den er befolgte, und er machte weiter die Übungen, die er gelernt hatte, um Stress abzubauen. Beim nächsten Termin berichtete John seiner Ärztin, er habe sich nie besser gefühlt.

Wie H2-Blocker wirken

H2-Blocker hemmen den Einfluss der Regulatorsubstanz Histamin auf die Magenzellen, die Säure absondern, und verringern daher die Säureproduktion. Der Körper gewöhnt sich mit der Zeit an diese Medikamente, was ihre Wirksamkeit reduziert. H2-Blocker wirken schneller als PPI (innerhalb von 30 Minuten) und haben eine kürzere Wirkdauer (nicht mehr als zwölf Stunden). Man kann sie nach Bedarf einnehmen, um Symptome zu lindern, nicht nur als Erhaltungstherapie, und sie eignen sich am besten dafür, Magensäureüberschüsse als Reaktion aufs Essen zu verhindern. Man sollte diese Arzneimittel 30 Minuten vor den Mahlzeiten einnehmen, aber nicht öfter als zwei Mal am Tag.

Wie PPI wirken

PPI blockieren das letzte Stadium der Magensaftproduktion: die Tätigkeit der »Protonenpumpe« in den säureproduzierenden Zellen. Bei diesem Prozess werden Kaliumionen im Mageninneren durch saure Wasserstoffionen ersetzt. PPI sind starke Wirkstoffe, die die Magensäureabsonderung um bis zu 99 Prozent senken. Und weil sie sich irreversibel an die Protonenpumpe binden und sie deaktivieren, hält die Wirkung einer einzigen täglichen Dosis fast 24 Stunden an. Die gleichzeitige Einnahme von Essen oder anderen Antazida verringert die Wirkung der PPI, weil ein saures Milieu notwendig ist, um sie zu aktivieren. Daher sollte man sie auf leeren Magen 30 Minuten vor einer Mahlzeit einnehmen, damit sie optimal wirken. Die maximale Wirkung wird bei regelmäßiger Einnahme nach fünf bis sieben Tagen erreicht. Wenn man sie sporadisch einnimmt, hemmen sie die Säureproduktion vielleicht nicht ausreichend, um zufriedenstellende klinische Ergebnisse zu liefern.

Das Problem mit H2-Blockern und PPI

Kurzfristig können H2-Blocker Verstopfung, Durchfall, Übelkeit und Erbrechen verursachen. Zudem können sie das Zentralnervensystem stören und Verwirrung, Lethargie, Kopfschmerzen und Benommenheit hervorrufen, vor allem bei älteren Patienten und bei jenen mit Nieren- oder Leberstörungen.

Cimetidin löst im Zentralnervensystem anscheinend mehr Störungen aus als die anderen drei H2-Blocker.

Kopfschmerzen, Übelkeit, Bauchschmerzen, Durchfall, Ausschlag, Benommenheit, Schwäche und Verstopfung sind die am häufigsten berichteten kurzfristigen Nebenwirkungen der PPI.

Bei kurzzeitiger Anwendung sind diese Medikamente meist gut verträglich. Da H2-Blocker und PPI jedoch so leicht erhältlich sind, nehmen viele Verbraucher sie gelegentlich ein und denken dabei kaum oder gar nicht an das langfristige Risiko.

Abhängigkeit

Die größte Gefahr einer langfristigen PPI-Therapie ist Abhängigkeit – ein eklatantes Beispiel für die homöostatische Falle, in die Patienten tappen, wenn sie suppressive Medikamente langfristig einnehmen. Der Körper reagiert auf die Unterdrückung der Säureproduktion im Magen, indem er versucht, mehr Säure zu bilden. Sobald man die Medikamente absetzt oder ihre Dosis verringert, steigt die Säuresekretion und infolgedessen verschlimmern sich die Symptome. Diese häufige Reaktion wird Rebound- oder Absetzeffekt genannt. Dabei nimmt die Sekretion von Magensäure zu und übersteigt die Menge vor Beginn der Behandlung. Innerhalb von zwei Wochen nach dem Absetzen eines PPI treten Symptome wie Sodbrennen, Magenverstimmung und Dyspepsie (Aufstoßen von Gas und Magensaft) auf. Patienten (und ihre Ärzte) glauben dann vielleicht fälschlich, diese Symptome erforderten eine Fortsetzung der PPI-Therapie, obwohl es sich um eine Absetzreaktion handelt, die mit der Abhängigkeit vom Medikament zusammenhängt. In einer Studie bekamen gesunde Menschen ohne Sodbrennen, Reflux oder Säureüberschuss im Magen acht Wochen lang täglich 40 mg Esomeprazol. Nach dem Absetzen litten die meisten von ihnen an säurebedingten Symptomen[35]. Mit anderen Worten, diese Medikamente können mit der Zeit genau das Problem verursachen, das sie beseitigen sollen.

Die Abhängigkeit von PPI ist sehr hartnäckig. Die meisten Betroffenen haben große Mühe, von diesen Medikamenten loszukommen. Ärzte für integrative Medizin empfehlen daher, sie langsam abzusetzen und gleichzeitig die im Abschnitt »Methoden der Integrativen Medizin für die Behandlung von GERD« ab Seite 69 beschriebenen Änderungen der Lebensweise und andere Therapien einzuleiten.

Schädigung des Mikrobioms

Eine Veränderung der Magensäure schadet dem normalen Mikrobiom im Darm, also den Mikroorganismen, die im unteren Verdauungskanal leben und für die normale Verdauung und Funktion des Magen-Darm-Trakts notwendig sind. Das Mikrobiom beeinflusst alle Aspekte der Gesundheit. Die langfristige Einnahme von Säureblockern kann normale, nützliche Organismen hemmen und eine Überbesiedlung mit schädlichen Bakterien fördern[36].

Lungenentzündung

Magensäuremangel verringert die Fähigkeit des Magens, ein steriles Milieu frei von Bakterien, Viren und Hefen aufrechtzuerhalten. Manche Studien lassen darauf schließen, dass Menschen, die H2-Blocker oder PPI einnehmen, häufiger an Lungenentzündung erkranken[37]. Schuld daran sind unbemerkter Reflux und das Einatmen von Mageninhalten in die Lungen.

Magen-Darm-Infektionen

Magensäuremangel kann eine Überbesiedlung mit schädlichen Bakterien im Dünndarm fördern[38], sodass die Patienten anfälliger für eine Krankheit werden, deren Ursache Pathogene wie *C. diff.* sind. Bei Patienten, die PPI einnehmen, kommen Infektionen mit *C. diff.* durchschnittlich häufiger vor. Auch bei denjenigen, die H2-Blocker einnehmen, steigt das Risiko, wenn auch nicht ganz so stark. Menschen mit Magensäuremangel sind anfälliger für Cholera und bestimmte Infektionen, die auf den Verzehr roher Schalentiere zurückzuführen sind.

Mangel an Mikronährstoffen

Magensäure wird benötigt, um die Nahrung zu zerlegen und zu verdauen und um Nährstoffe und Vitamine freizusetzen. Probleme mit der Vitamin-B_{12}- und Eisenresorption sind meist mild und lassen sich durch Ergänzungsmittel leicht beheben. Magnesiummangel kann ernstere Folgen haben, zum Beispiel Herzrhythmusstörungen und Krampfanfälle. Im März 2011 machte die FDA die Öffentlichkeit auf diese Gefahr aufmerksam und riet den Ärzten, vor Beginn einer PPI-Therapie den Magnesium-Blutspiegel zu messen und ihn während der Behandlung zu beobachten.

Schlechte Kalzium-Resorption und Knochenschäden

Eine PPI-Therapie kann die Kalzium-Resorption hemmen. Osteoporose und Knochenbrüche sind mögliche Folgen[39]. Um solchen Problemen vorzubeugen, empfiehlt die FDA, die niedrigste wirksame Dosis für eine möglichst kurze Zeit zusammen mit Kalzium und Vitamin D einzunehmen.

Herzkrankheiten

Eine neuere Studie zeigt, dass das Risiko für einen Herzanfall bei Patienten, die PPI langfristig einnehmen, möglicherweise steigt[40] (das gilt jedoch nicht für jene, die H2-Blocker einnehmen). Das Risiko wurde in der Allgemeinbevölkerung gemessen, nicht nur bei Patienten, die ein hohes Risiko für Herzkrankheiten hatten oder schon einmal herzkrank gewesen waren. Der Grund ist unklar, doch er könnte mit einer Schädigung der Blutgefäße zusammenhängen.

Nierenkrankheiten

Es gibt Hinweise auf einen Zusammenhang zwischen der Einnahme von PPI, Nierenentzündung und erhöhtem Risiko für eine chronische Nierenkrankheit (CNK)[41]. Wie bereits erwähnt, hemmen PPI die Magnesium-Resorption. Außerdem führen sie anscheinend zu immunvermittelten Nierenschäden. Beides könnte zur Entwicklung einer CNK beitragen. Der Autor einer neueren Studie über dieses Risiko schreibt: »Die Ergebnisse unterstreichen, wie wichtig es ist, PPI nur dann einzunehmen, wenn es medizinisch notwendig ist, und die Dauer der Anwendung so kurz wie möglich zu halten.«[42]

Demenz

Eine Studie mit Menschen, die 75 Jahre alt oder älter waren, zeigte, dass deren Demenzrisiko um 44 Prozent stieg, wenn sie PPI einnahmen[43]. Der Befund ist nicht eindeutig, aber er gibt Anlass zu großer Sorge über Ältere, die PPI zu sich nehmen.

Arzneimittel-Wechselwirkungen

H2-Blocker haben zahlreiche Wechselwirkungen mit anderen Medikamenten, zum Beispiel mit Antibiotika, antiviralen Mitteln und gerinnungshemmenden Arzneien. Bevor Patienten eines dieser Medikamente einnehmen, sollten sie den Rat eines Arztes oder Apothekers einholen, um sicher zu sein, dass es keine bedenklichen Wechselwirkungen gibt.

Methoden der integrativen Medizin für die Behandlung von GERD

Trotz ihrer Nachteile und der vielen schweren Folgen einer langfristigen Anwendung werden PPI und H2-Blocker häufig als Mittel der ersten Wahl zur Behandlung von Säurereflux, Dyspepsie und Sodbrennen verwendet, und viele Menschen, die mit der Einnahme von PPI und H2-Blockern begonnen haben, nehmen sie dauerhaft ein. Ärzte verschreiben sie zu oft, ohne den Patienten nach seiner Ernährung, seiner Stressbelastung und anderen Lebensumständen zu fragen, die nachweislich die Verdauung stören können. Und die Patienten nehmen zu häufig rezeptfreie Mittel ein, ohne zu überlegen, wie sie ihre Symptome auf andere, ungefährliche Weise in den Griff bekommen können.

Ernährungsumstellung

Um GERD zu behandeln, sollte zunächst die Ernährung umgestellt werden.

Der Schließmuskel der unteren Speiseröhre verhindert, dass der Mageninhalt in die Speiseröhre gelangt. Es ist normal, dass eine gewisse Menge Magensäure in die untere Speiseröhre fließt, wenn der Schließmuskel sich vorübergehend entspannt. Bei Menschen, die an GERD leiden, sind diese Entspannungsphasen häufiger und länger. Eine verbreitete Ursache dafür ist die Erweiterung des Magens nach zu üppigem Essen. Hoher intraabdomineller Druck und Fettleibigkeit begünstigen ebenfalls den Säurerückfluss und damit Sodbrennen, GERD und Speiseröhrenentzündung. (Der Bauchumfang hängt unmittelbar mit dem Risiko für Reflux-Ösophagitis, ihrer Schwere und dem damit verbundenen höheren Krebsrisiko zusammen. Gewichtsabnahme kann diese Symptome deutlich lindern und langfristigen Komplikationen vorbeugen.)

Die folgenden Ernährungsstrategien sind einen Versuch wert: Essen Sie häufiger kleine Mahlzeiten, meiden Sie fettreiche Speisen und essen oder trinken Sie weniger stark gewürzte und saure Speisen – zum Beispiel Zitrusfrüchte und Tomaten –, Kaffee (auch entkoffeiniert) und andere koffeinhaltige Getränke, Schokolade, Alkohol, kohlensäurehaltige Getränke, Zwiebeln und Knoblauch. Nehmen Sie nach dem Essen mindestens drei Stunden lang eine aufrechte Haltung ein, damit die Nahrung verdaut und an den Dünndarm abgegeben werden kann. Patienten mit nächtlichen Refluxsymptomen profitieren von einem erhöhten Kopfende ihres Bettes und vom Schlafen auf der linken Körperseite.

In der Literatur gibt es einige Hinweise darauf, dass Nahrungsmittelallergien GERD-Symptome verstärken und dass PPI sogar die Entwicklung von Nahrungsmittelallergien fördern können, weil sie das Mikrobiom im Darm schädigen. Kuhmilch-Allergie bei Kindern ist eine bekannte Ursache für Refluxsymptome, die nicht auf PPI ansprechen. Eine glutenfreie Ernährung verbessert GERD-Symptome bei Menschen, die an Zöliakie leiden[44].

Weitere Maßnahmen

Rauchen kann den Speiseröhren-Schließmuskel erschlaffen lassen. Der Verzicht aufs Rauchen verringert den Säurerückfluss und das Gastritis-Risiko.

Es ist wichtig, auf nichtsteroidale Entzündungshemmer (NSAID) wie Ibuprofen, Aspirin und Naproxen zu verzichten oder ihren Gebrauch einzuschränken. Häufig angewandt reizen sie die Magenschleimhaut stark und erhöhen das Risiko für Blutungen.

Stress ist ein berüchtigter Auslöser für Sodbrennen. Ein Hauptsymptom der Angst ist das Gefühl, einen Knoten oder »Schmetterlinge« im Magen zu haben. Das ist ein bekanntes Beispiel für den Zusammenhang zwischen diesem Organ und unseren Gefühlen. In Bezug auf die Lebensweise zeigt eine neuere Studie mit GERD-Patienten, dass das Gefühl, unter Stress zu stehen, der wichtigste der Faktoren ist, die mit der Krankheit zusammenhängen. 45,6 Prozent der 12653 untersuchten Patienten fühlten sich gestresst[45]. Bis zu 50 Prozent der Ersthelfer nach dem Terroranschlag am 11. September 2001 litten an einer posttraumatischen Belastungsstörung (PTBS) und bei 70 Prozent von ihnen traten Reflux-Symptome auf.

Bei chronischem Stress und chronischer Angst ist die hormonale Regulation zwischen Darm und Gehirn gestört. Als Teil der Kampf-oder-Flucht-Reaktion lähmt die verstärkte Aktivität des sympathischen Nervensystems die Kontraktionen des Magens und entspannt den Schließmuskel der Speiseröhre. Dadurch steigt das Reflux-Risiko. Stress schädigt zudem die Zellen in der Magenschleimhaut und macht sie anfälliger für eine Reizung durch Säure und Verdauungsenzyme.

Es gibt viele Methoden, die die schädlichen Wirkungen des Stresses auf den Körper und den Geist ausgleichen können: Tai Chi, Yoga, Meditation, Hypnotherapie und Atemarbeit sind nur einige davon.

Abdeckmittel

Sucralfat (Ulcogant, Sucrabest und andere) ist ein verschreibungspflichtiges Medikament, das die Darmschleimhaut schützt, und zwar ohne die langfristig schädlichen Wirkungen der H2-Blocker und PPI. Es deckt Geschwüre und Erosionen sowie »Risse« ab und schützt Gewebe vor der ätzenden Wirkung der Magensäure und der Verdauungsenzyme. Anders als Säurehemmer kann das Mittel sogar Erosionen und Geschwüre heilen.

Naturprodukte, die die schützende Schleimhaut des Magens und der Speiseröhre stärken, sind unter anderem Rotulme (*Ulmus fulva*) in Form von Pulver oder Lutschtabletten sowie entglycyrrhizierte Süßholzwurzel (Lakritze) in Form von Pulver oder Kautabletten, jeweils vor den Mahlzeiten und vor dem Zubettgehen eingenommen.

Etwa 60 Prozent der GERD-Patienten leiden an Hiatushernie. Dabei brechen Teile des Magens in die Brusthöhle durch. Der Schließmuskel der Speiseröhre kann dann einen Säurerückfluss nicht mehr verhindern und es entsteht eine Tasche, die reizenden Magensaft enthält, der nach oben in die Speiseröhre dringen kann. Rezeptfreie Arzneimittel wie Gaviscon enthalten Alginat aus Braunalgen und Bikarbonat, die die Magenschleimhaut überziehen und eine Barriere gegen Reflux aus der Tasche bilden. Eine neuere Studie belegt, dass diese Mittel bei GERD mit Hiatushernie ebenso wirksam sind wie PPI.

Man kann also entweder die Speiseröhren- und Magenschleimhaut vor Säurereizung schützen oder die Säurebildung mit starken Medikamenten unterdrücken. Das illustriert den Unterschied zwischen der östlichen und westlichen Medizin. Ein kluger Arzt, der chinesische Medizin praktiziert, sagte einmal zu mir, er wolle »das Böse vertreiben und das Gute unterstützen«. Die westliche Medizin konzentriert sich hauptsächlich darauf, das Böse zu vertreiben, vor allem mit Medikamenten, die die vermeintlichen Ursachen der Krankheiten hemmen oder vernichten, zum Beispiel mit Antibiotika, die schädliche Bakterien abtöten, und mit Stoffen, die die Säurebildung im Magen blockieren. Der östlichen Medizin ist es viel wichtiger, das Gute zu unterstützen, also die natürlichen Abwehrkräfte des Körpers zu schützen und zu stärken. Die integrative Medizin nutzt beide Ansätze. Bei GERD kann es ebenso wichtig – oder noch wichtiger – sein, die Darmschleimhaut widerstandsfähiger gegen die potenziell irritierende Wirkung der Säure zu machen, als die Säure zu beseitigen.

Antazida

Einfache Antazida (Säureblocker) wie Kalziumkarbonat lindern Sodbrennen und GERD-Symptome schnell und wirksam. Zudem fördern sie die Beweglichkeit der Speiseröhre, sodass Säure aus ihr abfließt. Häufig angewandt können sie zu Verstopfung führen, die man durch die Einnahme von Magnesium lindern kann. Ich rate von aluminiumhaltigen Antaziden wie Maaloxan und Talcid ab, weil dieses Metall schädlich sein kann.

Andere natürliche Produkte

Es gibt viele pflanzliche Arzneimittel für die Behandlung von Magen-Darm-Beschwerden. Zahlreiche Studien belegen, dass Ingwer bei Übelkeit[46], Erbrechen und Verdauungsstörungen hilfreich ist. Kapseln, die Ingwerwurzelpulver enthalten, fördern die Magenkontraktionen. Zwei bis drei Teelöffel Apfelessig, mit 240 Milliliter (ml) Wasser vermischt, kann Säurerückfluss lindern, wobei die Wirkungsweise noch nicht ganz geklärt ist. Kamillentee kann Magenentzündungen lindern. (Meiden Sie Pfefferminztee, der oft bei einfacher Magenverstimmung verwendet wird; er verschlimmert GERD, weil er den Speiseröhren-Schließmuskel entspannt.) Aloe-Saft, ein beliebtes Hausmittel, das entzündete und gereizte Haut beruhigt, kann auch innere Entzündungen lindern. Eine halbe Tasse Saft, zwei Mal täglich eingenommen, ist die empfohlene Dosis. D-Limonen aus Zitronenschalen fördert die gesunde Beweglichkeit des Magens und verhindert Säurerückfluss. Nehmen Sie jeden zweiten Tag 1000 mg, insgesamt zehn Dosen, dann nach Bedarf.

Einige Studien fanden 6 mg Melatonin, vor dem Schlafengehen eingenommen, hilfreich. Melatonin ist ein ungefährliches und wirksames Mittel gegen Schlafstörungen. Schlechter Schlaf begünstigt GERD und GERD stört den Schlaf. Zudem ist Melatonin ein schwacher Magensäureblocker und kräftigt vielleicht den Schließmuskel der Speiseröhre. Einer Studie zufolge ist es ebenso wirksam wie PPI, wenn man es zusammen mit anderen Ergänzungsmitteln[47], zum Beispiel mit entglycyrrhizierter Süßholzwurzel, einnimmt.

Fazit

GERD ist ein komplexes Problem, das die Widerstandskraft des Magen-Darm-Trakts gegen äußere und innere Stressoren schwächt. Sodbrennen ist ein Warnsignal für eine gestörte Verdauung, das uns veranlassen sollte, unsere dafür verantwortlichen Gewohnheiten aufzuspüren und zu ändern. Eine Tablette, die die Magensäure blockiert, lässt zwar GERD-Symptome wie durch Magie verschwinden, beseitigt aber nicht ihre eigentliche Ursache. Mit der Zeit lässt die Wirkung der Tablette nach, sie macht abhängig und vergrößert das Risiko für ernstere Probleme. H2-Blocker und PPI eignen sich am besten für eine kurze Behandlung; für eine langfristige Therapie sollte man sie nur in ziemlich seltenen, sehr schweren Fällen anwenden. Es ist viel besser, die eigentlichen Ursachen der GERD durch eine Änderung der Lebensweise und ungefährliche, wirksame alternative Arzneimittel zu beseitigen.

4

Antihistamine

Allergien waren Amits Begleiter seit seiner Kindheit. Alles begann mit saisonalen Symptomen: tränende und juckende Augen, laufende oder verstopfte Nase und unbeherrschbare Niesattacken. Mit Antihistaminen bekam er diese Symptome in den Griff, doch als er 35 war, litt er mittlerweile das ganze Jahr an Allergien und die Medikamente waren weniger wirksam als früher. Schlimmer waren die unerträglichen Nebenwirkungen. Er hatte nicht nur das Gefühl, »in einer Wolke zu leben«, seine Frau bemerkte auch, dass seine Stimmung sich veränderte: Er war sprunghafter und streitsüchtiger. Amits Arzt verordnete ihm versuchsweise mehrere »nicht sedierende« Antihistamine, aber damit bekam Amit seine Symptome nicht in den Griff. Zwei Mal versuchte er es mit Desensibilisierung (Spritzen mit Allergenen), doch sie nützten nichts, und einmal starb er beinahe an einer schweren Reaktion (Anaphylaxie). Nasensprays mit Kortikosteroiden halfen ein wenig; trotzdem lief ihm immer noch die Nase. Prednison und andere orale Steroide wirkten ebenfalls, aber wenn Amit sie einnahm, konnte er die ganze Nacht nicht schlafen und wurde so launisch, dass Kollegen ihm aus dem Weg gingen.

Als er 55 Jahre alt war, hatte er so ziemlich jedes verfügbare Medikament probiert, doch alle hatten ihre Schattenseiten. Seine verlässlichen älteren Antihistamine riefen jetzt ein neues Symptom hervor, das ihn erschreckte: Schmerzen und Schwierigkeiten beim Entleeren der Blase. Einmal geriet er deswegen in Panik und suchte die Notaufnahme auf.

Danach bekam Amit Angst vor Medikamenten und suchte nach einer natürlicheren Behandlung. Ein Arzt riet ihm, seine Lebensweise radikal zu ändern und empfahl eine entzündungshemmende Ernährung[48], Meditation und Atemübungen zur Entspannung. Amit erfuhr, dass gefriergetrocknete

Brennnesselblätter Heuschnupfen lindern, und stellte fest, dass zwei Kapseln den Juckreiz und das Niesen vollständig beseitigten. Allerdings musste er diese Dosis tagsüber alle vier Stunden einnehmen. Diese Kräuterarznei löste keinerlei Nebenwirkungen aus.

Viele Jahre lang hatte er versucht, seine Symptome mit Medikamenten zu unterdrücken, aber sie waren schlimmer geworden. Nach zwei Allergiezeiten mit alternativer Behandlung klang sein Heuschnupfen ab und verschwand schließlich ganz.

Allergische Reaktionen

Allergien haben uns schon immer geplagt. Aufzeichnungen aus dem alten Ägypten beschreiben sie. Die Entwicklung eines Immunsystems war ein wichtiger Meilenstein in der Evolution. Sie half uns zu überleben, wenn auch nicht ohne Komplikationen.

Manche Leute behaupten, Allergien seien ein Zeichen dafür, dass das Immunsystem »verrückt spielt«. Das stimmt nicht unbedingt. Viele Mediziner glauben, allergische Reaktionen hätten ursprünglich den Zweck gehabt, Parasiten zu vernichten, die eine viel größere Gefahr waren, als wir noch nicht in sauberen Verhältnissen lebten, und die die Gesundheit ernstlich bedrohten. Allergien, die uns heute Ärger bereiten, könnten evolutionäre Reste dieses Parasiten-Abwehrsystems sein, das heute irrtümlich gegen harmlose Substanzen in der Umwelt kämpft, zum Beispiel gegen Pollen. Ein Indiz dafür ist, dass die meisten Allergiesymptome Reizstoffe aus dem Körper entfernen, sei es durch Niesen, laufende Nase, wässrige Augen oder, bei Nahrungsmittelallergien, Durchfall.

An Heuschnupfen oder allergischer Rhinitis leiden etwa 15 Prozent der erwachsenen Deutschen. Er ist der Grund für viele Millionen Arztbesuche im Jahr. Wir versuchen, mit Allergenen so umzugehen wie mit vielen anderen Problemen: indem wir sie meiden. Leider werden Pollen von Gräsern und Bäumen mit dem Wind befördert und sind schwer zu meiden.

Wie Antihistamine wirken

Allergische Reaktionen setzen Chemikalien frei, die in spezialisierten Immunzellen, den Mastzellen, gespeichert werden. Eine Mastzelle ist eine Art Zeitbombe, die auf ein Allergen wartet und dann gezündet wird. Nach der Aktivierung bricht die Mastzelle auf und entleert rasch ihren Vorrat an hochwirksamen chemischen Botenstoffen, darunter auch Histamine. Sobald ein Histamin ins Blut gelangt, heftet es sich an bestimmte Rezeptoren in den Blutgefäßen, in glatten Muskelzellen und an anderen Orten. Dort löst es allergische Symptome wie Juckreiz, Hautrötung, Kopfschmerzen, laufende Nase und manchmal Kurzatmigkeit und pfeifende Atmung aus.

Antihistamine heften sich an die gleichen Rezeptoren und blockieren diese Symptome – aber nur, wenn sie die Rezeptoren zuerst erreichen. Um wirklich hilfreich zu sein, muss man sie vor dem Beginn der Reaktionen anwenden. Sobald die Reaktionen begonnen haben, ist die Einnahme von Antihistaminen zwar noch nützlich, aber nicht so wirksam wie die Vorbeugung.

Übliche Anwendungen für Antihistamine

Antihistamine werden meist angewandt, um saisonal oder ganzjährig auftretende Allergien zu lindern, die Symptome in der Nase und in den Augen auslösen. Eine verstopfte oder laufende Nase und juckende, wässrige Augen sind typische Anzeichen für eine Allergie. Manche Leute verwenden diese Medikamente auch, um ähnliche Symptome zu behandeln, die mit Schnupfen oder Grippe (siehe Kapitel 5) einhergehen, doch der Nutzen ist minimal.

Aber es gibt noch andere gängige Indikationen für Antihistamine. Am häufigsten werden sie angeblich verwendet, um eine Anaphylaxie zu behandeln, die gefährlichste aller allergischen Reaktionen. Diese lebensbedrohende Reaktion kann bei Menschen mit schweren Allergien gegen bestimmte Nahrungsmittel, Insekten oder Medikamente auftreten. Ihre Kennzeichen sind ein plötzlicher Blutdruckabfall, verstopfte Atemwege und Atembeschwerden. Um den Tod zu verhindern, ist eine sofortige Behandlung notwendig – mit starken Medikamenten wie Epinephrin (Adrenalin) und Kortikosteroiden zusammen mit intensiver intravenöser Flüssigkeitszufuhr. In hoher Dosis intravenös verabreicht, können sie auch dazu beitragen, die Reaktion aufzuhalten und das Leben des Patienten zu retten.

Nesselsucht (Urtikaria) kann durch Kontakt mit einem Reizstoff ausgelöst werden (zum Beispiel mit Giftefeu), aber auch durch den Verzehr bestimmter Nahrungsmittel, durch Stress oder aus unbekanntem Grund. Der Ausschlag kann sich über den ganzen Körper verbreiten und geht meist mit starkem Juckreiz (Pruritus) einher. Antihistamine lindern den Dauerjuckreiz ein wenig und fördern den benötigten Schlaf.

Ein Grund für den Gebrauch von Antihistaminen stützt sich eher auf die Werbung als auf Forschungsergebnisse. Viele Menschen mit Schlafstörungen und ohne Zugang zu den teureren (und schädlichen) Schlafmitteln lassen sich überreden, rezeptfreie Mittel wie Paracetamol einzunehmen, die das Antihistamin Diphenhydramin in unterschiedlicher Menge enthalten. Diese Verbindung macht zwar schläfrig – aber ist die Schlafqualität die gleiche wie beim natürlichen Schlaf? Die meisten Experten sagen nein: Insgesamt ist die Schlafqualität nach der Einnahme von Diphenhydramin nicht sehr gut. Zudem leiden die meisten Anwender an Nebenwirkungen wie Mundtrockenheit, Harnverhaltung und, sehr oft, an Trägheit und Benommenheit am folgenden Tag.

Die Probleme mit Antihistaminen

Antihistamine gehören zu den ältesten Medikamenten, die noch in Gebrauch sind. Entdeckt hat sie Daniel Bovet im Jahr 1937. Später bekam er für seine Arbeit den Nobelpreis. Zu den meistverkauften rezeptfreien Arzneimitteln gehören Medikamente gegen Husten, Erkältungen und Allergien, von denen viele Antihistamine sind oder welche enthalten[49]. Da sie ohne Rezept erhältlich sind, glauben viele Leute, sie seien völlig ungefährlich, was einfach nicht stimmt. Viele ihrer unerwünschten Wirkungen treten erst nach jahrelanger Einnahme auf.

Die ersten Antihistamine haben eine lange Erfolgsgeschichte und die meisten ihrer unerwünschten Wirkungen sind bekannt. Zu diesen Präparaten gehören auch Diphenhydramin (Abopretten, Calmaben, Bonox und andere) und Chlorpheniramin (Balkis Schnupfenkapseln, Grippostad C und andere). Dank ihrer chemischen Struktur dringen sie leicht durch die Blut-

Hirn-Schranke und beeinflussen das Zentralnervensystem. Antihistamine der ersten Generation haben eine spürbare beruhigende Wirkung. Sie können sogar die Fahrtüchtigkeit ebenso stark oder stärker als Alkohol beeinträchtigen[50]. Diese Wirkung kann subtil sein: Bevor man nach der Einnahme von Antihistaminen einschläft, fühlt man sich benommen und unkonzentriert und der Denkprozess wird gestört. Das merkt ein Patient nicht immer.

Die Suche nach weniger stark sedierenden (der Begriff »nicht sedierend« ist falsch) Antihistaminen führte zur Entdeckung einer zweiten Arzneimittelgeneration. Terfenadin (Hisfedin), das Erste dieser Mittel, kam 1985 auf den Markt. Innerhalb weniger Jahre wurden schwere Herzrhythmusstörungen berichtet, vor allem wenn das Medikament mit bestimmten Antibiotika eingenommen wurde. Als es in Amerika vom Markt genommen wurde, machte man es für acht Todesfälle verantwortlich – bei Menschen, die lediglich ihr Niesen loswerden wollten. In Deutschland wurde von der zuständigen Behörde zunächst nur ein hochdosiertes Präparat aus dem Handel genommen. Der Hersteller des Originalpräparats zog das Medikament jedoch kurze Zeit später selbst zurück. Nachahmerpräparate wie Terfedura oder Terfemundin sind in Deutschland jedoch noch immer erhältlich. Zwar überwindet nur ein kleiner Teil dieser Medikamente die Blut-Hirn-Schranke, dennoch lösen auch sie Benommenheit aus, was die Hersteller zu dem Warnhinweis »Seien Sie vorsichtig, wenn Sie ein Motorfahrzeug fahren oder eine Maschine bedienen« veranlasst hat. Leider fahren trotzdem viele Anwender unter ihrem Einfluss – eine potenzielle Bedrohung der öffentlichen Gesundheit. Bei älteren Patienten ist das Risiko größer. Potenzielle unerwünschte Wirkungen sind Schläfrigkeit, Benommenheit und Stürze am folgenden Tag.

Sowohl Antihistamine der ersten als auch solche der zweiten Generation können die Stimmung und die kognitive Funktion beeinflussen und daher Depressionen verursachen oder verschlimmern und den Denkprozess und die Konzentration stören. Wer an Depressionen leidet, sollte sie meiden.

Es gibt weitere ominöse Nebenwirkungen, die diesen beliebten Arzneimitteln zugeschrieben werden. Eine neuere Studie mit mehr als 3000 Männern und Frauen über 65 Jahren enthüllte einen Zusammenhang zwischen der langfristigen Einnahme von Anticholinergika, einschließlich Diphenhydramin sowie anderen Antihistaminen der ersten Generation, und dem Demenzrisiko. (Anticholinergika blockieren Acetylcholin, einen Neurotransmitter im Gehirn. In diese Gruppe gehören die trizyklischen Antidepressiva, die ich in

Kapitel 9 bespreche, und die älteren Antihistamine.) Bei Patienten, die solche Medikamente drei Jahre lang oder länger einnahmen, stieg das Demenzrisiko um 54 Prozent[51]. Andere deutliche anticholinerge Wirkungen der ersten Antihistamine sind unter anderem niedriger Blutdruck, Delirium und Verhaltensänderungen. Bei Männern, vor allem wenn ihre Prostata vergrößert ist, können diese Mittel zu akuter oder chronischer Harnverhaltung führen. Das kann in seltenen Fällen schwere Blasen- und Nierenstörungen hervorrufen.

Weitere schädliche Wirkungen der Antihistamine werden diskutiert, müssen aber noch untersucht werden. Sie sind jedoch besorgniserregend. Es gibt einige Hinweise darauf, dass Antihistamine Gehirntumore, vor allem Gliome, verursachen können. Gliome sind die häufigsten bösartigen Primärtumore im Gehirn und man hat bisher nur wenige Risikofaktoren identifiziert. Mehrere Studien lassen jedoch darauf schließen, dass Patienten, die längere Zeit regelmäßig Antihistamine einnehmen, fast drei Mal so häufig an diesen Tumoren erkranken als jene, die auf Antihistamine verzichten[52], unabhängig davon, ob sie bereits früher an Asthma oder Allergien erkrankt waren. Diese Daten sind besonders interessant, wenn man bedenkt, dass eine negative Beziehung zwischen Allergien und Gliomen einer der Zusammenhänge ist, die in der Literatur über Gehirntumore am häufigsten genannt werden[53]. Ich frage mich, ob Allergien eine Art Schutzwirkung haben, die von Antihistaminen aufgehoben wird.

Laut Fachinformationsdienst Insight Health wurden im ersten Halbjahr 2014 in Deutschland 13,1 Millionen Packungen der Antihistaminika verkauft*.

Methoden der integrativen Medizin für die Behandlung von allergischen Erkrankungen

Es gibt viele wirksame Methoden für die Therapie von Allergien, die sich nicht auf Antihistamine stützen. Naheliegend sind vernünftige Maßnahmen, die den Kontakt mit Allergenen verringern. Schwebstofffilter mit mikroskopisch kleinen Poren können Partikel aus der Luft entfernen. Sie eig-

* Online: http://www.insight-health.de/sites/insight-health.de/files/news/downloads/ih-pressemitteilung_allergie-saison_juli_2014_0.pdf

nen sich gut dafür, eher leichte Allergene wie Haut- oder Haarschuppen von Haustieren zu beseitigen, sind aber für schwerere Teilchen wie die meisten Pollen weniger geeignet.

Häufiges Spülen der Nase mit einer warmen Salzlösung (1/4 Teelöffel Salz auf eine Tasse destilliertes Wasser) spült Allergene von der Nasenschleimhaut weg. Für diesen Zweck wird oft eine Jala-Neti-Kanne verwendet. Dieses Nasenspülkännchen ähnelt Aladins Wunderlampe, besteht aus Keramik, Glas oder Plastik und ist leicht anwendbar, auch wenn man für die Nasenspülung an sich vielleicht etwas Übung braucht. Gießen Sie die sterile Salzlösung in die Kanne, beugen Sie sich über ein Waschbecken, neigen Sie den Kopf um etwa 45 Grad seitwärts, stecken Sie den Schnabel der Kanne in das höhere Nasenloch und gießen Sie die Lösung langsam in die Nase. Spucken Sie Wasser aus, das in den Mund gelangt. Sobald die Kanne leer ist, schnäuzen Sie behutsam die Nase, neigen den Kopf auf die andere Seite und wiederholen den Vorgang mit dem anderen Nasenloch.

Viele Ergänzungsmittel können eine allergische Rhinitis nachweislich lindern. Die Brennnessel (*Urtica dioica*) ist eines der besten Heilkräuter. Man nimmt sie am besten gefriergetrocknet in Kapseln. In einer randomisierten Doppelblindstudie mit fast 100 Patienten linderten Brennnesselkapseln bei 57 Prozent der Teilnehmer[54] die Symptome der allergischen Rhinitis und 48 Prozent erklärten, die Kapseln seien ebenso wirksam oder wirksamer als die zuvor eingenommenen Medikamente gegen Allergie. Es ist eine symptomatische Behandlung, keine vorbeugende. Die übliche Dosis sind eine oder zwei Kapseln alle zwei bis vier Stunden nach Bedarf.

Die Pestwurz (*Petasites hybridus*) wird seit Jahrzehnten verwendet, um Allergien, Asthma und Migräne zu behandeln. Sie ist eine der wenigen Pflanzenpräparate, die in klinischen Vergleichsstudien zusammen mit einem Medikament getestet wurden. Eine Studie mit 132 Menschen, die an Heuschnupfen litten, kam zu dem Ergebnis, dass ein Extrakt aus dieser Pflanze ebenso wirksam war wie Cetirizin (Zyrtec), aber mit geringeren Nebenwirkungen[55]. Außerdem hatte er eine viel geringere sedierende Wirkung als das Medikament. Die Studie dauerte nur zwei Wochen. Notwendig waren vier bis fünf Dosen des Heilkrauts am Tag; doch die Ergebnisse waren vielversprechend.

Bioflavonoide sind Verbindungen, denen viele Gemüse und Früchte ihre leuchtenden Farben verdanken. Ihre Wirkung bei allergischen Erkrankungen ist erstaunlich: Sie hindern die Mastzellen sogar daran zu platzen und Histamin freizusetzen. Wie Antihistamine wirken diese Verbindungen am besten, wenn man sie vor dem Kontakt mit Allergenen einnimmt. Wie oben erwähnt, ist es besser, einer Ausschüttung von Histaminen vorzubeugen, als ihre Wirkung lindern zu wollen, sobald sie ins Blut gelangt sind. Anders als Antihistamine haben Bioflavonoide wenig Nebenwirkungen. Manche, zum Beispiel Quercetin und Fisetin, sind als Ergänzungsmittel erhältlich. (Da die biologische Verfügbarkeit von Quercetin schlecht ist, wird es oft zusammen mit Vitamin C oder mit Bromelain, einem Enzym in der Ananas, eingenommen, um die orale Resorption zu verbessern.) Weil die Wirkung der Bioflavonoide nicht lange anhält, müssen sie alle vier bis sechs Stunden eingenommen werden; aber sie wirken bei vielen Patienten gut. Cromoglycinsäure, ein synthetischer Mastzellen-Stabilisator mit ähnlicher Struktur wie Bioflavonoide, ist in Nasensprays und Inhalationssprays (gegen allergisches Asthma) enthalten. Ich halte sie für ungefährlich und wirksam.

Psychosomatische Maßnahmen können allergische Reaktionen nachweislich lindern. In einer kontrollierten Studie wurden bei Allergikern Hauttests vorgenommen, um festzustellen, wie sehr sie auf Allergene reagierten, nachdem sie entweder einen Dokumentarfilm über das Wetter oder einen lustigen Film gesehen hatten. Bei denjenigen, die den lustigen Film angeschaut hatten, nahm die Reaktion laut Hauttest signifikant ab. Das beweist, dass Gefühle die Wirkungen eines Kontakts mit Allergenen deutlich lindern können[56], und es bestätigt den Zusammenhang zwischen dem Immunsystem und Gefühlen. Dies ist der Forschungsgegenstand der Psychoneuroimmunologie. Sie können diese Verbindung unter anderem durch die klinische Hypnotherapie nutzen, die bei vielen Menschen allergische Reaktionen lindert.

Die meisten Diskussionen über den Einfluss der Ernährung beschränken sich auf Nahrungsmittelallergien; doch was Sie essen, kann die Reaktion Ihres Körpers auf Allergene in der Luft ebenfalls beeinflussen. Unter dem Einfluss vieler verschiedener Auslöser, zum Beispiel Infektionen und Traumen, aktiviert der Körper ähnliche Entzündungsreaktionen. Allergische Reaktionen sind einfach Entzündungsreaktionen, ausgelöst durch ein spezifisches Allergen. Spezialisierte Zellen des Immunsystems bilden Verbindungen – Entzündungsmediatoren –, die eine Infektion oder eine Verletzung in Grenzen halten. Andere Immunzellen wandern zur Verstärkung zum Ort des Problems. Eine entzündungshemmende Ernährung lindert allergische Reaktionen, weil sie die Bildung der Entzündungsmediatoren hemmt. Schon die Zufuhr von Omega-3-Fettsäuren in Form von fettem Fisch oder Fischölkapseln hilft vielen Menschen.

Fazit

Antihistamine können das Leben von Menschen retten, die einen anaphylaktischen Schock oder andere schwere allergische Reaktionen erlitten haben. Das ist ihr größter Vorzug. Menschen mit allergischer Rhinitis und Personen, die an häufigen Allergiesymptomen leiden, sollten sich nicht auf Antihistamine verlassen, sondern versuchen, ihre Symptome mit Naturheilmitteln und einer Änderung der Lebensweise in den Griff zu bekommen. Dazu gehören auch eine Umstellung der Ernährung und Stressabbau. Diese Methoden können die allergischen Reaktionen lindern und sogar Allergien heilen. Das beobachte ich nicht bei Menschen, die sich auf Antihistamine verlassen, um allergische Symptome zu unterdrücken. Wie andere langfristig eingenommene suppressive Medikamente bewirken sie eher, dass das Problem, das sie behandeln sollen, erhalten bleibt.

5

Medikamente bei Schnupfen und Grippe

Anna, 46 Jahre alt, ging in die nächstgelegene Notfallklinik, weil sie seit einem Tag an Husten, Niesen, einer laufenden Nase und Nebenhöhlenbeschwerden litt. Nach der Anmeldung verlangte sie ein Antibiotikum, weil sie schnell gesund werden und noch in derselben Woche an einer wichtigen Besprechung teilnehmen müsse. Die Untersuchung ergab, dass sie an einem Schnupfen im Frühstadium litt. Der Arzt erklärte ihr, sie habe sich eine Virusinfektion der oberen Atemwege zugezogen, es werde ihr wohl innerhalb einer Woche besser gehen und Antibiotika seien bei Viruserkrankungen nicht angezeigt. Anna war überrascht und verstimmt. Sie verlangte erneut ein Antibiotikum und fügte hinzu, sie kenne ihren Körper und sie habe in solchen Situationen immer gut auf ein Antibiotikum angesprochen. Wieder lehnte der Arzt ihre Bitte ab und riet ihr zudem, auch die meisten rezeptfreien Arzneien gegen Erkältung und Husten zu meiden, weil sie wenig Nutzen hätten und manchmal schaden könnten. Er empfahl ihr allgemeine unterstützende Maßnahmen, vor allem viel Ruhe. Anna sagte, sie habe verstanden, und verabschiedete sich freundlich.

Drei Tage später trafen Anna und der Arzt sich wieder. Diesmal hatte sie einen Ausschlag am ganzen Körper außer an den Händen und Füßen, Durchfall, Schlafstörungen und Juckreiz im Intimbereich zusammen mit einem weißen Ausfluss. Sie berichtete, sie sei sehr enttäuscht darüber gewesen, bei ihrem ersten Besuch kein Antibiotikum erhalten zu haben, und sei daher sofort in eine andere Klinik gegangen, wo man ihr ein Rezept gegeben habe. Außerdem habe sie zwei rezeptfreie Schnupfenmittel genommen, um ihrer tropfenden Nase zu helfen und ihre Nebenhöhlen zu befreien. Ihre Erkältungssymptome waren jetzt fast verschwunden, was sie auf das Antibiotikum zurückführte; doch die neuen Probleme waren schlimmer. Sie erlebte die wohlbekannten unerwünschten Nebenwirkungen einer Antibiotikatherapie: allergische Reaktionen, Hefeinfektion in der Vagina und Durchfall wegen einer gestörten Darmflora. Die Ursache ihrer Schlafprobleme waren wahrscheinlich die Schnupfenmittel, die beide chemische Stimulanzien enthielten. Der Arzt riet ihr, das Antibiotikum und die Schnupfenmittel sofort abzusetzen, verschrieb ihr ein Medikament gegen Pilze und wies sie an, ein Probiotikum einzunehmen, um ihr Mikrobiom wieder ins Gleichgewicht zu bringen. Er sagte voraus, sie werde sich nach einem oder zwei Tagen besser fühlen, riet ihr aber dringend, ärztlichen Rat einzuholen, falls sich bei ihr Atemnot, ein schlimmerer Durchfall, Fieber oder Unterleibsschmerzen einstellen sollten. Diese Symptome seien Indizien für eine Infektion mit *Clostridium difficile*, eine potenziell gefährliche Erkrankung, die oft die Folge einer Antibiotikatherapie sei.

Solche Geschichten höre ich andauernd und ich glaube, dass ähnliche Fälle in den Arztpraxen auf der ganzen Welt vorkommen. Erkältungen sind lästig und man hat uns eingeredet, dass wir etwas einnehmen müssen, um sie zu kurieren. Schnupfen ist zudem die häufigste akute Krankheit der Menschen[57]. Die meisten Erwachsenen erkälten sich zwei oder drei Mal im Jahr. Kindern geht es viel schlechter: Sie sind vier bis zwölf Mal im Jahr erkältet. Erkältungen sind meist harmlos und heilen ohne Behandlung innerhalb weniger Tage aus. Manche Symptome können allerdings bis zu zwei Wochen lang andauern. Trotzdem verursachen Erkältungen enorme wirtschaftliche Schäden[58]. Im Schnitt verursachen Erkältungen etwa 2,5 Tage, an denen Arbeitnehmer sich krank melden. Jährlich geben die Deutschen etwa 1,5 bis 1,8 Milliarden Euro für rezeptfreie Erkältungsmittel aus.

Grippe ist ebenfalls teuer und keineswegs harmlos. Viele Menschen mit einer schlimmen Erkältung glauben, sie hätten Grippe; aber Influenza wird von anderen Viren verursacht, die die unteren Atemwege befallen und schwere Komplikationen hervorrufen, die tödlich sein können. Die Weltgesundheitsorganisation (WHO) schätzt, dass drei bis fünf Millionen Menschen im Jahr an Grippe erkranken und 250 000 bis 500 000 daran sterben[59]. In Deutschland kommt es in gravierenden Grippejahren zu etwa 30 000 Krankenhauseinweisungen und zu 20 000 Todesfällen durch die Influenza*. Zum Tod führt die Krankheit allerdings meist bei Hochbetagten und bei

* Online: https://www.rki.de/SharedDocs/FAQ/Influenza/FAQ_Liste.html

Patienten, die durch andere Krankheiten vorgeschädigt sind. Diese Statistik schließt Grippeepidemien nicht ein. Die H1N1-Grippeepidemie im Jahr 2009 führte beispielsweise zu schweren Erkrankungen und Todesfällen, selbst bei gesunden jungen Menschen.

Hunderte von verschiedenen Viren verursachen Erkältungen. Die Hauptschuldigen sind Noroviren, besonders im Winter. Die Grippesaison dauert von Oktober bis Anfang Mai und erreicht ihren Höhepunkt im Januar und Februar. Influenzaviren mutieren häufig, sodass das Immunsystem sie nicht erkennt und die Entwicklung von Impfstoffen schwierig ist. Wenn Menschen mit Erkältungen oder Grippe husten oder niesen, versprühen sie unwillentlich Viren, die von anderen eingeatmet werden oder an Gegenständen haften. Viren überleben stundenlang auf der Haut und an Gegenständen und können durch Berührungen übertragen werden. Werden die Nase, der Mund oder die Augen dann berührt, kann es zu einer Infektion kommen. Um das Infektionsrisiko zu verringern, ist es am besten, Infizierte zu meiden und sich häufig und gründlich die Hände zu waschen.

Erkältungs- und Grippesymptome sind oft ähnlich, aber es gibt auch erhebliche Unterschiede. Erkältungssymptome entwickeln sich langsam. Nach und nach leiden Betroffene an Halsbeschwerden, Niesen, Husten und einer verstopften oder laufenden Nase, bisweilen begleitet von einem allgemeinen Krankheitsgefühl. Grippe hat eine kurze Inkubationszeit und ihre Symptome entwickeln sich schnell, zum Beispiel Fieber, Schüttelfrost, Müdigkeit, Schmerzen im Körper, Kopfschmerzen, Husten, Halsentzündung und verstopfte Nebenhöhlen. Erkältungs- und Grippesymptome sind meist die Folge der Immunreaktion auf die Infektion. Das Immunsystem setzt Substanzen frei, die Entzündungen fördern, die Blutgefäße erweitern und die Schleimbildung anregen. (Die meisten der über 20 Millionen Menschen, die der Influenzapandemie im Jahr 1918 zum Opfer fielen, starben, weil ihre Lungen sich wegen einer übersteigerten Immunreaktion auf das Virus mit Flüssigkeit füllten.)

Die Grippeimpfung

Die Strategien, die Erkältungen und Grippe verhindern und sogar behandeln sollen, ähneln einander. Doch es gibt zwei wichtige Ausnahmen: die jährliche Grippeimpfung und antivirale Mittel (siehe Seite 89). Experten sind sich uneinig, was den Nutzen der Grippeimpfung anbelangt. Um einen Impfstoff herzustellen, müssen Wissenschaftler Monate vor der Grippesaison vorhersagen, welche Viren diesmal Influenza verursachen werden. Manchmal sind die Vorhersagen falsch. Die Wirkung ist von Jahr zu Jahr unterschiedlich und liegt in einem guten Jahr – in dem der Impfstoff gut zu den Viren passt – bei 60 bis 70 Prozent. Bei älteren Menschen ist der Schutz geringer; sie brauchen möglicherweise eine höhere Dosis. Besonders wichtig ist die Impfung für Menschen mit einem hohen Risiko für die Komplikationen der Grippe, vor allem für ältere Menschen, Kinder und Kleinkinder sowie für Patienten mit einer chronischen Herz- oder Lungenerkrankung und für Fettleibige.

Wenn Sie gegen Grippe geimpft werden, bildet Ihr Körper Antikörper gegen die Virenstämme im Impfstoff. Die meisten Experten sind der Meinung, dass die Impfung einen gewissen Schutz bietet[60]. Studien lassen darauf schließen, dass sie das Risiko für Herzanfälle[61] und grippebedingte Lungenentzündung verringert. Andererseits deuten Analysen der Daten über geimpfte gesunde Menschen bestenfalls auf einen mäßigen Nutzen hin und stellen flächendeckende jährliche Impfaktionen infrage[62].

Es gibt unterschiedliche Impfstoffe gegen Grippe. Wenn Sie sich für eine Impfung entscheiden, sollten sie einen Impfstoff verlangen, der kein Thiomersal enthält, ein quecksilberhaltiges Konservierungsmittel, das heute nur noch selten eingesetzt wird. Quecksilber ist ein bekanntes Nervengift. Eine Liste der Impfstoffe mit ihrem Thiomersal-Gehalt ist bei der amerikanischen Arzneimittelbehörde FDA erhältlich[63].

Die Probleme mit Medikamenten gegen Erkältungen und Grippe

Übermäßiger Gebrauch von Antibiotika

Ich muss wiederholen, dass Schnupfen und Grippe von Viren verursacht werden. Antibiotika wirken gegen Bakterien, nicht gegen Viren. Deshalb ist es sinnlos, eine unkomplizierte Erkältung oder Grippe mit Antibiotika zu behandeln.

Antibiotika können auch Komplikationen nicht verhindern[64], zum Beispiel Sinusitis als Folge einer Erkältung oder Grippe. Doch jedes Jahr verlangen Zehntausende von Menschen mit diesen Krankheiten von ihren Ärzten ein Rezept für ein Antibiotikum. In Deutschland erhalten mehr als die Hälfte der Patienten, die an einer Infektion der oberen Atemwege leiden, ein Antibiotikum – eine Medikation, die in der Regel völlig überflüssig ist. Das ist ein großes Problem, wie wir gesehen haben, weil Antibiotika an den meisten unerwünschten Wirkungen von Medikamenten schuld sind und weil ihre falsche und übermäßige Anwendung die Entwicklung von resistenten Bakterien beschleunigt, was eine Bedrohung für die öffentliche Gesundheit ist (siehe Kapitel 1). Bitten Sie Ihren Arzt nicht um ein Antibiotikum, wenn Sie Schnupfen oder Grippe bekommen!

Antivirale Wirkstoffe

Es gibt noch kein verschreibungspflichtiges Medikament, mit dem man Schnupfen verhindern oder behandeln könnte; aber es gibt antivirale Wirkstoffe (Viruzide) für die Grippetherapie. Wie der Impfstoff sind sie für jene Patienten am nützlichsten, die Komplikationen fürchten müssen. Die meisten Gesunden, die an Grippe erkranken, fühlen sich einige Tage unwohl – bisweilen *sehr* unwohl –, genesen dann aber von selbst, es sei denn, sie wurden von einem ungewöhnlich gefährlichen Virenstamm infiziert, von Erregern, wie sie während einer weltweiten Influenza-Epidemie zirkulieren. Neuere Viruzide, die Neuraminidase-Hemmer (NAH), zum Beispiel Zanamivir (Relenza) und Oseltamivir (Tamiflu), hemmen die Freisetzung von neu gebildeten Viruspartikeln aus infizierten Zellen. Als diese Mittel auf den Markt kamen, wurden sie als *die* Therapie gegen Grippe angepriesen. Die Erfahrung zeigt, dass das übertrieben war, und Studien zeigen, dass sie die Dauer einer Grippe nur um etwa einen Tag verkürzen[65]. Zusammen mit einer Impfung helfen sie anscheinend, Komplikationen bei Risikopatienten vorzubeugen; aber sie haben auch Nachteile. Zanamivir löst bei Menschen mit chronischen Lungenbeschwerden Bronchospasmen (pfeifende Atmung) aus; Oseltamivir ist dafür bekannt, dass es Benommenheit, Übelkeit und Erbrechen verursacht. Und so wie Bakterien gegen Antibiotika resistent geworden sind, beginnt auch das Grippevirus Resistenz gegen Viruzide zu entwickeln, vor allem gegen Oseltamivir[66].

Denken Sie daran, dass die meisten Menschen, die an Grippe erkranken, keine medizinische Behandlung und keine Viruzide brauchen, weil sie von selbst gesund werden.

Rezeptfreie Mittel gegen Erkältung und Grippe

Man schätzt, dass 70 Prozent der Menschen, die an Schnupfen oder Grippe erkranken, rezeptfreie Arzneien anwenden. Die meisten sind unwirksam, verkürzen die Dauer der Krankheit nicht und können gefährlich sein, besonders für Kinder (siehe Kapitel 16). Im Jahr 2008 veröffentlichte die amerikanische Zulassungsbehörde FDA eine Gesundheitsmitteilung, in der sie davor warnte, solche Arzneien gegen Husten und Schnupfen Kleinkindern und Kindern unter zwei Jahren zu geben. Ob diese Warnung auf Kinder unter elf Jahren ausgeweitet werden soll, wird noch geprüft.

Viele rezeptfreie Mittel gegen Erkältung und Grippe enthalten Paracetamol (Tylenol) oder NSAID wie Ibuprofen (siehe Kapitel 8). Diese Präparate können in korrekter Dosis Fieber senken und Schmerzen lindern. Doch Fieber ist eine nützliche Reaktion auf Infektionen, denn bei einer höheren Körpertemperatur ist das Immunsystem schlagkräftiger. Wenn das Fieber nicht gefährlich hoch ist (über 40,5 °C), ist es vielleicht sinnvoller, sich mit dem Schwamm abzuwaschen und kühle Umschläge anzuwenden, als das Fieber mit einem Medikament zu senken. Kinder, Jugendliche und vor allem Kleinkinder sind Ausnahmen. Jedes Kind mit Fieber sollte vom Hausarzt untersucht werden, um die Ursache und die richtige Behandlung herauszufinden. Paracetamol und NSAID sind bei anderen Erkältungs- und Grippesymptomen bestenfalls geringfügig wirksam und können schwere Nebenwirkungen haben. Einige Daten lassen darauf schließen, dass Paracetamol bei Erwachsenen sogar die Immunreaktion unterdrücken und die Nebenhöhlenverstopfung verschlimmern kann, und eine versehentliche Überdosierung kann Leberschäden verursachen.

Antihistamine (siehe Kapitel 4) werden meist gegen Allergien eingesetzt, aber oft auch gegen Erkältungs- und Grippesymptome – mit minimaler Wirkung. Ältere Antihistamine, zum Beispiel Diphenhydramin (Abopretten, Calmaben, Bonox und andere) können die Krankheit sogar verschlimmern, weil sie dickeren Schleim verursachen, der schwerer auszuhusten ist. Diese Antihistamine der ersten Generation wirken zudem sedierend, sodass es gefährlich sein kann, unter ihrem Einfluss Auto zu fahren oder schwere Maschinen zu bedienen. Die neueren Antihistamine der zweiten Generation, zum Beispiel Fexofenadin (Telfast, Allegra und andere), Loratadin (Allernon, Claritine und Generika) und Cetirizin (Zyrtec und andere), sedieren angeblich nicht; aber auch sie können Patienten benommen oder schläfrig machen.

Es gibt zwei Arten von Hustenmitteln: Hustenblocker, die Dextromethorphan enthalten, eine mit Opiaten verwandte Verbindung, die den Hustenreflex zeitweilig unterdrückt, und Mittel, die das Abhusten fördern und oft Guaifenesin enthalten, das angeblich den Schleim verdünnt und die Atemwege von ihm zu befreien hilft, in Wahrheit jedoch nur eine minimale Wirkung hat. Husten ist die Methode des Körpers, Schleim loszuwerden, der die Atemwege verstopft. Trockener Husten, der schmerzhaft oder belastend ist, die ganze Nacht wach hält oder die täglichen Aktivitäten auf andere Weise behindert, lässt sich mit Dextromethorphan unterdrücken. Schleimlösenden Husten sollte man hingegen nicht unterdrücken. Nach einer schweren Infektion der Atemwege kann der Husten manchmal wochenlang andauern. In diesem Fall spricht man von einem postviralen Hustensyndrom. Wenn Dextromethorphan den Husten nicht zum Abklingen bringt, kann ein verschreibungspflichtiges Opioid notwendig sein.

Da eine verstopfte Nase sowohl ein Symptom des Schnupfens als auch der Grippe ist, gehören auch orale abschwellende Mittel zu den beliebten rezeptfreien Medikamenten. Die Schleimhäute der Atemwege schwellen an, weil sich die darin enthaltenen Blutgefäße erweitern. Abschwellende Mittel sind chemisch mit Epinephrin (Adrenalin) verwandt, einem Stimulans. Sie aktivieren Rezeptoren, die die Blutgefäße auf eine normale Größe verengen, sodass die Schleimhäute abschwellen. Aber sie sind nicht unbedenklich. Eines dieser Mittel, Phenylpropanolamin, wurde vom Markt genommen, weil es das Sterberisiko bei älteren Menschen vergrößerte. Die Zulassung für Pseudoephedrin wurde eingeschränkt, weil man daraus das verbotene Methamphetamin herstellen kann. Die meisten oralen abschwellenden Mittel enthalten heute Phenylephrin, ein verwandtes Stimulans. Seine Nebenwirkungen sind unter anderem Unruhe, Benommenheit, Schlafstörungen. Herzklopfen und, selten, Bluthochdruck.

Oxymetazolin (Nasivin) und andere topische Mittel kann man direkt in die Nase sprühen. Sie wirken schneller als Produkte zum Einnehmen, sollten aber nur für kurze Zeit benutzt werden, etwa einen bis drei Tage lang. Bei längerem Gebrauch lässt die Wirkung nach und man muss häufiger sprühen, weil sich eine Arzneimittel-Rhinitis entwickelt und die Schleimhäute erneut anschwellen. Dies ist eine homöostatische Reaktion auf das Medikament: Die Verstopfung wird schlimmer und hartnäckiger. Der ständige Gebrauch von Nasensprays setzt einen heimtückischen Kreislauf in Gang und man wird vom Spray abhängig.

Da alle abschwellenden Mittel stimulieren, sollten Menschen mit schlecht eingestelltem Bluthochdruck, Herzrhythmusstörungen, Herzkrankheiten oder Glaukom vorsichtig damit umgehen. Diese Medikamente können auch die Blasenmuskeln lähmen, was zur Harnverhaltung führt. Wer an Störungen der Harnorgane oder vergrößerter Prostata leidet, sollte diese Mittel meiden.

Viele rezeptfreie Arzneien gegen Erkältung und Husten lindern Schmerzen, unterdrücken den Husten, wirken abschwellend und sind gleichzeitig Antihistamine. Wenn Sie diese Mittel verwenden wollen, sollten Sie den Beipackzettel genau lesen. Wenn Sie die Dosis bestimmter Verbindungen verdoppeln, steigt das Risiko für toxische Nebenwirkungen. Es gibt Hinweise darauf, dass diese Produkte die Krankheit sogar verlängern, weil sie den Patienten den Eindruck vermitteln, etwas dagegen zu tun. Dann gehen sie ihrer Arbeit nach, anstatt sich auszuruhen, um Energie zu sparen.

Methoden der integrativen Medizin für die Behandlung von Erkältungen und Grippe

Kräuterheilmittel und Ergänzungsmittel

Man kann verschiedene Kräuter und Ergänzungsmittel anwenden, um Erkältungen und Grippe zu lindern. Kalmegh (*Andrographis paniculata*), eine Pflanze, die in der traditionellen indischen Medizin (Ayurveda) häufig benutzt wird, lindert nachweislich die Symptome, sowohl allein als auch zusammen mit der Borstigen Taigawurzel (*Eleutherococcus senticosus*). Tragant (*Astragalus membranaceus*) aus der Wurzel einer Pflanze, die zu den Hülsenfrüchtlern gehört, wird in China seit Jahrhunderten verwendet, um Infektionen der Atemwege vorzubeugen. Ich empfehle ihn präventiv während der Erkältungs- und Grippesaison, vor allem Menschen, die sich »mit allem anstecken«. Ich nehme ihn selbst, wenn ich eine Flugreise mache oder Leute treffe, die husten und niesen. Der Tragant ist ungiftig und man kann ihn unbeschränkt lange einnehmen. Der Sonnenhut (*Echinacea angustifolia, purpurea* oder *pallida*) unterstützt das Immunsystem im Kampf gegen Infektionen; aber die Ergebnisse von Studien, die seine Wirkung bei Schnupfen untersuchten, sind gemischt. Standardisierte Extrakte, die sowohl *E. purpurea* als auch *E. angustifolia* enthalten, sind offenbar am wirksamsten, vor allem bei Erwachsenen. Holunder (*Sambucus nigra*) wirkt entzündungshemmend und antiviral. Studien lassen darauf schließen, dass er die Dauer von Grippesymptomen deutlich verringert. Er ist als Sirup und Lutschbonbon erhältlich. Knoblauch (*Allium sativum*) ist nicht nur ein Küchenkraut, sondern auch eine hochwirksame therapeutische Pflanze, die das Immunsystem anregt und Viren und Bakterien abtötet. Ich esse beim ersten Anzeichen einer Erkältung eine kleine Menge rohen Knoblauch, und zwar schneide ich ein paar Zehen ins Essen. Der Extrakt aus der Wurzel der Kapland-Pelargonie (*Pelargonium sidoides*), auch Umckaloabo genannt, lindert möglicherweise die Schwere und Dauer einer Erkältung. Die homöopathische Arznei Oscillococcinum, hergestellt aus Entenleber und Entenherz, wird als Grippemittel angepriesen, doch es gibt keine überzeugenden Beweise dafür. Probiotika schützen vielleicht vor Fieber, Husten und einer laufenden Nase bei Kindern; bei Erwachsenen sind die Daten weniger klar.

Die meisten Studien kommen zu dem Ergebnis, dass Vitamin C (200 bis 500 mg am Tag, nach einigen Studien auch höhere Dosen) möglicherweise hilft, Schnupfen zu verhindern, oder zumindest die Schwere und Dauer der Symptome zu verringern. Am wirksamsten ist es anscheinend bei Menschen mit Vitamin-C-Mangel. Epidemiologische Studien deuten darauf hin, dass der Vitamin-D-Blutspiegel und die Häufigkeit von Infektionen der oberen Atemwege, einschließlich Grippe, zusammenhängen. (Am niedrigsten ist der Vitamin-D-Spiegel im Winter, wenn Erkältungen und Grippe am häufigsten vorkommen.) Die wissenschaftlichen Befunde sind gemischt, doch Vitamin-D-Tabletten helfen möglicherweise, Erkältungen und Grippe vorzubeugen, wenn der Blutspiegel niedrig ist. Zinkmangel schadet der Immunfunktion und Studien mit Zinksulfat, -acetat und -gluconat deuten darauf hin, dass Zink gegen Schnupfen hilft, wenn man die Tabletten innerhalb der ersten 24 Stunden einnimmt. Insgesamt sind die Belege jedoch schwach. Lutschtabletten lösen häufiger als Sirup oder Tabletten unerwünschte Wirkungen wie Übelkeit aus. In der Nase kann Zink den Geruchssinn dauerhaft schädigen.

Änderungen der Lebensweise

Raucher erkranken häufiger an Infektionen der Atemwege. Sie können ihr Risiko senken, wenn sie aufhören zu rauchen. Chronischer Stress, fehlende soziale Unterstützung und Depression können das Immunsystem schwächen und das Infektionsrisiko erhöhen[67]. Stressabbau und soziale Aktivitäten schützen und erhöhen die Lebensfreude. Achtsamkeitsmeditation reduziert nachweislich die Häufigkeit, Schwere und Dauer von Erkältungssymptomen. Das Gleiche gilt für moderate körperliche Bewegung[68]. Anstrengender Sport, zum Beispiel intensives Lauftraining, kann die Infektionsgefahr hingegen vorübergehend erhöhen. Ausreichender Schlaf ist sehr wichtig, weil er die optimale Funktion des Immunsystems fördert. Wenn Sie weniger als sechs Stunden täglich schlafen, ist Ihr Erkältungsrisiko höher, weil der Körper dann weniger natürliche Killerzellen bildet, die er braucht, um mit Viren infizierte Zellen zu zerstören. Versuchen Sie, jede Nacht mindestens sieben Stunden zu schlafen.

Fazit

Erkältungen und Grippe kommen häufig vor und wir sollten vernünftig mit ihnen umgehen. Da sie Virusinfektionen sind, ist eine Behandlung mit Antibiotika nicht sinnvoll. Grippesymptome sind schlimmer als Erkältungssymptome und führen manchmal zu Komplikationen. Die meisten Gesunden erholen sich jedoch von selbst von Erkältungen und Grippe, ohne dass sie rezeptpflichtige oder rezeptfreie Arzneien brauchen. Vorbeugung ist die beste Behandlung. Menschen, bei denen das Influenzarisiko am höchsten ist, sollten sich jedes Jahr gegen Grippe impfen lassen und ihren Arzt fragen, ob sie eine vorbeugende antivirale Therapie brauchen. Waschen Sie sich häufig die Hände, sorgen Sie für genügend Ruhe und Schlaf, gehen Sie Menschen aus dem Weg, die bereits krank sind, und essen Sie Lebensmittel, die reich an Vitaminen und Mineralien sind, zum Beispiel Obst und Gemüse mit kräftigen Farben sowie dunkelgrünes Blattgemüse. Geben Sie Pilze, die das Immunsystem stärken, zum Beispiel Maitake und Shiitake, in Ihre Lieblingsgerichte, auch in Hühnersuppe, die nachweislich Erkältungssymptome lindert. Ziehen Sie während der Erkältungs- und Grippesaison zusätzliches Vitamin C und Vitamin D in Betracht und probieren Sie vielleicht auch Tragant und Kalmegh. Wenn Sie dennoch krank werden, husten und niesen Sie am besten auf den Ärmel. Gehen Sie erst wieder zur Arbeit oder in die Schule, wenn es Ihnen deutlich besser geht, damit Sie nicht andere anstecken. Gurgeln Sie vorsichtig mit Salzwasser, um eine Halsentzündung zu lindern, und ziehen Sie eine Arznei aus Oscillococcinum, Sonnenhut oder Umckaloabo in Betracht. Bitten Sie Ihren Arzt um ein Rezept für ein antivirales Mittel, wenn die Grippe Sie böse erwischt hat. Schränken Sie die Anwendung rezeptfreier Medikamente ein und nehmen Sie nicht mehrere Schnupfen- und Hustenmittel gleichzeitig, um das Risiko für unerwünschte Wirkungen zu verringern. Verständigen Sie Ihren Arzt, wenn die Symptome sich verschlimmern oder länger als zehn bis 14 Tage andauern.

6

Schlafmittel

Wer eine Vorstellung davon gewinnen möchte, wie viele Menschen schlecht schlafen, wirft am besten einen Blick auf das Ausmaß des Schlafmittelgebrauchs. Laut Öko-Test wurden im Jahr 2016 in Deutschland rezeptfreie Schlafmittel im Wert von 233 Millionen Euro in Apotheken, Drogerien und Supermärkten verkauft. 169 Millionen Euro entfielen auf pflanzliche Präparate*. Zwei Millionen Deutsche schlucken diese Pillen regelmäßig, Tendenz steigend. Frauen, ältere Menschen und Hochgebildete wenden sie häufiger an[69]. Rezeptfreie Schlafmittel gehören zu den meistgefragten Produkten in den Apotheken. Ich rate Ihnen, vorsichtig mit diesen Medikamenten umzugehen und sich über jedes Mittel, das Sie einnehmen, genau zu informieren.

Hier ist ein warnendes Beispiel – mit einem glücklichen Ende.

Marjorie, die sich selbst eine Typ-A-Persönlichkeit bescheinigte, war eine alleinerziehende Mutter und vielbeschäftigte Grundstücksmaklerin Ende 30, als sie zum ersten Mal gelegentlich schlecht schlief. Sie steigerte allmählich ihren Kaffeekonsum, um ihre langen Tage zu überstehen, brauchte dann aber ein zusätzliches Glas Wein am Abend, um sich zu entspannen und einzuschlafen.

Als sie in ihre 40er-Jahre kam, änderte sich Marjories Leben erheblich: Ihr einziges Kind verließ das Haus und ging aufs College, sie verlor ihren geliebten Hund und allmählich stellten sich bei ihr Symptome der Prämenopause ein. Jetzt fühlte sie sich den ganzen Tag über müde und aufgedreht zugleich. Und sie kämpfte fast jede Nacht mit Schlaflosigkeit.

---

* Online: https://www.oekotest.de/gesundheit-medikamente/25-Schlafmittel-im-Test_108286_1.html

Marjories Arzt meinte, die Schlafstörungen seien auf ein chemisches Ungleichgewicht zurückzuführen, das im Alter häufig vorkomme. Er verschrieb ihr eine kleine Dosis Zolpidem (Bikalm, Dorlotil, Zoldem und viele andere), eine beliebte Schlaftablette. Anfangs schlief Marjorie besser; doch nach und nach musste sie die Dosis steigern, damit das Mittel wirkte. Sie fühlte sich den ganze Morgen schlapp und fand sogar heraus, dass sie mitten in der Nacht gegessen hatte, ohne es zu wissen. Als sie versuchte, das Medikament abzusetzen, verschlimmerte sich die Schlaflosigkeit – sie war jetzt von Zolpidem abhängig.

Nun suchte Marjorie Hilfe bei einem Arzt für integrative Schlafmedizin. Er kam zu dem Schluss, dass eine komplexe Reihe von medizinischen und psychischen Faktoren, einschließlich ihrer Lebensweise, die eigentliche Ursache ihrer Schlafstörungen sei und dass das Medikament die Lösung des Problems nur verhindere. Gemeinsam stellten sie einen Plan auf, um sie von Zolpidem zu entwöhnen und ihren natürlichen Schlaf wiederherzustellen. Der Arzt empfahl eine vorübergehende Kur mit natürlichen Schlafhilfen – Baldrian und Melatonin –, um ihr den Übergang zu erleichtern.

Die kognitive Verhaltenstherapie (KVT) war ein wichtiger Teil der Behandlung. Sie konzentrierte sich auf Marjories Gedanken, Überzeugungen und Verhaltensweisen, die ihren Schlaf beeinflussten, und widmete sich auch ihrer Lebensweise: Ernährung, Bewegung, Arbeits- und Freizeitgewohnheiten. Der Arzt riet ihr, tagsüber weniger Kaffee und abends weniger Wein zu trinken, einen regelmäßigen Schlaf-Wach-Rhythmus einzuhalten und nachts das Licht im Schlafzimmer zu dämpfen, um das Einschlafen zu unterstützen.

Marjorie erfuhr, dass sie wie die meisten schlafgestörten Menschen hypererregt war: am Tag so sehr stimuliert, dass sie nachts nicht abschalten und sich nicht ausruhen konnte. Sie begann, mit Achtsamkeitstraining Stress abzubauen, um das Problem zu lindern; außerdem ging sie regelmäßig zu einer Therapeutin, um ihr Gefühl des Verlustes und der Einsamkeit zu bewältigen, das von lebhaften Träumen über ihren Sohn und ihren Hund ausgelöst wurde. Endlich, nach jahrelanger Angst vor dem nächtlichen Kampf gegen Schlaflosigkeit, begann sie, wieder gut zu schlafen.

Schlafstörungen

Unter Schlafstörungen verstehen wir die Schwierigkeit einzuschlafen, durchzuschlafen oder erholsam zu schlafen. Je nachdem wie streng man den Begriff Schlafstörung definiert, leiden zwischen 4 und 35 Prozent der Deutschen an dieser Beeinträchtigung.

Guter Schlaf ist eine Voraussetzung für psychische und physische Gesundheit. Er erneuert unsere Energie und stärkt das Immunsystem. REM-Schlaf (REM steht für *rapid eye movements* – »schnelle Augenbewegungen«), die Traumphase, spielt eine entscheidende Rolle beim Lernen, bei der Gedächtnisbildung und bei der Regulierung unserer Stimmung. Schlechter Schlaf wird mit chronischen Entzündungen und erhöhtem Risiko für zahlreiche Krankheiten in Verbindung gebracht[70], zum Beispiel mit Depression, Fettleibigkeit, Diabetes, Herz-Kreislauf-Krankheiten, Krebs und Autoimmunstörungen.

Die Ursachen von Schlafstörungen sind komplex und hängen eng mit der Lebensweise zusammen. Es gibt drei Arten von Ursachen: Faktoren, die uns anfällig für die Schlafstörung machen, Faktoren, die die Schlafstörung auslösen, und Faktoren, die die Schlafstörung in Gang halten. Anfällig für Schlafstörungen machen uns beispielsweise Übererregtheit, übertriebener Substanzmissbrauch (Alkohol, Kaffee und andere), Störungen des zirkadianen Rhythmus (des 24-stündigen Zyklus physiologischer Vorgänge) durch zu viel Licht in der Nacht und altersbedingte Veränderungen. Auslösende Faktoren sind belastende Ereignisse, die uns über die Schwelle in die Schlaflosigkeit schubsen. Beispiele sind Krankheit, Scheidung, Menopause, Probleme am Arbeitsplatz und finanzielle Sorgen. In Gang gehalten werden Schlafstörungen durch verfehlte Bemühungen, sie in den Griff zu bekommen, etwa durch regelmäßige Einnahme von Schlaftabletten. Auch medizinische Probleme, die Schmerzen oder Unbehagen auslösen oder viel Energie verbrauchen, sowie viele häufig verwendete Medikamente können Schlafstörungen begünstigen, auslösen oder in Gang halten[71].

Rezeptpflichtige Einschlafhilfen: Wie sie wirken und welche Nebenwirkungen sie haben

Dutzende verschreibungspflichtige Medikamente werden als Mittel gegen Schlafstörungen angeboten. Benzodiazepine, eine Gruppe von beruhigenden Medikamenten gegen Angstzustände, werden in höheren Dosen häufig gegen Schlafstörungen benutzt. Einige andere rezeptpflichtige Einschlafhilfen werden Z-Drugs (»Z-Medikamente«) genannt, weil ihre chemischen Namen mit Z beginnen. Alle sind sedierende Hypnotika (abgeleitet von Hypnos, dem griechischen Gott des Schlafes). Obwohl es nicht ihre Hauptfunktion ist, werden sedierende Antidepressiva, Antipsychotika und Antihistamine ebenfalls »zulassungsüberschreitend« als Schlafmittel verwendet.

Nur wenige Menschen, die sich auf die beliebtesten Schlafmittel verlassen, verstehen ihre Wirkungsweise, ihren Nutzen (oder dessen Fehlen) und ihre möglichen Nebenwirkungen und unerwünschten Reaktionen.

Obwohl die Anwendung von Kräutern und Alkohol als Schlafmittel Jahrtausende alt ist, wurde das erste pharmazeutische Schlafmittel erst im 19. Jahrhundert entwickelt. Barbiturate, eine Gruppe von stark sedierenden und potenziell gefährlichen Medikamenten, kamen Anfang des 20. Jahrhunderts auf den Schlafmittelmarkt und dominierten ihn bis in die 1960er-Jahre hinein; dann wurden Benzodiazepine (BDZ) als weniger gefährliche Alternative eingeführt.

BDZ sind beruhigende Mittel, die Unruhe lindern, Muskeln entspannen und den Schlaf fördern. Die vielen Medikamente in dieser Gruppe wirken unterschiedlich schnell und lange. Ihre chemischen Namen enden jeweils mit »-pam« oder »-lam«, beispielsweise Diazepam (Valium), Alprazolam (Tafil, Xanax, Xano und viele andere), Clonazepam (Rivotril, Antelepsin), Lorazepam (Tavor, Tolid, Merlit, Temesta und viele andere), Triazolam (Halcion) und Flurazepam (Dalmadorm, Starudorm). Alle kurbeln die Bildung von GABA (Gamma-Aminobuttersäure) an, des Neurotransmitters, der die Aktivität des Gehirns beruhigt. Da Schlafstörungen so oft mit Verspannungen und innerer Unruhe einhergehen, überrascht es nicht, dass BDZ den Schlaf fördern. Einerlei, ob man sie gegen Unruhe oder Schlafstörungen nimmt, sie können bei der ersten Anwendung Wunder wirken. Deshalb gehören sie zu den meistverordneten Medikamenten der Welt.

BDZ werden meist für die kurzzeitige Anwendung (zwei bis vier Wochen) empfohlen, doch viele Menschen nehmen sie regelmäßig ein. Es ist gefährlich und potenziell tödlich, sie zusammen mit Alkohol, anderen Beruhigungsmitteln oder Opioiden zu konsumieren[72]. Häufige Nebenwirkungen sind unter anderem Benommenheit, Gleichgewichtsstörungen, Schwindel, Verwirrung, Gedächtnisstörungen und Atemnot. BDZ können uns zwar helfen, schneller einzuschlafen und länger durchzuschlafen, aber sie stören das Schlafgefüge: unsere normalen Schlaf- und Traumzyklen. Genauer gesagt, sie fördern den leichten Schlaf auf Kosten des Tiefschlafs und unterdrücken den Traumschlaf (REM)[73]. Der langfristige Gebrauch führt oft zu Gewöhnung – dann tritt die gewünschte Wirkung nur noch ein, wenn man die Dosis steigert – und zur Abhängigkeit. Die Abhängigkeit von BDZ ist besonders hartnäckig. Manche Suchtexperten sagen, sie sei schwerer zu überwinden als die Opioid-Sucht.

Z-Drugs, die ersten Medikamente, die speziell für die Behandlung von Schlafstörungen entwickelt (und in Europa in den 1990er-Jahren zugelassen) wurden, gehören in der ganzen Welt zu den beliebtesten Schlafmitteln. Die Zahl der Rezepte für Z-Drugs stieg beispielsweise in den USA zwischen 1999 und 2010 um 350 Prozent. Wie die BDZ steigern auch sie die GABA-Produktion, wirken aber gezielter im Gehirn. Außerdem haben sie angeblich weniger Nebenwirkungen als BDZ und stören das Schlafgefüge nicht.

Die einzige in Deutschland zugelassene Z-Drug ist Zolpidem (Bikalm, Dorlotil, Ivadal). Man bringt dieses Mittel in Verbindung mit Parasomnie, bizarrem unbewusstem Verhalten in der Nacht, zum Beispiel Schlafwandeln sowie Autofahren, Telefonieren, Kochen, Essen und Sex im Schlafzustand. Andere Nebenwirkungen sind Benommenheit, Gedächtnisstörungen, Kopfschmerzen, Schwindel und Depression. Z-Drugs dürfen nicht zusammen mit Alkohol und anderen beruhigenden Medikamenten eingenommen werden.

Sedierende Antidepressiva (SAD) wurden in den 1950er-Jahren entwickelt. Dazu gehören Amitriptylin (Saroten und viele andere), Doxepin (Aponal, Sinquan und andere), Mirtazapin (Remergil, Mirtel, Remeron und andere) und Trazodon (Thrombran, Trittico). Sie werden sehr oft zur Behandlung von Schlafstörungen verwendet, obwohl die amerikanische Zulassungsbehörde FDA sie dafür nicht zugelassen hat. SAD gehören zu den Antihistaminen, die alle Benommenheit als bekannte Nebenwirkung hervorrufen. Gegen Schlafstörungen werden sie meist in geringen Dosen verordnet und sollten auch bei langfristiger Anwendung ungefährlich sein. Obwohl wir nicht genau wissen, wie Trazodon wirkt, ist es heute eines der beliebtesten Schlafmittel und möglicherweise hilfreich bei der Behandlung von Schlafstörungen, deren Ursache SSRI-Antidepressiva sind[74] (siehe Kapitel 9).

Sedierende Antidepressiva haben eine starke anticholinerge Wirkung, das heißt, sie hemmen das Acetylcholin, einen wichtigen Neurotransmitter. Viele ihrer Nebenwirkungen hängen damit zusammen: Schläfrigkeit am Tag, Gewichtszunahme, Herzprobleme, Verdauungsstörungen, Kopfschmerzen, Mundtrockenheit und unscharfes Sehen. SAD verschlimmern zudem das Restless-Legs-Syndrom (Syndrom der ruhelosen Beine) und stören den REM-Schlaf. Diese Probleme sind besonders gefährlich bei älteren Menschen, die häufig mehr anticholinerge Medikamente einnehmen, zum Beispiel gegen Allergien, Krämpfe, Übelkeit und Muskelverspannungen. Eine Überdosis SAD kann tödlich sein[75].

Neben BDZ und SAD gibt es weitere häufig benutzte Schlafmittel, die für diesen Gebrauch nicht zugelassen sind, unter anderem Antipsychotika wie Quetiapin (Seroquel) und Olanzapin (Zyprexa und andere), Antiepileptika wie Gabapentin (Neurontin und viele andere) und Pregabalin (Lyrica) sowie Hydroxyzin (Atarax), ein älteres Antihistamin. Sie haben zwar die sedierende Wirkung gemeinsam, aber wir wissen ziemlich wenig über ihre Wirksamkeit und Gefährlichkeit in der Therapie der Schlafstörungen.

Die Wirksamkeit von rezeptpflichtigen Schlafmitteln

Neuere Studien, die objektive Messverfahren verwendeten, wecken erhebliche Zweifel an der allgemeinen Wirksamkeit von Schlafmitteln. Im Durchschnitt verringerten Z-Drugs die Einschlafzeit um 13 Minuten und verlängerten die Schlafdauer nur um elf Minuten. BDZ reduzierten die Einschlafdauer um zehn Minuten und verlängerten die Schlafdauer um 32 Minuten[76]. Die meisten dieser Verbesserungen sind zwar statistisch signifikant, aber praktisch unbedeutend.

Interessant ist auch die Diskrepanz zwischen diesen objektiven Befunden und der berichteten subjektiven Zufriedenheit. Die Anwender von Schlaftabletten schätzten, dass ihre Schlafdauer sich dank der BDZ um 52 und dank der Z-Drugs um 32 Minuten verlängerte. Wahrscheinlich beeinträchtigten die Gedächtnisstörungen, die typisch für diese Medikamente sind, die Erinnerung daran, wie schlecht die Patienten tatsächlich schliefen. Wer Schlafmittel regelmäßig einnimmt, wacht zudem nachts häufiger auf als Schlafgestörte, die diese Mittel nicht verwenden. Als ein Reporter der *New York Times* einen Vertreter der Pharmaindustrie danach fragte, antwortete dieser: »Wenn Sie vergessen, wie lange Sie sich im Bett herumgeworfen haben, ist das irgendwie genau so gut wie Schlafen.«[77]

Rezeptfreie Schlafmittel

Jedes Jahr schlucken 5 bis 10 Prozent der Deutschen regelmäßig rezeptfreie Schlafmittel wie Gittalun, Sanalepsi, Betadorm, Calmaben und verschiedene Mittel, die alle Antihistamine enthalten. Sie verdanken ihre Beliebtheit wohl dem Glauben, rezeptfreie Arzneien seien weniger gefährlich als verschreibungspflichtige. Sie sind auf jeden Fall leichter erhältlich und preiswerter; aber auch sie können unerwünschte Nebenwirkungen auslösen.

Die meisten rezeptfreien Schlafmittel enthalten Antihistamine wie Diphenhydramin (Betadorm), manche auch Acetaminophen (Paracetamol) oder Aspirin. Wie SAD fördern diese Mittel den Schlaf, indem sie Histamin blockieren. Häufige Nebenwirkungen sind unter anderem Benommenheit, die länger anhält, Orientierungslosigkeit, Verstopfung, Harnverhaltung, Sehtrübung, Mundtrockenheit und kürzerer REM-Schlaf.

Die Probleme mit Schlafmitteln

Außer den vielen Nebenwirkungen und unerwünschten Reaktionen der Schlafmittel gibt es bei langfristiger Anwendung weitere Probleme. Der »Kater«, den die meisten von ihnen zurücklassen, beeinträchtigt beispielsweise das Wohlbefinden selbst im Wachzustand. Dadurch kann die Gefahr von Verkehrsunfällen und Stürzen erheblich steigen, vor allem bei älteren Menschen.

Die langfristige Anwendung von BDZ, Z-Drugs, rezeptfreien Schlafmitteln und besonders SAD führt zur Gewöhnung[78]. Dann muss die Dosis erhöht werden, um die gleiche Wirkung zu erzielen. Gewöhnung verführt zur

Übermedikation, also zu exzessiver Dosierung, und zur Einnahme gefährlicher Kombinationen aus Medikamenten und Substanzen. Es gibt viele Geschichten über berühmte Leute, die durch Übermedikation ihr Leben verloren, weil sie verzweifelt zu schlafen versuchten. Und leider ist es zahlreichen gewöhnlichen Menschen genauso ergangen.

Obwohl Schlafmittel angeblich Schlafstörungen behandeln, unterdrücken sie in Wahrheit Symptome; das heißt, sie maskieren Schlafstörungen, ohne ihre eigentlichen Ursachen zu beheben. Deshalb löst das Absetzen dieser Mittel häufig Schlafstörungen als Rebound-Effekt aus – die ursprünglichen Symptome treten also erneut auf und sind schlimmer als zuvor. Diese Rebound-Schlafstörungen können Tage oder Monate dauern und die Abhängigkeit oder Sucht verlängern[79].

Die Gefahr der Gewöhnung und der Rebound-Schlafstörungen ist bei Z-Drugs angeblich geringer als bei BDZ. In Wirklichkeit sind beide ziemlich ähnlich, was unerwünschte Wirkungen anbelangt[80]. Ein erheblicher Nachteil der BDZ ist, dass sie zu einer echten Sucht führen können und dass der Entzug daher extrem schwierig ist. (In Kapitel 9 berichte ich vom Kampf einer Frau gegen diese Sucht.)

Setzen Sie ein Schlafmittel nie plötzlich ab. Es ist viel sicherer, die Dosis allmählich und unter ärztlicher Aufsicht zu verringern. Je nach Art des Mittels, der Dosis und der Dauer der Anwendung kann das Absetzen eines Schlafmittels entweder wie eine kleine Unebenheit auf der Straße oder eine langwierige Tortur sein, die Wochen oder Monate dauert. Der Entzug ist von Symptomen gekennzeichnet, die kommen und gehen, zum Beispiel erneute Schlafstörungen, Unruhe, Depression und kognitive Probleme.

Während die langfristigen Wirkungen der Z-Drugs auf den REM-Schlaf unklar sind, wissen wir, dass BDZ, SAD und rezeptfreie Schlafmittel Träume unterdrücken. Diese Mittel werden mit Depression, Demenz und der Alzheimer-Krankheit in Verbindung gebracht, die ihrerseits den REM-Schlaf stören[81].

Mehr als ein Dutzend Studien haben wegen eines möglichen Zusammenhangs zwischen Schlafmitteln und Krebs und der Sterberate Besorgnis ausgelöst. Eine Studie mit mehr als 10 000 Menschen, die Z-Drugs oder BDZ einnahmen, stellte fest, dass die Krebsrate um 35 Prozent stieg und dass die Sterberate bei häufigerer Einnahme höher war. Selbst bei Teilnehmern, die weniger als 18 Tabletten im Jahr einnahmen, war die Sterberate erhöht[82].

Methoden der integrativen Medizin für die Behandlung von Schlafstörungen

Trotz der viel diskutierten Bedenken gegen die Sicherheit und Wirksamkeit von Schlafmitteln bleiben diese die beliebteste Therapie bei Schlafstörungen. Verstärkt wird diese Tendenz durch die Medikalisierung des Schlafes[83]: Die Pharmaindustrie hat die Idee ausgeheckt, Schlafstörungen würden von einem chemischen Ungleichgewicht im Gehirn verursacht, das man mit Medikamenten rasch beheben könne. Diese Auffassung entpersönlicht den Schlaf. Sie hält Menschen davon ab, sich wichtigen persönlichen Problemen einschließlich ihrer Lebensweise zu stellen, und untergräbt die *Schlaf-Selbstwirksamkeit*, das Vertrauen in die Fähigkeit, unseren Schlaf selbst zu heilen.

Wie der Schnupfen gehen auch gelegentliche Schlafstörungen vorüber und verschwinden meist von selbst. Doch wie eine hartnäckige Erkältung sollten chronische Schlafstörungen ärztlich behandelt werden.

Da Allgemeinärzte meist nicht dafür ausgebildet sind und nicht die Zeit haben, um Schlafstörungen angemessen zu therapieren, verschreiben sie häufiger Schlafmittel oder schicken die Patienten für eine Nacht zu einer unnötigen Schlafuntersuchung. Im Gegensatz dazu sind Spezialisten für Verhaltens- und Schlafmedizin dafür geschult, Schlafstörungen mit einer personalisierten kognitiven Verhaltenstherapie zu behandeln. Sie wird auf einigen Webseiten angeboten und man kann sie mit integrativer Medizin verbinden.

Die integrative Medizin empfiehlt eine umfassende Therapie der Schlafstörungen anstelle einer rein chemischen. Sie stützt sich auf das Prinzip der *endogenen Heilung*. Statt den Schlaf mit einem Medikament zu erzwingen, tritt die integrative Medizin für eine sanftere Methode ein: Sie will den Schlaf *herbeiführen*, und zwar mit aktiver Mithilfe des Patienten. Schauen wir uns einige ihrer Methoden einmal genauer an.

Lärmminderung

Die meisten Schlafstörungen sind nicht auf mangelnde Schläfrigkeit zurückzuführen, sondern auf eine Überstimulierung durch biomedizinische, psychologische und umweltbedingte Faktoren oder auf »Körperlärm, psychischen Lärm und Bettlärm«. Lärmminderung bedeutet, die Lärmquellen aufzuspüren und in den Griff zu bekommen, die unsere natürliche Schlafneigung stören[84].

Mit Körperlärm ist eine Vielfalt von biomedizinischen Problemen gemeint, die zu Schlafstörungen beitragen können. Beispiele sind die schädlichen Wirkungen von Koffein und Alkohol, Schmerzen oder Unwohlsein, Verdauungsprobleme wie GERD, inhalative Allergien und Nahrungsmittelallergien, Symptome der Perimenopause, das Restless-Legs-Syndrom und Nebenwirkungen von Medikamenten. Bewegungsmangel und chronische Muskelverspannungen, deren Ursache meist innere Unruhe ist, gehören ebenfalls zum »Körperlärm«[85].

Gesunde Ernährung, der Verzicht auf Substanzmissbrauch und die Behandlung medizinischer Symptome helfen, »Körperlärm« zu verringern. Außerdem ist es wichtig, die möglichen Nebenwirkungen aller Medikamente, die Sie einnehmen, auf den Schlaf zu prüfen und bei Bedarf Alternativen zu erwägen. Verschiedene ganzheitliche Methoden tragen dazu bei, Muskelverspannungen zu lindern: Yoga, progressive Muskelentspannung, Atemarbeit, Selbsthypnose, transkraniale Stimulation und Neurofeedback. Die Achtsamkeitsmeditation ist nachweislich sehr nützlich; sie verbessert den Schlaf[86] und hilft bei der allmählichen Absetzung von Schlafmitteln.

Mit »psychischem Lärm« sind schlafstörende Gedanken und Gefühle gemeint, die auf falsche Überzeugungen zurückzuführen sind. Die insomniespezifische Verhaltenstherapie (*cognitive behavior therapy for insomnia* oder CBT-I) ist die beste Therapie für dieses Problem. Sie besteht aus einer Reihe von Methoden, die helfen, Gedanken, Überzeugungen und Verhaltensweisen zu ändern, die den Schlaf stören. Obwohl die CBT-I nicht so schnell wirkt wie Schlafmittel, ist sie erheblich wirksamer und dauerhafter. Sie schließt meist Stimulus-Kontrolle und Schlafrestriktion ein, zwei Methoden, die Schlafstörungen lindern, indem sie die im Bett verbrachte Zeit selektiv begrenzen. CBT-I ist besonders nützlich, um die häufige Neigung zu dämpfen, den Schlaf herbeizuzwingen[87], die unweigerlich das Gegenteil bewirkt.

Die integrative Medizin anerkennt auch die seelische und spirituelle Dimension des Schlafes. Wenn es ein Geheimnis für das Einschlafen gibt, dann ist es die Einsicht, dass der wache Teil von uns es seiner Definition nach nicht bewirken kann. In gewisser Hinsicht müssen wir nicht »schlafen gehen«, weil der Schlaf bereits in uns wohnt. Stattdessen müssen wir üben, das Wachsein loszulassen. Entspannungsmethoden wie Atemkontrolle können dabei sehr helfen. Ebenso wichtig kann es sein, die Zeit zu reduzieren, die wir mit Computern, Handys und anderer störender Elektronik verbringen.

»Bettlärm« bezieht sich auf Umweltfaktoren wie Lärm im wörtlichen Sinne, zu helles Licht im Hintergrund, schlechte Luft und eine zu warme Temperatur (über 20 °C). Wenn das Schlafzimmer den Schlaf fördern soll, müssen wir uns in ihm zudem sicher fühlen, sowohl in physischer als auch in psychischer Hinsicht.

Pflanzliche Arzneimittel und andere natürliche Produkte

Manche Pflanzenarzneien und schlaffördernden Ergänzungsmittel können helfen, Schlafstörungen zu lindern[88] und Schlafmittel abzusetzen. Diese Produkte sind in der Regel weniger gefährlich und billiger als Medikamente. Man verwendet sie am besten als Teil eines umfassenden lärmmindernden Programms. Obwohl es im Internet viele Informationen über natürliche Schlafmittel gibt, empfehle ich fachkundige Beratung durch einen Apotheker oder Arzt. Drei der beliebtesten Mittel sind Baldrian, L-Theanin und Melatonin, die alle gut erforscht sind.

Baldrian ist ein stark beruhigendes Kraut, das unser normales Schlafgefüge stützen und den Tief- und REM-Schlaf fördern kann. Dieses Heilkraut wird in der westlichen Welt seit Jahrhunderten verwendet und hat ein gutes Sicherheitsprofil. Aber man sollte es nicht mit anderen sedierenden Substanzen oder Medikamenten kombinieren. Am besten nimmt man es als standardisierten Extrakt oder mit Kapseln zu 400 bis 600 mg eine halbe Stunde vor dem Zubettgehen ein.

L-Theanin ist eine Aminosäure mit gutem Sicherheitsprofil, die aus Tee gewonnen wird. Sie lindert Unruhe und fördert die Entspannung, indem sie die Alpha-Gehirnwellen (die Entspannung anzeigen) verstärken und den GABA-Spiegel erhöhen. Da Unruhe eine häufige Ursache von Schlafstörungen ist, kann L-Theanin die Behandlung von Schlafstörungen unterstützen. Außerdem wirkt es der stimulierenden Wirkung von Koffein entgegen. Die übliche Dosis beträgt 200 bis 250 mg.

Melatonin ist ein Neurotransmitter, der eine wichtige und komplexe Rolle in unserer nächtlichen Physiologie spielt, da er die zirkadianen Rhythmen reguliert und gesunden Schlaf und Träume fördert. In den USA ist Melatonin frei verkäuflich, in der EU nur gegen Rezept erhältlich. Bei richtiger Anwendung trägt es dazu bei, verschiedene Schlafprobleme zu lindern. Leider wird Melatonin oft falsch verstanden und falsch gebraucht. Trotz seines guten Sicherheitsprofils sind hohe Dosen nicht unbedingt hilfreich und können sogar den Schlaf stören. Ich empfehle 2,5 mg als Sublingualtablette, beim Zubettgehen eingenommen.

Fazit

Schlafstörungen sind ein eindeutiges Symptom für eine ungesunde Lebensweise. Schlafmittel unterdrücken dieses Symptom und ersetzen es durch einen gefälschten Schlaf, der keine natürliche Ruhe schenkt. Wegen ihrer begrenzten Wirkung, ihrer Nebenwirkungen und der von ihnen ausgelösten starken unerwünschten Reaktionen sind eine Übermedikation und ein übermäßiger Gebrauch von Schlafmitteln nicht zu rechtfertigen. Wenn man sie überhaupt nimmt, dann nur für die kurzzeitige Behandlung von Schlafproblemen, die beispielsweise auf seelische Traumen (etwa auf einen Todesfall in der Familie) oder Reisen zwischen Zeitzonen zurückgehen. Ungefährliche und wirksame Methoden, die Schlafstörungen als Probleme der Lebensweise angehen, sollten immer den Vorzug bekommen.

7

Steroide

Freddy Homburger, ein Onkologe und begeisterter Aquarellmaler, bewunderte das Werk des gefeierten französischen Malers Raoul Dufy, lange bevor er den Künstler traf. Es war tatsächlich Bewunderung, die die beiden Männer zusammenführte. Im Jahr 1949 sah Dr. Homburger ein Foto von Dufy in *Life*[89]. Dufy war damals 72 Jahre alt und das Bild zeigte, wie sehr seine rheumatoide Arthritis (RA) ihn verkrüppelt hatte. Homburger war mit den neuesten Studien über das Nebennierenhormon Kortisonacetat als Mittel gegen Entzündungen vertraut. Er schrieb Dufy, erläuterte ihm die möglichen Vorteile und Risiken einer Teilnahme an einer klinischen Studie über Kortison und erbot sich, ihn in seine Forschungseinheit in einem Krankenhaus in Boston aufzunehmen, falls er sich für eine Teilnahme entscheiden sollte.

Dufy litt seit seiner frühen Jugend an RA und seine Behinderung wurde immer schlimmer. Er konnte nicht ohne Hilfe stehen und nur mühsam malen und nur mit der linken Hand, weil er die rechte nicht mehr verwenden konnte. (Er war jahrelang unfähig gewesen, einen Pinsel zu halten; er musste ihn mit Klebeband an der Hand befestigen.) Trotz einer Therapie mit Goldsalzen – damals Standard – litt er weiter an schweren Anfällen, die ihn zwangen, Krücken und schließlich einen Rollstuhl zu benutzen[90]. Seine Arbeit verschlechterte sich als Folge der Krankheit erheblich.

Dufy akzeptierte Homburgers Angebot und wurde im April 1950 ins Jewish Memorial Hospital in Boston aufgenommen[91]. Nach einer Untersuchung und einer Behandlung seiner Zahnfleischentzündung und seiner schlechten Zähne bekam er täglich Kortisonspritzen in Dosen zu 100 mg. Später erhielt er orales Kortison mit gepuffertem Aspirin. Um die Nebenwirkungen des Hormons zu dämpfen, verordnete man ihm Kaliumtabletten, die Wassereinlagerungen verhinderten, und jede Woche Testosteron, um einer Osteoporose vorzubeugen. Das entsprach dem damaligen medizinischen Standard. (Dufy war ein starker Raucher und Trinker; beides fördert den Knochenabbau.)

Obwohl Dufy an Wassereinlagerungen und Magenbeschwerden litt, bemerkte Dr. Homburger, dass sein Patient »schnell, zufriedenstellend und anhaltend«[92] auf die Behandlung ansprach. Akten aus der physiotherapeutischen Abteilung zeigen, dass Dufy Mitte Juni viele Aktivitäten des täglichen Lebens wieder ausüben konnte, die ihm bei der Aufnahme unmöglich gewesen waren. Bald konnte er seine Farbtuben ohne Hilfe auspressen.

Dufys Freude über seine Erfolge war so groß, dass seine Ärzte einen Stimmungsaufschwung durch die Medikamente vermuteten. Doch Berthe, seine Kunsthändlerin und Geliebte, beharrte darauf, dass er jetzt »wieder er selbst« war. Sie berichtete auch, seine Libido sei zurückgekehrt. So wurde Dufy aus dem Krankenhaus entlassen und zog in ein Hotel am Ufer des Flusses Charles, um dort zu malen. Seine tägliche Kortisondosis wurde auf 50 mg verringert. Trotz schwerer Vergiftungssymptome – zum Beispiel ein geschwollenes Gesicht – konnte er nun gehen und täglich zwei bis drei Stunden malen.

Im Dezember 1950 entwickelte sich bei Dufy in der linken Gesäßbacke ein Abszess, an der Stelle, wo ihm das Kortison injiziert wurde. Da er das Hormon weiter erhielt, maskierte es die Infektionssymptome, bis der Abszess sehr groß war und systemische Symptome auftraten: Mattigkeit, ein allgemeines Krankheitsgefühl und Appetitlosigkeit. Unter Anästhesie wurden mehr als 800 ml Eiter entfernt[93]. Die Kortisontherapie wurde fortgesetzt.

Am 12. März 1953 schrieb Dufy in seinem letzten Brief an Dr. Homburger[94]: »Ein Darmproblem, das anscheinend ein Verschluss war, ist heute völlig verschwunden. Aber ich mache mir doch ein wenig Sorgen über die Zukunft und möchte von jetzt an mit allen Vorsichtsmaßnahmen und allen notwendigen Arzneien weitermachen.«

Weniger als zwei Wochen später starb Raoul Dufy im Alter von 76 Jahren[95] an einer massiven Darmblutung, die höchstwahrscheinlich eine Komplikation der dreijährigen ständigen Behandlung mit Kortison (und Aspirin) war.

Die Geschichte der Steroide

Die Geschichte des Kortisons ist die Geschichte von Dr. Philip Showalter Hench von der Mayo-Klinik in Rochester, Minnesota. Im April 1949 veröffentlichte Hench verblüffende Bilder von Patienten mit rheumatoider Arthritis. Synthetisches Kortison hatte alle geheilt. Seine Entdeckung wurde als echtes Wunder gefeiert. Im folgenden Jahr erhielten Hench und sein Partner Edward Kendall den Nobelpreis für »Entdeckungen im Zusammenhang mit Hormonen, der Nebennierenrinde, ihren Strukturen und ihren bilologischen Wirkungen«.

Als wirksamste entzündungshemmende Substanz, die je entdeckt wurde, transformierte Kortison die Rheumatologie fast über Nacht[96]. Es revolutionierte auch die Ophthalmologie, die Gastroenterologie, die Medizin der Atemorgane, die Dermatologie und die Nephrologie (die sich mit Nierenstörungen befasst) und förderte zwei erstaunliche therapeutische Entwicklungen nach dem Krieg: die Organtransplantation und die Behandlung von Krebs bei Kindern.

Kortison und seine Derivate werden heute *Steroide* (oder *Kortikosteroide*) genannt. Sie gehören immer noch zu den zehn am häufigsten verwendeten rezeptfreien und rezeptpflichtigen Medikamenten. Sie sind die wirksamsten Entzündungshemmer, die wir kennen, und ihre Bedeutung für die gesamte Medizin ist unbestreitbar. Die Zahl der Patienten, die mit ihnen behandelt werden, und die Bandbreite ihrer Indikationen übertreffen die aller anderen Medikamente. Es ist keine Überraschung, dass Steroide auf der Liste der unentbehrlichen Arzneimittel der WHO auftauchen.

Allein in den USA werden jedes Jahr Millionen von neuen Rezepten für orale Steroide ausgestellt. Man schätzt, dass 1,2 Prozent der Amerikaner über 20 Jahre – mehr als 2,5 Millionen Menschen – zwischen 1999 und 2008 orale Steroide erhielten[97]. Diese Zahlen sind zwar sehr groß, aber die Zahl aller verwendeten Steroide ist noch höher, weil viel mehr Menschen diese Medikamente topisch anwenden oder inhalieren. Für Deutschland sind belastbare Zahlen für die medizinische Anwendung von Steroiden nicht publik. Bekannt ist aber, dass sich Steroide als Anabolika in der Bodybuilder-Szene und bei Leistungssportlern großer Beliebtheit erfreuen.

Bei fast jeder Krankheit unbekannter Ursache, für die es keine wirksame Behandlung gibt, probieren die Ärzte Kortison, um zu schauen, was passiert.

Da es so einfach ist, ein Rezept für ein Steroid auszustellen, bleibt die traditionelle wissenschaftliche Methode auf der Strecke[98]: Wir sollten eine Krankheit zuerst verstehen und dann eine wirksame Behandlung entwickeln.

Steroide als Medikamente

Hormone, die in der äußeren Schicht der Nebenniere gebildet werden, bestehen aus vier Kohlenstoffringen, die so verbunden sind, dass sie in der Sprache der Chemiker einen *Steroidkern* bilden. Variationen dieses molekularen Themas führten zu Medikamenten mit stärkerer oder schwächerer entzündungshemmender Wirkung und mehr oder weniger Salz- und Wassereinlagerung, die unerwünscht war.

Im Jahr 1955 wurde Prednison als erstes synthetisches Steroid-Medikament in die klinische Medizin eingeführt. Drei Jahre später wurde Triamcinolon patentiert. Prednison ist etwa fünf Mal stärker als Kortison, führt jedoch ebenfalls zu einer Salz- und Wassereinlagerung. Triamcinolon ist so wirksam wie Prednison, bewirkt aber eine geringere Salz- und Wassereinlagerung. Wenn man Triamcinolon in Aceton löst, entsteht Triamcinolonacetonid (es ist in vielen Medikamenten enthalten), eine sehr starke fettlösliche Verbindung, die von der Haut leicht aufgenommen wird. Deshalb ist sie das bevorzugte topische Steroid in Cremes und Lotionen bei Dermatitis und Psoriasis. Intramuskuläre Injektionen von Triamcinolon werden bisweilen verwendet, um allergisches Asthma, schwere Kontaktdermatitis, saisonale allergische Rhinitis (Heuschnupfen) und Reaktionen bei Überempfindlichkeit gegen Transfusionen und Medikamente (Serumkrankheit) zu behandeln. Im Jahr 2014 erlaubte die amerikanische Zulassungsbehörde FDA den rezeptfreien Verkauf von Triamcinolonacetonid in Nasensprays unter dem Handelsnamen Nasacort.

Triamcinolon-Injektionen (Kenakort) in Gelenke gegen Osteoarthritis und RA lindern Schmerzen schnell, gewöhnlich innerhalb von 24 bis 48 Stunden. Die Besserung hält durchschnittlich sechs bis zwölf Wochen an und man kann das Mittel gefahrlos zwei bis drei Mal im Jahr spritzen. (Meiner Erfahrung nach lässt die Wirkung mit der Zeit nach.)

Wie Steroide wirken: ein zweischneidiges Schwert

Obwohl Entzündungen beschwerlich sein können, sind sie der Eckstein unseres Heilungssystems, die Methode des Körpers, einer Wunde oder einer von Keimen oder Toxinen attackierten Region mehr Nährstoffe und mehr Immunzellen zuzuführen. Der Körper reguliert Entzündungen sorgfältig: Eine zu schwache Entzündung macht uns anfällig für Infektionen, eine zu heftige führt zu Gewebeschäden und erhöht das Risiko für Allergien und Autoimmunkrankheiten. Die beiden Nebennieren sowie der Hypothalamus und die Hypophyse im Gehirn produzieren sehr starke Hormone, die die Entzündungsreaktion, den gesamten Stoffwechsel, die Gesundheit der Knochen und Muskeln sowie die Funktion des Herzens, der Leber und der Nieren steuern. Diese Hormone beeinflussen auch das mentale und emotionale Leben erheblich.

Steroide, entweder im Körper gebildet oder als Medikament eingenommen, binden sich an Glucocorticoid-Rezeptoren, die in fast allen menschlichen Zellen vorhanden sind. Diese Interaktion reguliert dann die Genexpression im Zellkern und unterdrückt unnötige Entzündungen in vielen Geweben und Organen, zum Beispiel in Gelenken, wo Entzündungen RA auslösen, in Nerven, wo sie zu neurologischen Störungen führen, oder in den Atemwegen, wo sie Asthma verursachen. Die wichtigste Wirkung der Steroide ist die Folge dieser *genomischen* Mechanismen. Sie kommt bei jeder Dosis vor, selbst bei sehr kleinen (Niedrigdosis-Therapie) und tritt ziemlich langsam ein – es kann bis zu 18 Stunden dauern, bis Steroide eine genomische Wirkung haben.

Bei höheren Dosen spielen jedoch nichtgenomische Wirkungen eine Rolle – innerhalb von Sekunden oder Minuten –, und zwar als Folge direkter Interaktionen mit biologischen Membranen. Das ist ein wichtiger Unterschied, weil die jeweiligen Wirkstärken der einzelnen Steroide völlig unterschiedlich sind, was genomische oder nichtgenomische Wirkungen anbelangt.

Anwendungen der Steroide

Steroide können Leben retten, etwa bei einem allergischen (anaphylaktischen) Schock und anderen schweren allergischen Reaktionen, bei der Behandlung von Autoimmunkrankheiten, bei Gehirnschwellung, bei Blutkrebs und Krebs des Lymphsystems und in der Transplantationsmedizin, um die Abstoßung des Spenderorgans zu verhindern. In diesen Fällen ist ihr Wert als Immunsuppressiva und Entzündungshemmer unbestritten. Heute werden Steroide jedoch auch bei vielen anderen Krankheiten und Symptomen verwendet, von denen einige alles andere als ernst sind – zum Beispiel leichte Dermatitis nach einem Kontakt mit Giftefeu oder Gifteiche, Windelausschlag und gewöhnliche Schmerzen. Es ist keine gute Idee, derart starke Medikamente bei alltäglichen Beschwerden einzusetzen. Die meisten Menschen, die Steroide verwenden, wissen nicht, wie sie wirken und wie gefährlich sie sein können.

Experten sind sich darin einig, dass man zu Beginn einer Steroidtherapie eine möglichst kleine Dosis möglichst kurzzeitig gebrauchen sollte[99]. Die Kriterien für die Wirksamkeit oder Unwirksamkeit der Behandlung müssen von Anfang an definiert sein, damit man die Behandlung abbrechen kann, wenn sie nichts nützt. Typische Dosen für Prednison (oder ein Äquivalent) sind:

- Niedrige Dosis: weniger als 7,5 mg am Tag
- Mittlere Dosis: 7,5 bis 30 mg am Tag
- Hohe Dosis: mehr als 30 mg am Tag

Die Probleme mit Steroiden

Die Dosis, die Dauer und die Art der Verabreichung und die Art des Steroids beeinflussen die Häufigkeit und Schwere der unerwünschten Ereignisse. Das Gleiche gilt für den Zustand des Patienten und die medizinische Vorgeschichte. Im Jahr 1950 war Raoul Dufy im Alter von 73 Jahren der älteste Patient, der jemals mit Kortison behandelt worden war[100]. Sein Alter, das Rauchen, das Trinken und das tägliche Aspirin machten ihn anfälliger für die toxischen Wirkungen des Steroids. Er litt an Salz- und Wassereinlagerungen, Gesichtsschwellung (oft Mondgesicht genannt; es ist die Folge einer Umverteilung von Körperfett), Infekten, Stimmungsschwankungen und chronischer Magenreizung, die zu einer tödlichen Darmblutung führte.

Häufige Nebenwirkungen einer oralen Steroidzufuhr sind unter anderem:

Akne
Appetit- und Gewichtszunahme

Bluthochdruck
Depression
dünnere Haut und Blutergüsse
geschwollenes, aufgedunsenes Gesicht
Glaukom
grauer Star
Muskelschwäche
Nervosität und Unruhe
Osteoporose
plötzliche Stimmungsschwankungen
Schlafstörungen
Sehtrübung
stärkeres Wachstum der Körperbehaarung
verminderte Widerstandskraft gegen Infekte
Verschlimmerung eines Diabetes

Bei Steroidinjektionen sind Nebenwirkungen seltener. Möglich sind unter anderem:

allergische Reaktionen
Blutung ins Gelenk hinein
Hautverfärbung
Infektion an der Injektionsstelle
Schwächung der Knochen, Bänder und Sehnen (wegen der häufigen Injektionen an derselben Stelle)

Zwischen 1997 und 2014 erhielt die amerikanische Arzneimittelbehörde FDA Berichte über 90 schwere neurologische Ereignisse, einige davon tödlich, die mit epiduralen Steroidinjektionen zusammenhingen[101]. Dieses Verfahren wird häufig angewandt, um Hals- und Rückenschmerzen zu lindern. Im Jahr 2014 veröffentlichte die FDA eine Arzneimittelgruppenwarnung, in der es hieß: »Die Sicherheit und die Wirksamkeit einer epiduralen Verabreichung von Kortikosteroiden ist nicht nachgewiesen.«

Inhalierte Steroide, oft bei Asthma angewandt, haben weniger Nebenwirkungen als orale, doch auch sie können Heiserkeit verursachen und Pilzinfektionen im Mund und Rachen (Soor) begünstigen. In seltenen Fällen verursachen Steroide, die längere Zeit in hoher Dosis inhaliert werden, die gleiche systemische Toxizität wie die langfristige orale Steroidtherapie.

Topische Steroide können lokale und, selten, systemische Nebenwirkungen haben. Je stärker das Medikament ist, je größer die Körperpartie ist, die mit ihm behandelt wird, und je länger es verwendet wird, desto wahrscheinlicher sind Nebenwirkungen. Kleine Kinder und ältere Menschen sind anfälliger, weil sie oft eine dünnere Haut haben. Topische Steroide können folgende Nebenwirkungen hervorrufen:

Akne oder Verschlimmerung einer vorhandenen Akne
Brennen der Haut, Hautreizung
Dehnungsmale
entzündete Haarfollikel
exzessives Haarwachstum
Hautverdünnung
Hautverfärbung
Rosazea
Verschlimmerung einer vorhandenen Hautinfektion

Noch ein Grund zur Besorgnis: Da Steroide Krankheitssymptome eher unterdrücken, als ihre eigentliche Ursache zu behandeln, kann eine langfristige Anwendung Krankheitsmuster verstärken und ihre Ausbreitung begünstigen. Die Unterdrückung einer allergischen Dermatitis bei Kindern durch eine langfristige Steroidtherapie kann beispielsweise das Risiko für späteres Asthma erhöhen. Für Autoimmunkrankheiten ist es typisch, dass sie kommen und gehen, und oft bilden sie sich zurück. Eine langfristige Immununterdrückung mit Steroiden kann die Chance auf eine Remission verringern. Mit anderen Worten: Steroide lösen heftige homöostatische Reaktionen aus, also natürliche Vorgänge, die darauf abzielen, den inneren Zustand aufrechtzuerhalten. Dieses Muster kann zu einer Gewöhnung führen – dann muss die Dosis mit der Zeit erhöht werden –, aber auch zu einer hartnäckigen Abhängigkeit, die eine dauerhafte Anwendung begünstigt. Eine langfristige Therapie mit Steroiden geht immer mit Nebenwirkungen einher, von denen viele ziemlich schwer sind.

Die vielleicht wichtigste Tatsache über Steroide ist, dass sie *pleiotrop* sind, dass sie also zahlreiche Wirkungen auf verschiedene biologische

Funktionen haben. Ärzte verschreiben sie und Patienten verwenden sie, um Symptome zu lindern, deren Ursache eine exzessive oder fehlgeleitete Entzündung ist; aber sie unterdrücken auch das Immunsystem im Allgemeinen, vergrößern die Anfälligkeit für Infektionen und verzögern die Wundheilung. Mit der Zeit rufen sie regelmäßig Nebenwirkungen in vielen Systemen hervor, von Magenreizung bis zum Rückgang der Knochendichte und Stimmungsschwankungen.

Das plötzliche Absetzen von Steroiden oder das zu schnelle Absenken der Dosis führt meist zur sofortigen Rückkehr der Symptome, die dann oft schlimmer sind als zuvor. Wegen dieses homöostatischen Rebound-Problems sollte man eine Steroidtherapie nie abrupt beenden oder die Dosis zu rasch reduzieren. Das Absetzen muss langsam erfolgen und sollte erst beginnen, wenn bereits andere Maßnahmen getroffen werden, zum Beispiel eine Ernährungsumstellung und die Anwendung natürlicher entzündungshemmender Mittel. Natürlich stehen auch nichtsteroidale entzündungshemmende Medikamente als Alternativen zur Verfügung (etwa Aspirin und Ibuprofen), aber diese haben bei langfristigem Einsatz ihre eigenen Nachteile (siehe Kapitel 8).

Prednison-Tabletten, 50 mg am Tag, kosten je nach Packungsgröße ein bis zwei Euro pro Stück. Ähnlich preiswert sind Methylprednisolon (Advantan und andere) und Triamcinolon. Obwohl orale Steroide preiswert sind, können die Kosten, die durch Nebenwirkungen entstehen, die Gesamtkosten einer Therapie mit diesen Medikamenten deutlich erhöhen.

Methoden der integrativen Medizin für die Behandlung von entzündlichen Erkrankungen

Die integrative Medizin bietet eine ganze Reihe von Strategien an, um unerwünschte Entzündungen und fehlgeleitete Immunreaktionen zu behandeln. Am Anfang steht eine Ernährungsumstellung.

Der Körper synthetisiert aus essenziellen Fettsäuren (die er nicht selbst herstellen kann und die wir daher über die Nahrung aufnehmen müssen) Substanzen, die Entzündungen regulieren. Im Allgemeinen sind die Omega-6-Fettsäuren in Kernen, Getreide, Nüssen und Pflanzenölen die Vorläufer der Substanzen, die Entzündungen verstärken, während die Omega-3-Fettsäuren, die vor allem in fettem Fisch enthalten sind, Entzündungen lindern. Wir brauchen beide Arten von Fettsäuren im richtigen Verhältnis, um Entzündungen in Schach zu halten. Eine zu schwache Entzündungsreaktion macht uns anfällig für Infektionen, eine zu starke führt zu Allergien, Autoimmunkrankheiten und all die Krankheiten, die mit exzessiven, zwecklosen Entzündungen einhergehen. Die übliche Kost enthält zu viele Omega-6-Fettsäuren aus raffinierten Pflanzenölen in verarbeiteten Nahrungsmitteln. Der Omega-3-Gehalt ist hingegen zu gering. Die Beseitigung dieses Ungleichgewichts – indem wir weniger Fabriknahrung und mehr Kaltwasserfisch essen und Fischölkapseln einnehmen – kann Entzündungen deutlich verringern.

Die heute übliche Ernährung fördert Entzündungen auch auf andere Weise: Sie liefert leicht verdauliche Kohlenhydrate und zu wenig schützende Substanzen, wie sie in Obst, Gemüse, Kräutern und Gewürzen enthalten sind. Ärzte, die die integrative Medizin praktizieren, empfehlen vielen Patienten, die Steroide einnehmen, routinemäßig eine entzündungshemmende Kost. Diese Ernährungsweise meidet Fabriknahrung, begrenzt Zucker und Eiweiß (außer Fisch und hochwertige Milchprodukte), macht großzügig von nativem Olivenöl Gebrauch und schließt Obst und reichlich Gemüse ein. Diese Ernährungsumstellung genügt oft schon, um ein allmähliches Absetzen von Steroiden zu ermöglichen.

Die Natur stellt uns mehrere starke entzündungshemmende Mittel zur Verfügung, die nicht giftig sind, das Immunsystem nicht unterdrücken und auch bei langfristiger Anwendung ungefährlich sind. Das wichtigste ist Kurkuma (*Curcuma longa*) oder Gelbwurz, das Gewürz, das Curry und Senf tiefgelb färbt. Eine eindrucksvolle Serie von wissenschaftlichen Studien belegt ihre entzündungshemmende Wirkung. Ingwer (*Zingiber officinale*) ein botanischer Verwandter, ist ebenfalls wirksam und man kann beide zusammen verwenden. Frische Gelbwurz und Kurkumapulver kann man ins Essen geben; doch für medizinische Zwecke sind standardisierte Extrakte besser. Der Pilz Reishi (*Ganoderma lucidum*), der in der traditionellen chinesischen und japanischen Medizin seit Jahrhunderten verwendet wird, ist ebenfalls ein natürliches entzündungshemmendes Mittel. Da er zum Essen zu holzig und bitter ist, verwendet man am besten Extrakte, entweder als Tinktur oder in Kapseln. Richten Sie sich nach den Dosierungshinweisen auf der Packung.

Das Gehirn und das Nervensystem beeinflussen die Immunfunktion und Entzündungen. Dies ist das Thema einer soliden neuen Wissenschaft namens *Psychoneuroimmunologie*. Stressabbau, Entspannungstechniken und psychosomatische Therapien (Hypnose, geführtes Imaginieren, Achtsamkeitsübungen) können entzündliche Erkrankungen drastisch bessern.

Mit zusätzlichen nichtpharmakologischen Maßnahmen kann man Symptome in den Griff bekommen, für die man gewöhnlich Steroide verwendet. Akupunktur und die osteopathische manipulative Therapie (OMT) können beispielsweise viele Arten von Schmerzen im Bewegungsapparat lindern. Die traditionelle chinesische Medizin kann oft den Verlauf einer Colitis ulcerosa, eines Morbus Crohn und anderer Autoimmunkrankheiten ändern. Es gibt ungefährliche und wirksame pflanzliche Arzneimittel für häufige Allergien (siehe Kapitel 4) und einfache Hausmittel für Kontaktdermatitis und andere Hautprobleme. (Ein Beispiel: Wenn man heißes Wasser – so heiß, wie es erträglich ist – ein paar Minuten lang über den Ausschlag laufen lässt, den Giftefeu oder Gifteiche auslösen, verschlimmert sich zunächst der Juckreiz, der dann aber für lange Zeit abklingt; wenn man dieses Verfahren anwendet, sobald der Juckreiz einsetzt, heilt der Ausschlag schneller ab.)

Fazit

Steroide haben große Hoffnungen und hitzige Debatten ausgelöst, seitdem vor über einem halben Jahrhundert ihre drastische Wirkung bei rheumatoider Arthritis entdeckt wurde. Sie haben gewiss einen sicheren Platz in der heutigen und künftigen medizinischen Praxis. Doch ebenso gewiss ist, dass sie häufig unnötig oder für banale Beschwerden verordnet werden, die man mit anderen Maßnahmen gefahrlos und ebenso wirksam behandeln könnte. Sie werden routinemäßig langfristig angewendet, führen zu Abhängigkeit und haben eine erhebliche toxische Wirkung. Wenden Sie diese starken Medikamente nur bei schweren Krankheiten an und versuchen Sie, sie allmählich abzusetzen, sobald es Ihnen besser geht, und halten Sie die Symptome mit anderen Maßnahmen in Schach.

8

Nichtsteroidale Entzündungshemmer (NSAID)

Ich wäre überrascht, wenn Sie zu Hause keinen Vorrat an Aspirin, wahrscheinlich auch Ibuprofen hätten. Diese und andere nichtsteroidale Entzündungshemmer (NSAID) gehören heutzutage zu den am häufigsten konsumierten Medikamenten. Sie können Schmerzen wie durch ein Wunder stillen, Fieber senken und durch Entzündungen ausgelöste Schwellungen lindern. Wir sind mit rezeptfreien NSAID so vertraut, dass die meisten Leute sie für völlig harmlos halten und sie häufig oder sogar regelmäßig einnehmen, ohne sonderlich an ihre Risiken zu denken.

Salizylsäure, die Vorläuferin des Aspirins, ist ein Bestandteil der Weidenrinde, die seit Jahrhunderten in einigen Teilen der Welt als Volksheilmittel verwendet wird. Hippokrates verordnete Weidenrindentee vor 2400 Jahren gegen Kopfschmerzen. Aspirin wurde 1897 synthetisiert. Heute ist es eines der am häufigsten gebrauchten Medikamente auf der Welt. Man schätzt, dass jedes Jahr 36 000 Tonnen Aspirin geschluckt werden. In den 1960er-Jahren kam der erste NSAID auf den Markt, der kein Aspirin war: Indomethacin (Indocid, Indoclir und viele andere). Dieses verschreibungspflichtige Arzneimittel wird heute noch verwendet. Derzeit gibt es mindestens 20 rezeptpflichtige Mittel sowie zahlreiche rezeptfreie Markenprodukte und Generika[102]. Aspirin, Ibuprofen (Dismenol und viele andere) und Naproxen (Dolormin, Aleve) sind bekannte Beispiele.

Doch diese häufig verwendeten Medikamente sind nicht harmlos, wie die folgende Geschichte einer Patientin zeigt.

Angela, 66 Jahre alt, fasste an Neujahr den Vorsatz, ein paar Pfunde abzubauen und fitter zu werden. Sie hatte in den letzten zehn Jahren wegen ihrer eher sitzenden Lebensweise zugenommen, nachdem bei ihr eine Osteoarthritis in den Knien und im Kreuz diagnostiziert worden war. Sie hatte Entzündungshemmer (600 bis 800 mg Ibuprofen) gegen ihre Schmerzen eingenommen. Im vergangenen Monat begann Angela, zwei Mal in der Woche an einem Fitnesstanzkurs Zumba teilzunehmen. Anfangs verschlimmerten sich die Schmerzen; darum verdoppelte sie ihre Ibuprofen-Dosis an den meisten Tagen. In der letzten Woche war sie ungewöhnlich müde und geriet beim Treppensteigen in ihrem Haus außer Atem. Heute zwang sie sich, in ihren Zumba-Kurs zu gehen, und spürte dort Schmerzen in der Brust, als sie sich zu bewegen begann. Der Kursleiter rief einen Krankenwagen, der sie in die Intensivstation brachte. Dort stellte man bei ihr eine schwere Blutarmut fest, deren Ursache blutende Magengeschwüre waren. Eine Einlieferung ins Krankenhaus war notwendig, so konnte man ihr Herz überwachen und ihr Bluttransfusionen geben.

Angelas schwere Magen-Darm-Probleme wegen der Einnahme von rezeptfreien Entzündungshemmern sind leider nicht ungewöhnlich. Ihr Aufenthalt im Krankenhaus brachte sie zu der Einsicht, dass sie alternative Methoden finden musste, einschließlich einer gesünderen Ernährung und anderen Änderungen der Lebensweise, und dass sie mit dem Sport zunächst vorsichtiger sein musste, bevor sie ihr intensives Programm wieder aufnehmen konnte. Ein Arzt half ihr, geeignete integrative Therapien auszuwählen, um Schmerzen zu lindern und ihr allgemeines Wohlbefinden zu verbessern.

Wie nichtsteroidale Entzündungshemmer wirken

Wie Angela nehmen sehr viele erwachsene Amerikaner entzündungshemmende Medikamente ein, die ihnen ihr Arzt verschrieben hat oder die sie rezeptfrei gekauft haben. Die Arzneimittelgruppe, die man NSAID nennt, schließt zahlreiche schmerz- und fieberlindernde Medikamente ein. Wichtige Entzündungshemmer, die *nicht* zu dieser Gruppe gehören, sind Prednison und Acetaminophen (Paracetamol). Prednison ist ein Steroid (siehe Kapitel 7). Paracetamol ist ein rezeptfreies Medikament, das Schmerzen und Fieber auf andere Weise lindert als NSAID. Letztere gibt es in vielen Varianten: mit langer Wirkung, mit kurzer Wirkung, injizierbar, flüssig und als Tabletten, Cremes, Gels und Pflaster für die Anwendung auf der Haut. Sie sind oft in Arzneimitteln gegen Erkältungen und Grippe enthalten.

NSAID werden in zwei Gruppen eingeteilt: in selektive und nichtselektive, je nachdem, wie sie wirken. Alle NSAID wirken auf der Zellebene und hemmen ein Enzym namens COX (Cyclooxygenase). Es gibt zwei Formen dieses Enzyms: COX-1 wird ständig im Gewebe gebildet, während COX-2 hauptsächlich bei Entzündungen ausgeschüttet wird. Beide sind an der Produktion von Prostaglandinen beteiligt, regulierenden Verbindungen, die in jedem Gewebe vorhanden sind, das unsere Reaktionen auf Verletzungen moduliert. Prostaglandine lösen Schmerzen, Fieber und weitere Entzündungen aus. Wenn ihre Aktionen blockiert werden, nehmen auch diese Reaktionen ab. Die meisten NSAID, auch Aspirin und Ibuprofen, sind nichtselektiv, weil sie beide Formen des COX-Enzyms blockieren. Leider erhöht die Hemmung von COX-1 das Risiko für Magen-Darm-Geschwüre und Blutungen, die wichtigsten Nebenwirkungen dieser Medikamente. Selektive COX-2-Hemmer wurden entwickelt, um diese Probleme zu lindern. Celecoxib (Celebrex), ein rezeptpflichtiger NSAID, ist heute der einzige noch erhältliche selektive NSAID. Zwei andere wurden 2004 und 2005 vom Markt genommen, weil sie das Herzinfarkt- und Schlaganfallrisiko erhöhten.

Topische NSAID haben eine gewisse Wirkung bei Schmerzen und Entzündungen, wenngleich weniger als die oralen Formen. Wenn man sie auf die Haut aufträgt, wird das Medikament an der Stelle der Anwendung teilweise vom Gewebe absorbiert. Pflaster und Gele können zu örtlichen Reizungen führen; da jedoch nur eine kleine Menge des Medikaments ins Blut gelangt, sind sie insgesamt eine weniger gefährliche Alternative mit viel geringeren Nebenwirkungen als die oralen Formen. Die rezeptfreie Aspercreme enthält Trolaminsalicylat, einen milderen Verwandten von Aspirin, der eine minimale Wirkung bei Schmerzen hat. Manche Präparate kombinieren sie mit Lidocain, einem topischen Anästhetikum.

Die Kosten für NSAID sind sehr unterschiedlich; sie reichen von vier Dollar im Monat für ein rezeptfreies generisches Produkt bis zu 1500 Dollar monatlich für ein rezeptpflichtiges Markenprodukt. Zwischen den nichtselektiven NSAID gibt es wenig Unterschiede, einerlei, ob sie rezeptfrei oder rezeptpflichtig sind. Abgesehen von Aspercreme sind topische NSAID rezeptpflichtig und kosten 196 bis 498 Dollar pro Tube.

Übliche Anwendungen für NSAID

Häufige Beschwerden, die mit Entzündungshemmern behandelt werden, sind unter anderem Rücken- und Halsschmerzen, Gelenkschmerzen durch verschiedene Arten von Arthritis (zum Beispiel rheumatoide Arthritis, Osteoarthritis, Gicht und Psoriasis-Arthritis), chronische Muskel- und Körperschmerzen, Verletzungen des Bewegungsapparates (Brüche, Zerrungen, Muskelrisse), Menstruationskrämpfe, Kopfschmerzen und Fieber. Aspirin in geringer Dosis wird verwendet, um Herzinfarkten, Schlaganfällen und einigen Krebstypen (zum Beispiel Speiseröhren- und Dickdarmkrebs) vorzubeugen. Das ist am sinnvollsten bei Menschen, die bereits krank sind oder bei denen das Krankheitsrisiko deutlich erhöht ist. Ein Patient sollte die Risiken und den Nutzen einer Behandlung mit Aspirin in niedriger Dosis mit einem Arzt besprechen; sie sind unterschiedlich je nach Alter, Blutungsrisiko, derzeitiger Medikation und anderen Krankheiten.

Wegen der oben erwähnten Nebenwirkungen können NSAID vor allem dann problematisch sein, wenn man sie täglich gegen chronische Schmerzen einnimmt. In niedrigen bis moderaten Dosen und kurzzeitig eingenommen (Tage oder Wochen), können sie Schmerzen und Entzündungen ohne großes Risiko deutlich lindern, sofern der Blutdruck gut überwacht wird und keine Nierenerkrankung, Herzkrankheit, Magen- oder Darmgeschwüre oder Entzündungen im Verdauungstrakt vorliegen. Wenn man sie länger als ein paar Wochen täglich einnimmt, steigt die Gefahr von schweren Nebenwirkungen.

Neueren Studien zufolge hängen chronische Entzündungen mit Depression zusammen und Tests mit NSAID als neue Therapie bei schwerer Depression lassen darauf schließen, dass sie bei manchen Patienten besser wirken als Antidepressiva.

Die Entzündung ist eine normale Reaktion des Körpers auf Verletzungen und führt zu Schwellungen, Schmerzen und manchmal Hitze und Rötung. Diese Reaktion ist nützlich, denn sie zeigt uns, dass wir verletzt sind und den betroffenen Körperteil schützen müssen. Zudem fördert die Entzündungsreaktion die Heilung, weil sie die verletzte Stelle mit mehr Blut, Nährstoffen und Immunaktivität versorgt. NSAID können die Entzündungsreaktion dämpfen, wenn Knochen, Gelenke, Muskeln oder Bänder traumatisiert wurden, und sie können Schmerzen und Schwellungen rasch lindern.

Wenn schwere Verletzungen nicht behandelt werden, können chronische Schmerzsyndrome die Folge sein, weil andere Körperteile sich um eine Kompensation bemühen, um den verletzten Körperteil zu schützen, und weil es zu Veränderungen im Gehirn kommt. Andere Arten von Entzündungs- und Schmerzsyndromen, die im Körper vorkommen, können die Folge der täglichen »Abnutzung«, von Inaktivität oder Überaktivität, Stress und chronischen Krankheiten sein. Da NSAID nicht die eigentliche Ursache von chronischen Schmerzsyndromen bekämpfen, sondern lediglich Symptome unterdrücken, können sie das Problem mit der Zeit verschlimmern oder verlängern, weil die Patienten mit den Aktivitäten fortfahren, die die Schmerzen ausgelöst haben. (In Kapitel 12 erfahren Sie mehr über Medikamente gegen chronische Schmerzen.)

Neuere Studien haben ergeben, dass chronische Entzündungen mit Depressionen einhergehen, und Versuche, schwere Depressionen mit einer NSAID-Therapie zu behandeln, deuten darauf hin, dass NSAID bei einigen Patienten besser wirken als Antidepressiva.

Die Probleme mit NSAID

Obwohl NSAID akute und chronische Schmerzen, Fieber und Entzündungen sehr wirksam lindern, hat ihre Anwendung erhebliche Risiken. Die Nebenwirkungen und unerwünschten Reaktionen, die sie hervorrufen, betreffen den Magen, den Darm, das Herz, die Lungen, die Blutgefäße und die Blutkörperchen. Menschen reagieren unterschiedlich auf sie, je nachdem, wie gesund sie sind und wie hoch ihr Krankheitsrisiko ist.

Die wichtigsten und häufigsten unerwünschten Wirkungen der NSAID treten im Magen-Darm-Trakt auf. Viele Patienten leiden schon nach einer einzigen Dosis an Magenschmerzen, Blähungen oder Magenreizungen. Die wahren Risiken werden bei täglichem Gebrauch deutlich, meist wenn er länger als zwei Wochen dauert. Wenn NSAID ins Blut gelangen und das COX-1-Enzym blockieren, nimmt die Synthese von Prostaglandinen ab. Diese hormonähnlichen Substanzen schützen unter anderem die Magenschleimhaut vor Säure und anderen Reizstoffen. Mit der Zeit erhöht das Defizit an Prostaglandinen die Gefahr von Magenblutungen, Geschwürbildung und Magendurchbruch, und alle diese Folgen können ohne warnende Symptome eintreten. Tausende von Menschen sterben jedes Jahr an Magen-Darm-Blutungen, die mit NSAID zusammenhängen. Viele von ihnen wussten nichts von den Schäden, die die Medikamente verursachten. Der Mangel an Prostaglandinen kann auch den Dünndarm und den Dickdarm schädigen, vor allem bei Colitis ulcerosa und Morbus Crohn. (Das Medikament Celebrex, das Cox-2 blockiert, hat einen geringeren Einfluss auf den Magen-Darm-Trakt, aber es ist ebenfalls nicht ganz risikolos.)

NSAID beeinflussen auch die Blutkörperchen, vor allem die Blutplättchen, die die Wände der Blutgefäße schützen, indem sie sich mit ihnen verbinden, um Löcher zu schließen und zu verhindern, dass Blut aus Arterien und Venen sickert. Aspirin wirkt auf einzigartige Weise: Es verhindert, dass Blutplättchen sich verklumpen und Gerinnsel bilden, solange das Plättchen lebt (acht bis zwölf Tage). Die Wirkdauer von Ibuprofen und anderen NSAID ist viel kürzer. Bei einem Herzinfarkt ist es erwünscht, eine Verklumpung von Blutplättchen zu verhindern; in anderen Fällen – zum Beispiel vor einer Operation, bei Darmblutungen oder wenn die Zahl der Blutplättchen ohnehin niedrig ist – ist es gefährlich.

Alle diese Risiken muss man bedenken, wenn es darum geht, Aspirin oder andere NSAID anzuwenden oder auf sie zu verzichten.

Aspirin wird routinemäßig Patienten verabreicht, die einen Herzanfall hatten. Mit einer niedrigen täglichen Dosis kann man die Gefahr eines Herzinfarkts oder Schlaganfalls nachweislich verringern. Andere NSAID können bei regelmäßiger Anwendung den Blutdruck erhöhen, Herzschwäche verschlimmern und die Gefahr, an einer Herzerkrankung zu sterben, vergrößern. Dazu gibt es zahlreiche Studien. Naproxen (Aleve) steigert offenbar das Herzinfarktrisiko am wenigsten, Diclofenac (Voltaren) am meisten. Der COX-2-Hemmer Celebrex ist zwar für den Magen-Darm-Trakt weniger gefährlich, aber er ist der schlimmste aller NSAID, was Herzkrankheiten anbelangt. Wer ein erhöhtes Risiko für Herzkrankheiten und Schlaganfall hat, sollte ihn meiden.

NSAID schaden auch den Nieren, die vom Enzym COX-2 produzierte Prostaglandine brauchen, um die Durchblutung sicherzustellen, die sie gesund und funktionsfähig erhält. Da alle NSAID dieses Enzym blockieren und die Durchblutung der Nieren reduzieren, sollten Nierenkranke sie nicht anwenden. Selbst wenn die Nieren gesund sind, sollten Patienten, die wegen Herzschwäche oder Bluthochdrucks Diuretika (zur Entwässerung) einnehmen, vorsichtig sein, weil die Wirkungen der Diuretika und der NSAID zusammen zu Nierenproblemen führen können.

Wechselwirkungen

Die wichtigste Arzneimittelgruppe, die mit NSAID wechselwirken kann, sind Blutverdünner. Wenn man NSAID zusammen mit Blutverdünnern, vor allem mit Warfarin (Cumarin) einnimmt, steigt das Risiko für Magen-Darm-Blutungen. Alkohol alleine erhöht diese Gefahr ebenfalls und wer obendrein regelmäßig NSAID einnimmt, vervielfacht das Risiko. Der langfristige Gebrauch von Kortikosteroiden wie Prednison kann zu Magengeschwüren führen; wer gleichzeitig NSAID einnimmt, erhöht das Risiko.

Die pharmazeutischen Antidepressiva, die man selektive Serotoninwiederaufnahme-Hemmer (SSRI) nennt, zum Beispiel Fluoxetin (Fluxet, Fluctine und viele andere), Sertralin (Zoloft, Adjuvin und andere) und Paroxetin (Paroxat, Paroxetop und viele andere) verringern die Verklumpung der Blutplättchen anders als NSAID. Wenn man NSAID und SSRI zusammen einnimmt, steigt die Blutungsgefahr. Kräuterarzneien und Ergänzungsmittel, die Einfluss auf die Blutplättchen haben und die man meiden sollte, wenn man NSAID einnimmt, sind unter anderem Rotwurzel-Salbei (*Salvia miltiorrhiza*), Chinesische Engelwurz oder Dong Quai (*Angelica sinensis*), Nachtkerzenöl und Weidenrinde.

Methoden der integrativen Medizin für die Behandlung von akuten Verletzungen, chronischer Entzündung und Schmerzen

Ruhe, Eis, Kompressen und das Hochlegen eines verletzten Körperteils, so schnell wie möglich, lindern Schwellungen und Schmerzen und beschleunigen die Genesung. Die topische Anwendung von Arnikatinktur (*Arnica montana*) ist ebenfalls hilfreich und kann Blutergüsse lindern, sofern die Haut nicht verletzt ist.

Änderungen der Lebensweise

Die beste Methode, chronische Schmerzsyndrome in den Griff zu bekommen, die mit Entzündungen zusammenhängen, ist eine gesündere Lebensweise. Gesündere Ernährung und Bewegung fördern die Gewichtsabnahme, was chronische Schmerzen oft lindert[103], weil die Gelenke dann weniger belastet sind, vor allem in den Knien, in den Hüften und im Rücken. Frauen mit hormonbedingter Migräne hilft Sport, weil er den Östrogenspiegel senkt.

Die wirksamste Methode ist jedoch eine entzündungshemmende Ernährung. Im Laufe von Wochen oder Monaten kann sie Entzündungen verringern, Gewichtsabnahme fördern und chronische Schmerzen lindern. Eine entzündungshemmende Kost besteht hauptsächlich aus verschiedenen Gemüsen und Früchten, Vollkornprodukten (ohne Mehl), gesunden Fetten (besonders natives Olivenöl, das eine einzigartige entzündungshemmende Verbindung namens Oleocanthal enthält), Samenkernen, Nüssen, fettem Fisch, ganzen Sojaprodukten, gesunden Kräutern, Gewürzen (vor allem Kurkuma und Ingwer), Tee (weißer Tee, Grüntee oder Oolong-Tee) und gelegentlich aus gesunden Süßigkeiten wie dunkler Schokolade oder Trockenfrüchten. Viele dieser Nahrungsmittel senken nachweislich chronische Entzündungsmarker im Körper. Wichtig ist auch, dass viele Produkte, die zur üblichen Kost gehören, in der obigen Liste nicht enthalten sind, vor allem Fabrikprodukte, die Hauptquelle entzündungsfördernder Fette und Kohlenhydrate (Zucker und Weißmehl). Tierische Nahrungsmittel müssen auf ein Minimum beschränkt werden. Ausnahmen sind Fisch, Eier und hochwertige Milchprodukte[104].

Körperliche Bewegung ist eine der am gründlichsten untersuchten Schmerztherapien. Das gilt auch für Physiotherapie nach einer Verletzung (nachdem die Schwellung abgeklungen ist und ein Arzt dem Patienten die Erlaubnis erteilt hat, sich körperlich zu betätigen) sowie für Routineübungen und Stretching, um die Funktion zu verbessern. Aktivitäten wie Yoga, Pilates und Tai-Chi können Schmerzen in großen Gelenken lindern. Krafttraining stärkt die Muskeln, die anfällige Gelenke umgeben, und lindert Schmerzen, weil die Belastung der Gelenke dadurch verringert wird. Wichtig ist, langsam mit der Bewegung zu beginnen und sich nach und nach zu steigern. Bewegung ist zudem eine der besten Therapien bei Schlafstörungen, und es ist nachgewiesen, dass besserer Schlaf chronische Schmerzen lindern kann[105].

Rauchen verschlimmert chronische Schmerzen[106], auch im unteren Rücken. Deshalb bewirkt der Verzicht aufs Rauchen wahrscheinlich eine Besserung.

Ergänzungsmittel und Pflanzenarzneien

Mehrere pflanzliche Heilmittel und Ergänzungsmittel lindern nachweislich Entzündungen und Schmerzen. Arnika kann man, wie oben erwähnt, an der verletzten Stelle auf der Haut anwenden, um Schmerzen und Schwellungen zu lindern. Das gilt erwiesenermaßen auch nach Operationen[107]. Außerdem lindert Arnika nachweislich Schmerzen, die mit leichter bis moderater Osteoarthritis zusammenhängen[108]. Capsaicin-Creme ist ebenfalls ein nützliches topisches Produkt, das Schmerzen lindern kann, vor allem Nervenschmerzen, etwa bei peripherer Neuropathie oder Gürtelrose. Capsaicin ist die Verbindung, die Paprikaschoten scharf macht. Sie kann anfangs ein leichtes bis moderates Brennen auslösen. Die größte Wirkung stellt sich nach mehreren Wochen ein.

Dass Fischölkapseln chronische Entzündungen und Schmerzen lindern, auch Arthritisschmerzen, Neuropathie und Menstruationskrämpfe, wurde wiederholt nachgewiesen. Kurkuma ist der stärkste natürliche Entzündungshemmer, sowohl das ganze Gewürz als auch sein Hauptbestandteil Curcumin verringern nachweislich die Entzündungsmarker im Blut und lindern chronische Schmerzen, die mit einer Entzündung zusammenhängen. Bei Osteoarthritis im Knie ist Curcumin in Kapseln Studien zufolge sogar ebenso wirksam wie Ibuprofen[109], und zwar ohne die unangenehmen Nebenwirkungen des Medikaments. Extrakte aus Ingwer, eines bekannten Verwandten der Gelbwurz, können nachweislich Schmerzen ein wenig lindern, deren Ursache Osteoarthritis im Knie ist[110].

Andere Therapien

Manuelle Therapien wie Massage, Chiropraktik und osteopathische Manipulation können helfen, chronische Schmerzen zu lindern. Die meisten Studien, die diese Verfahren untersuchten, konzentrierten sich auf Kreuzschmerzen. Akupunktur ist ebenfalls eine mögliche Alternative zur Daueranwendung von NSAID[111] bei einigen schmerzhaften Beschwerden, zum Beispiel Menstruationskrämpfe, chronische Kreuzschmerzen, Gelenkschmerzen, Zahnschmerzen, Migräne und Spannungskopfschmerzen.

Auch psychosomatische Verfahren wie Hypnose, geführte Imagination und geführte Meditation können Schmerzen lindern, weil die Patienten dabei lernen, ihre Wahrnehmung der Schmerzen zu ändern[112].

Es gibt also eine ganze Reihe von Möglichkeiten, Schmerzen zu lindern, bevor man zu entzündungshemmenden Medikamenten greift.

Fazit

Der weit verbreitete Gebrauch und die leichte Verfügbarkeit von nichtsteroidalen entzündungshemmenden Medikamenten verführt zu der Meinung, diese Mittel seien völlig ungefährlich. Viele Menschen nehmen sie regelmäßig und gedankenlos ein. In Wahrheit handelt es sich um starke Medikamente mit hohem Risikopotenzial, wenn man sie langfristig verwendet. Bei chronischen Schmerzsyndromen sollten sie nie die einzige Therapie sein. Die integrative Medizin bietet viele Methoden an, um chronische Schmerzen so zu lindern, dass NSAID nur noch zeitweilig oder gar nicht mehr notwendig sind.

9

Psychiatrische Medikamente für Erwachsene

Olga ist 70 Jahre alt und leidet an einer therapieresistenten Depression. Sie war mehrere Male wegen schwerer Depression und Unruhe im Krankenhaus. Während des letzten Krankenhausaufenthalts erhielt sie 40 Mal eine Elektrokrampftherapie; dann schickte man sie mit einem Rezept für mehrere Medikamente nach Hause. Auf dem Rezept standen unter anderem Quetiapin (Seroquel), ein Antipsychotikum, das die Stimmung stabilisieren und Unruhe dämpfen soll, Lamotrigin (Elemendos, Lamictal), ein krampflösendes Mittel, das hauptsächlich bei bipolaren Störungen angewandt wird, und Clonazepam (Rivotril, Antelepsin), ein Mittel gegen Unruhe. Olga hatte bisher schon viele andere psychotrope Medikamente eingenommen. Keines von ihnen hatte ihr wirklich geholfen und alle hatten unerträgliche Nebenwirkungen: trockener Mund, Übelkeit, Kopfschmerzen, stärkere Unruhe und Depression, Schlafstörungen, nachlassende Libido und Müdigkeit. Die neuen Medikamente machten sie sehr müde und benommen, aber sie fühlte sich nicht weniger depressiv und ängstlich. Ihr Psychiater schlug eine weitere Elektrokrampftherapie vor, was Olga jedoch nicht wollte, weil sie Gedächtnisstörungen hervorrief. Darum ging sie in eine integrative psychiatrische Klinik.

Nach einer ausführlichen Bewertung ihrer Vorgeschichte, einer psychologischen Untersuchung und einer Erörterung ihrer Wahlmöglichkeiten, wurde Olga zweimal in der Woche mit Akupunktur behandelt und ging einmal wöchentlich zur Psychotherapie. Letztere verband eine kognitive Verhaltenstherapie (KVT) mit neuroemotionaler Technik (NET), einer psychosomatischen Therapie, die auf der chinesischen medizinischen Philosophie gründet. Die KVT half Olga, sich ihres verzerrten Denkens bewusst zu werden und ihre Probleme besser zu bewältigen. Die NET dämpfte ihre gewohnheitsmäßigen Reaktionen auf vergangene traumatische Ereignisse.

Nach drei Monaten war Olga von den meisten Symptomen ihrer Depression frei. Sie konnte ihre Seroquel- und ihre Rivatril-Dosis senken und auf Lamictal ganz verzichten. Ergänzungsmittel, darunter Omega-3-Fettsäuren und Vitamin D, linderten die Depression und die Unruhe noch mehr. Olgas seelische Gesundheit ist noch nicht optimal; sie braucht immer noch eine geringe Dosis Seroquel am Abend und gelegentlich Rivatril, um den überwältigenden Stress in ihrem Leben zu ertragen. Aber sie ist nicht mehr depressiv und viel geselliger. Die Ärzte erwarten, dass ihr Zustand sich in den nächsten sechs bis zwölf Monaten weiter bessert und dass sie dann vielleicht auf alle Medikamente verzichten kann.

Das biomedizinische Modell in der psychiatrischen Medizin

Das Wort *Psychiatrie* hat griechische Wurzeln und bedeutet »Seelenmedizin« – ein edles Unterfangen. Leider hat die heutige Psychiatrie den Kontakt mit ihren Wurzeln verloren. Sie wird nun vom biomedizinischen Modell dominiert, das alle Störungen der psychischen und emotionalen Gesundheit auf Ungleichgewichte in der Gehirnchemie zurückführt, die man mit Medikamenten beheben kann. Die Pharmakonzerne profitieren enorm davon und brachten eine Serie von Medikamenten auf den Markt, um Depressionen, Unruhe und schwere psychische Erkrankungen zu behandeln. Wenn man sich die Werbung für diese Mittel in Fachzeitschriften für Ärzte anschaut, könnte man auf die Idee kommen, dass diese Probleme gar nicht mehr existieren, weil jeder Mensch, wenn er diese Medikamente einnimmt, optimale seelische Gesundheit genießt. Doch in der Praxis erfüllen die Medikamente, um die es in diesem Kapitel geht, die Versprechen nicht, die ihre Hersteller geben – oft scheitern sie sogar drastisch.

Psychotrope Medikamente beeinflussen den Geist, die Emotionen und das Verhalten. Die wichtigsten Gruppen dieser Arzneimittel sind Antidepressiva, atypische Antipsychotika und angstlösende Mittel. Sie werden häufig eingesetzt, um Depressionen, Angstzustände und andere Erkrankungen zu behandeln, deren Symptome Denk-, Stimmungs- und Verhaltensstörungen sind. Manchmal werden sie nur ein paar Monate lang eingenommen, häufiger jedoch langfristig oder gar lebenslang, obwohl sie schädlich sein können. Psychotrope Medikamente haben eine Vielzahl gravierender unerwünschter Nebenwirkungen. Trotzdem werden in der Welt jedes Jahr psychotrope Medikamente im Wert von über 76 Milliarden Dollar gekauft.

Antidepressiva

Die amerikanischen Centers for Disease Control and Prevention (CDC), deren Zuständigkeit etwa denen des deutschen Robert Koch-Instituts entspricht, berichten, dass etwa 9 Prozent der Erwachsenen an einer Depression leiden, 3 Prozent sogar an einer schweren depressiven Episode, einer langwierigen und schweren Form, die bei Amerikanern zwischen 15 und 44 Jahren die Hauptursache für Arbeitsunfähigkeit ist. In Deutschland liegt das Risiko, im Laufe des Lebens an einer Depression zu erkranken oder eine depressive Phase zu durchleben, laut Robert Koch-Institut bei etwa 19 Prozent (Frauen 25 Prozent, Männer 12 Prozent)*.

Antidepressiva bessern angeblich die Symptome der Depression dank ihres Einflusses auf die Chemikalien im Gehirn (Neurotransmitter), die Emotionen steuern: Serotonin, Norepinephrin und Dopamin. Neuere Medikamente mit weniger Nebenwirkungen, die selektiven Serotoninwiederaufnahme-Hemmer (SSRI) und die Serotonin-Norepinephrin-Wiederaufnahme-Hemmer (SNRI), haben die älteren trizyklischen Antidepressiva und die Monoaminoxidase-Hemmer (MAO-Hemmer) ersetzt.

Manche SSRI und SNRI werden auch gegen Angststörungen eingesetzt, vor allem Fluoxetin (Fluxet, Felicium), Sertralin (Zoloft), Citalopram (Cipramil, Seropram und viele andere) und Venlafaxin (Efectin, Efexor, Trevilor und viele andere). Ärzte verschreiben sie, um eine langfristige Anwendung von Benzodiazepinen zu vermeiden. Diese angstlösenden Medikamente verursachen zu oft eine hartnäckige Abhängigkeit oder eine Sucht. Ärzte verordnen diese Mittel auch zulassungsüberschreitend, um chronische Schmerzen, menstruelle Symptome, Energiemangel, Migräne, das Reizdarmsyndrom und andere Beschwerden zu behandeln.

---

* Robert Koch-Institut, Statistisches Bundesamt. Heft 51. Depressive Erkrankungen. S. 19. Online: https://www.rki.de/DE/Content/Gesundheitsmonitoring/Gesundheitsberichterstattung/GBEDownloadsT/depression.pdf?__blob=publicationFile

Die CDC berichteten, dass zwischen 2005 und 2008 11 Prozent der Amerikaner ein rezeptpflichtiges Antidepressivum einnahmen. Im Jahr 2010 waren Antidepressiva die am zweithäufigsten verordneten Medikamente[113], knapp hinter den Cholesterinsenkern; sie kosteten fast zehn Milliarden Dollar.

Die Zahl der verkauften Antidepressiva in allen Altersgruppen explodierte von 1988 bis 2008 und stieg um fast 400 Prozent[114]. Eine Studie wies nach, dass Ärzte, die keine Psychiater waren, 80 Prozent der Rezepte für Antidepressiva ausstellten[115], oft ohne spezifische psychiatrische Diagnose.

Zweifellos ist die Popularität dieser Produkte in erheblichem Umfang auf die aggressive, nur in den USA erlaubte Direktwerbung zurückzuführen. Für Deutschland sind ähnlich präzise Zahlen nicht publik. Doch hat auch hierzulande die Verschreibung von Psychopharmaka in den letzten 20 Jahren dramatisch zugenommen. Schätzungen gehen von 1,5 Milliarden Tagesdosen aus, doppelt so viel, wie noch vor zehn Jahren*. Die Pharmakonzerne haben vielen Menschen eingeredet, dass normale Trauer auf ein Ungleichgewicht in der Gehirnchemie zurückzuführen ist, das man mit Antidepressiva beheben kann. Es gibt jedoch immer mehr Hinweise darauf, dass diese Medikamente bei milder bis moderater Depression nicht wirksamer sind als Placebos.

Das Problem mit Antidepressiva

Der langfristige Gebrauch (länger als ein Jahr) kann eine Depression verlängern oder verschlimmern. Dieses Phänomen wird *tardive Dysphorie* genannt. Das bedeutet »anhaltende schlechte Stimmung«, deren Ursache die homöostatische Reaktion des Körpers auf das Medikament ist: Wenn ein Patient ständig ein Medikament einnimmt, das die Serotoninmenge an den neuronalen Kontaktstellen steigert, kompensiert das Gehirn dies mit der Zeit, indem es weniger Serotonin und Serotoninrezeptoren bildet. Das verschlimmert den Zustand des Patienten.

Abgesehen von der fragwürdigen Wirkung, führen Antidepressiva häufig zu Störungen der Sexualität, der Konzentration und der Verdauung. Weniger häufige Nebenwirkungen sind unter anderem Rückfallgefahr, Lebervergiftung, Abnahme der Knochendichte, abnorme Blutungen, Schlaganfall und

* OECD: Health at a Glance 2013. Online: https://www.oecd.org/berlin/publikationen/health-at-a-glance.htm

suizidales Verhalten. Mehrere Studien zeigen, dass Antidepressiva vor allem bei älteren Menschen mit einem höheren Sterberisiko einhergehen. Wenn Schwangere sie einnehmen, steigt möglicherweise die Gefahr, dass ihre Kinder autistisch werden oder Geburtsfehler aufweisen[116].

Atypische Antipsychotika

Antipsychotika oder Neuroleptika sollen Schizophrenie und verwandte schwere psychische Krankheiten behandeln. Ihre Wirkung beruht vor allem darauf, dass sie den Neurotransmitter Dopamin regulieren. Die neueren Medikamente, die Antipsychotika der zweiten Generation (AZG), auch atypische Antipsychotika genannt, sind seit 2000 auf dem Markt. Beispiele sind Aripiprazol (Abilify), Clozapin (Leponex und andere), Ziprasidon (Zeldox), Olanzapin (Zyprexa und andere), Quetiapin (Seroquel) und Risperidon (Risperdal). AZG weisen zwar weniger Nebenwirkungen auf, aber sie sind nicht so wirksam wie die Medikamente der ersten Generation[117], zum Beispiel Chlorpromazin (Megaphen) und Haloperidol (Haldol).

Obwohl die Krankheiten, für die Antipsychotika gedacht sind, heute nicht häufiger vorkommen, sind die Verkaufszahlen steil angestiegen. Besonders deutlich wird das in den USA, wo, im Gegensatz zu Deutschland, in Zeitschriften und im Fernsehen für psychotrope Medikamente geworben werden darf. Von der Schalflosigkeit über Rückenschmerzen und Depression bis hin zum Liebeskummer reichen die Indikationen, für die diese umstrittenen und nebenwirkungsreichen Substanzen angeboten werden. Allein im Jahr 2011 wurden sie 3,1 Millionen Amerikanern verschrieben, was 18,2 Milliarden Dollar kostete – eine Steigerung um 13 Prozent gegenüber dem Vorjahr. Die Zahl der jährlichen Verordnungen für atypische Antipsychotika stieg von 28 Millionen im Jahr 2001 auf 54 Millionen im Jahr 2011 – eine Steigerung um 93 Prozent. Im Jahr 2013 war Abilify das meistverordnete psychotrope Medikament und das meistverkaufte Medikament überhaupt[118]. Es brachte seinem Hersteller 6,5 Milliarden Dollar ein. Zwischen 2001 und 2011 gab das US-Veteranenministerium fast 850 Millionen Dollar für Seroquel aus[119].

Die drastische Zunahme des Gebrauchs dieser Medikamente geht auf das Jahr 2003 zurück. Damals genehmigte die amerikanische Zulassungsbehörde FDA ihre Anwendung als zusätzliche Therapie bei schwerer Depression. Die Ausgaben der Pharmaunternehmen für Direktwerbekampagnen nahmen von 1,3 Milliarden Dollar im Jahr 2007 auf 2,4 Milliarden Dollar im Jahr 2010 zu. Mehr als 98 Prozent der Werbung für atypische Antipsychotika wurden für nur zwei Präparate ausgegeben: Abilify und Seroquel, die derzeitigen Bestseller. Sie werden heute oft zusammen mit SSRI zur Erstbehandlung verabreicht, wohl in der Hoffnung, dass sie die oft wenig berauschende Wirkung dieser Medikamente verbessern. Zudem verschreiben Ärzte diese Arzneimittel zulassungsüberschreitend bei Schlafstörungen, Unruhe, Stress und leichten affektiven Störungen[120]. Das alles macht mich besorgt. In Deutschland wird glücklicherweise defensiver mit diesen Substanzen umgegangen. Doch angesichts der geringen Wirksamkeit bei leichten und mittelschweren Depressionen und dem problematischen Nebenwirkungsprofil dieser Medikamente sind auch hier die Verschreibungszahlen nach meiner Ansicht zu hoch.

Die Probleme mit atypischen Antipsychotika

Die AZG können schwere Nebenwirkungen verursachen, zum Beispiel plötzlichen Herztod und Blutgerinnsel, und das Schlaganfall- und Diabetesrisiko erhöhen. Noch wichtiger ist, dass die langfristige Anwendung von Antipsychotika keinen größeren Nutzen hat als die kurzfristige[121] und die Rückkehr der Patienten in ein gesundes Arbeits- und Familienleben womöglich sogar verhindert.

Medikamente gegen Angststörungen

Die Häufigkeit der Angststörungen in der deutschen Bevölkerung abzuschätzen, ist nicht leicht. Betroffene suchen nicht notwendigerweise einen Arzt auf. Dies gilt vor allem bei einfachen »isolierten« Phobien, die sich im Alltag in der Regel relativ einfach durch Vermeidungsverhalten beherrschen lassen. Nach Schätzungen liegt die Wahrscheinlichkeit, Opfer einer (vorübergehenden) Angststörung zu werden in Deutschland in Bezug auf die Lebenszeit immerhin bei 10 bis 15 Prozent*. Verschiedene Medikamente werden verordnet, um die Symptome der Angststörungen zu behandeln.

* Möller, Laux, Kapfhammer: Psychiatrie und Psychotherapie. Berlin-Heidelberg 2000.

Benzodiazepine wie Alprazolam (Tafil und andere), Lorazepam (Tavor und andere) und Diazepam (Valium) werden gegen generalisierte Angststörungen (GAS) und Panikstörungen eingesetzt. Die Herzmedikamente, die man Betablocker nennt, verringern das Zittern und Schwitzen, das bei Menschen mit Phobien in schwierigen Situationen auftritt. Antidepressiva, alte wie neue, sind heute zur Behandlung von Zwangserkrankungen zugelassen.

Benzodiazepine (»Benzos«) wirken anscheinend, weil sie die Wirkung des beruhigenden Neurotransmitters GABA (Gamma-Aminobuttersäure) im Gehirn verstärken. Da sie rasch wirken und die kurzfristige Wirkung bisweilen sehr gut ist, werden sie häufig benutzt, um Angstzustände, Anfälle, Schlafstörungen, Muskelverspannungen, Alkoholentzugssymptome und mit Medikamenten zusammenhängende Unruhe, Übelkeit und Erbrechen zu behandeln. Eine Umfrage kam 2013 zu dem Ergebnis, dass Xanax das am meisten verordnete Medikament bei psychischen Störungen war. Ativan folgte an fünfter und Valium an elfter Stelle[122].

Die Probleme mit Medikamenten gegen Angststörungen

Angstlösende Medikamente haben viele schwere und häufige Nebenwirkungen: ungewöhnliches Schlafverhalten, kognitive Störungen (zum Beispiel die Unfähigkeit, neue Erinnerungen zu bilden), Beeinträchtigung der Fahrtüchtigkeit und anderer Aktivitäten des täglichen Lebens sowie erhöhte Sturzgefahr, vor allem bei älteren Menschen. Schwere allergische Reaktionen werden ebenfalls berichtet. Weitere mögliche Nebenwirkungen sind unter anderem niedriger Blutdruck, nachlassende Libido, Übelkeit, Koordinationsstörungen, Enthemmung, Depression, Wut und Gewalttätigkeit. Mehr noch, die Gefahr, von Benzos abhängig zu werden, ist groß. Viele Menschen, die sie regelmäßig einnehmen, müssen die Dosis erhöhen, damit die gewünschte Wirkung erhalten bleibt, und sie können die Mittel wegen schwerer Rebound-Symptome nicht absetzen. Die Abhängigkeit von Benzos ist schwerer zu überwinden als die von Opioiden – der Entzug kann das Leben gefährden. Daher muss man Benzos langsam und unter ärztlicher Aufsicht absetzen.

Meiner Ansicht nach werden diese Medikamente viel zu häufig gebraucht und missbraucht. Ich finde es unerträglich, dass Ärzte sie ohne Bedenken für die langfristige Anwendung verordnen und dabei die potenziell verheerenden Nebenwirkungen auf das Gedächtnis und die kognitive Funktion sowie die Suchtgefahr kaum berücksichtigen. Ich drücke mich so deutlich aus, weil ich die Geschichte einer Patientin im Sinn habe, die ich vor Kurzem behandelt habe. Auch sie musste kämpfen, um ihre Abhängigkeit von Ativan zu überwinden.

Rachel erlebte ihre ersten Panikattacken, als sie 50 war. Sie kamen nicht häufig vor und Rachel kannte die Ursache nicht. Eine Ärztin und Kollegin, mit der sie befreundet war, riet ihr, eine kleine Dosis Ativan (0,5 mg) einzunehmen, um die Attacken zu verhindern. Sie nahm das Medikament nicht oft, aber mit der Zeit mochte sie das Gefühl, das sie nach der Einnahme empfand. Darum nahm sie es bald auch, wenn sie keine Panikattacke hatte. Im Alter von 58 Jahren arbeitete sie hart an einem stressigen Arbeitsplatz. Sie war meist ängstlich, schlief schlecht und litt zweimal in der Woche an Migräne.

Als sie 60 wurde, gab sie ihren Job auf. Dann zerbrach ihre Ehe und sie erlitt nach ihren Worten einen »totalen körperlichen und seelischen Zusammenbruch«. Ihre Angst nahm zu. Sie begann, die niedrige Dosis Ativan jeden Abend einzunehmen; trotzdem wurden ihre Angstzustände schlimmer. Die gleiche Ärztin empfahl ihr, ein- oder zweimal am Tag zusätzlich 0,5 mg zu nehmen und später die Abenddosis. Nach der Scheidung und einem Umzug nahm sie zwei Jahre lang ein Antidepressivum (Zoloft) ein.

Nachdem sie fünf Jahre lang mehr als 2 mg Ativan am Tag eingenommen hatte, nahm ihre Angst weiter zu, vor allem am frühen Morgen. Sie erinnert sich daran, dass ihr »ganzes Leben sich jetzt nur noch darum drehte, ihre Angst in den Griff zu bekommen«. Damals rauchte sie zudem eine Menge Marihuana, nahm zur Entspannung Tylenol mit Kodein ein und trank abends Alkohol. Sie befürchtete kognitive Störungen durch Ativan, weil ihr »Verstand nicht richtig arbeitete«, und beschloss, es abzusetzen. Sie bat einen Psychiater um Hilfe; doch für diesen war der Verzicht auf Ativan keine Priorität. Stattdessen bestand er darauf, dass sie sich auf ihre Beziehung zur Mutter konzentrierte, nicht auf ihre Medikamente. Sie war zehn Monate bei ihm in Behandlung. Eine andere befreundete Ärztin nahm Rachels Bedenken gegen Ativan ebenfalls auf die leichte Schulter, und ihr Bruder, ein Neurochirurg, meinte: »Ativan kann nicht der Grund für deine Probleme sein. Millionen Menschen nehmen es.«

Doch eine andere Freundin, eine Psychologin, hatte den Verdacht, dass Rachel morgens an Rebound-Angst litt, also an einem Entzugssymptom, weil die Dosis vom vergangenen Abend nicht mehr wirkte. Die Möglichkeit, dass inzwischen das Ativan ihre Angst auslöste und verschlimmerte, kam Rachel realistisch vor und stärkte ihren Entschluss, es nicht mehr einzunehmen. Damals kam sie zu mir und suchte Hilfe. Ich zeigte ihr eine beruhigende Atemtechnik und empfahl ihr, Kava (*Piper methysticum*) einzunehmen, ein ungefährliches und wirksames pflanzliches Entspannungsmittel, das Angst dämpft. Außerdem schickte ich sie zu einem Schlaftherapeuten und zu einem Kollegen, der auf Suchtbehandlung spezialisiert ist. Aus eigenem Antrieb hörte Rachel auf, Marihuana zu rauchen und Tylenol mit Kodein einzunehmen, und sie verringerte ihren Alkoholkonsum. Dann begann sie mit einem Entgiftungsprogramm. Sie verwendete nun flüssiges Ativan, dessen Dosis sie tropfenweise verringern konnte. Zudem nahm sie zweimal am Tag Kava gegen ihre Angst und ließ sich wegen ihrer Schlafstörungen oft mit Akupunktur behandeln.

Eines Tages, etwa zwei Monate nach Beginn des Programms, berichtete Rachel: »Plötzlich fühlte ich mich klar – als hätte sich zwischen mir und der Wirklichkeit ein Vorhang gehoben.« Kurze Zeit später begann ihre Angst zu schwinden. Es dauerte vier Monate, bis sie ganz auf Ativan verzichten konnte. Die ständige Angst, die sie so lange geplagt hatte, kehrte nie zurück. Sie sagt: »Ich finde es erstaunlich, dass meine Abhängigkeit von Ativan meine Angst sogar verlängerte und verschlimmerte und dass mich, bis ich zu Ihnen kam, kein Arzt vor den Gefahren einer regelmäßigen Einnahme gewarnt hat.«

Die optimale Anwendung von psychotropen Medikamenten

Psychotrope Medikamente mögen zwar helfen, Depressionen und akute Angst zu lindern, vor allem wenn ein Patient gut beraten wird und auch andere Maßnahmen ergreift; doch das gilt nicht für alle Menschen.

Es ist besser, mit einem einzigen Medikament in niedriger Dosis zu beginnen, um die Gefahr von Neben- und Wechselwirkungen zu minimieren. Je länger ein Patient ein psychotropes Medikament einnimmt, desto schwerer ist es, damit aufzuhören, weil das Gehirn sich mit der Zeit an das Mittel gewöhnt. Es ist nicht ratsam, ein psychotropes Medikament abrupt abzusetzen – man sollte die Dosis allmählich verringern und gleichzeitig andere Maßnahmen ergreifen.

Außer bei einer bipolaren Störung und anderen schweren psychischen Erkrankungen ist es unklug, längere Zeit psychotrope Medikamente einzunehmen, ohne die komplexen Ursachen der behandelten Probleme anzupacken.

Methoden der integrativen Medizin für die Behandlung von affektiven Störungen

Die Komplexität psychischer Erkrankungen und deren eigentliche Ursachen verlangen eine individuelle, integrative Therapie. Es genügt nicht, einfach nur ein vermeintliches Ungleichgewicht in der Gehirnchemie mit Medikamenten beseitigen zu wollen.

Eine Therapie mit Psychopharmaka auf der Basis des biomedizinischen Modells geht davon aus, dass eine molekulare Abnormität im Gehirn die Ursache eines klinischen Syndroms ist und dass man die Abnormität daher mit Arzneimitteln beseitigen kann. In Wirklichkeit sind zahlreiche genetische und umweltbedingte Faktoren an der Entwicklung und am Fortbestand einer psychischen Krankheit beteiligt. Wenn man sich um diese Faktoren kümmert, dürfen Patienten mit besseren Ergebnissen und geringeren Nebenwirkungen rechnen. Sie können dann möglicherweise die Zahl der Medikamente verringern, die sie einnehmen, die Dosen reduzieren und nach einiger Zeit auf alle psychotropen Medikamente verzichten. Diese Vorgehensweise muss individualisiert und von einem integrativen Psychiater gut koordiniert werden, damit sie gefahrlos und wirksam ablaufen kann.

Es gibt viele Möglichkeiten, Depressionen und Angst ohne Medikamente zu behandeln[123]. Wir haben zum Beispiel gute wissenschaftliche Belege dafür, dass körperliche Bewegung[124] und Fischölkapseln[125] (mit den wichtigen Omega-3-Fettsäuren für eine optimale Gehirnfunktion) Depressionen lindern. Gesprächstherapie, vor allem die kognitive Verhaltenstherapie, wirkt bei Depressionen oft ebenso gut oder noch besser als Medikamente. Akupunktur kann ebenfalls nützlich sein. Wenn ein Patient lernt, seine Atmung zu steuern, so ist dies bei Depressionen eine wirksamere Maßnahme als Benzodiazepine, und zwar ohne die kognitiven Störungen und die Suchtgefahr, die mit diesen Medikamenten einhergeht.

Eine integrative Bewertung der psychischen und emotionalen Probleme sollte die Ernährung einschließen, ebenso Trinkgewohnheiten, Kaffeegenuss, den Gebrauch anderer psychoaktiver Substanzen, die körperliche Aktivität, den Schlaf, Probleme am Arbeitsplatz, die zwischenmenschlichen Beziehungen und einiges mehr. Therapieempfehlungen könnten beispielsweide eine Änderung der Lebensweise, Ergänzungsmittel, pflanzliche Arzneien, andere natürliche Produkte und Psychotherapie umfassen.

Fazit

Die Medikamente, die ich in diesem Kapitel besprochen habe, sollten bei den meisten verbreiteten psychischen oder emotionalen Problemen nicht die Therapie der ersten Wahl sein. Antidepressiva sind bei schwerer Depression angezeigt, nicht für die routinemäßige Behandlung einer leichten bis moderaten Depression, für die wirksamere und weniger gefährliche Alternativen zur Verfügung stehen. Selbst bei schwerer Depression sollte der Patient solche Medikamente nicht länger als ein Jahr einnehmen. Wenn Sie Antidepressiva verwenden, dürfen Sie damit nicht plötzlich aufhören. Wenn Sie diese Mittel absetzen wollen, müssen Sie die Dosis allmählich verringern, jedoch erst, nachdem Sie andere Maßnahmen getroffen haben, um Ihre seelische Verfassung zu stabilisieren.

Versuchen Sie, angstlösende Medikamente zu vermeiden, außer für die kurzfristige Behandlung von situationsbedingter Angst, zum Beispiel nach einem Todesfall in der Familie, nach einem Jobverlust oder unter anderen psychischen Belastungen. Wenn Sie ein Benzodiazepin länger als einen Monat eingenommen haben, sollten sie einen kompetenten Arzt fragen, ob Sie es absetzen können.

10

Psychiatrische Medikamente für Kinder und Jugendliche

Schulkinder, die Schlange stehen, um ihre Medikamente zu bekommen wie Patienten in einer psychiatrischen Station? Ja, das ist in den USA heutzutage alltäglich und die meisten Tabletten, die verteilt werden, sind rezeptpflichtige psychiatrische Medikamente: Psychostimulanzien zur Behandlung eines Aufmerksamkeitsdefizit-Hyperaktivitätssyndroms (ADHS), angstlösende Mittel, Antidepressiva und sogar Antipsychotika, damit die Antidepressiva besser wirken. Wie weit sind wir gekommen?

Schauen wir uns einmal an, welche Erfahrungen eine Familie mit diesen Medikamenten gemacht hat.

»Ich will die alte Marisa wiederhaben«, rief die Mutter, die neben ihrer 13-jährigen Tochter saß und dem Kinderarzt ihre Geschichte erzählte. In den letzten vier Monaten hatte sich Marisa mit einem Rasiermesser oberflächliche Schnittwunden an den Handgelenken zugefügt. Sie sonderte sich ab, schlief und aß schlecht und sagte, sie wolle nicht mehr leben. Außerdem schwänzte sie die Schule, weil die täglichen Panikattacken im Unterricht ihr peinlich waren. Ihre Mutter hatte einen Therapeuten gesucht; doch man hatte ihr gesagt, sie müsse zwei Monate warten und die Versicherung bezahle nur acht Sitzungen. Auf einen Termin bei einem Kinder- und Jugendpsychiater musste sie noch länger warten. Der Kinderarzt verschrieb Marisa ein häufig verwendetes Antidepressivum: Escitalopram (Cipralex und andere), einen selektiven Serotonin-Wiederaufnahmehemmer (SSRI). Nach ein paar Tagen fühlte sich Marisa aufgedreht und kribbelig und hatte noch größere Schwierigkeiten einzuschlafen. Einige Wochen später, bei ihrem nächsten Termin, versicherte der Arzt der Mutter und der Tochter, dies seien vorübergehende Nebenwirkungen, und empfahl, zusätzlich Quetiapin

(Seroquel) einzunehmen, ein Antipsychotikum, das oft in niedriger Dosis verwendet wird, um Schlafstörungen und Angst zu behandeln.

Es gab Fortschritte. Seroquel half Marisa zu schlafen und linderte ihre Angst, sodass sie wieder in die Schule gehen konnte, nachdem sie zwei volle Wochen lang gefehlt hatte. Doch jetzt fiel es ihr schwer, morgens aufzuwachen, und sie war den ganzen Tag müde. Ihr Appetit nahm zu. Das alles sind häufige Nebenwirkungen von Seroquel. Ein paar Wochen später berichtete Marisa, sie sei zwar nicht mehr so depressiv wie früher, aber sie fühle »eigentlich gar nichts mehr«. Diese und andere Nebenwirkungen störten sie so sehr, dass sie abrupt aufhörte, die beiden Medikamente einzunehmen. Einige Tage danach stellten sich die üblichen SSRI-Entzugssymptome ein: Übelkeit, Kopfschmerzen, grippeähnliche Beschwerden und Benommenheit. Und ihre Einschlafschwierigkeiten kehrten zurück.

Es stellte sich heraus, dass es tiefere Probleme gab, gegen die Medikamente nichts ausrichten konnten. Monate später, als Marisas Mutter ihre Tochter endlich einem Therapeuten vorstellen konnte, schilderte Marisa, wie schwer es sei, mit Eltern aufzuwachsen, die sich andauernd stritten. Ihr Vater kämpfte mit Wutanfällen und Alkoholmissbrauch. Schließlich trennten sich ihre Eltern; doch ein paar Monate vorher hatte sie auf Facebook eine unerwartete Nachricht von ihrem Vater bekommen, in der er ihr mitteilte, er werde wieder in ihre Stadt ziehen. Das brachte erschreckende Erinnerungen zurück, die Marisa nachts wach hielten. Der Schlafmangel machte sie müde, und obendrein hatte sie Magenbeschwerden und wollte nicht essen. Zum Glück half ihr der Therapeut. Marisa schloss sich einer Mind-Body Skills Group im örtlichen Gemeindezentrum an. Dort lernte sie Achtsamkeit, Musik, Bewegung und Atemtechniken, die sie beruhigten und ihren Schlaf besserten. Außerdem versuchte sie es mit Imagination, führte ein Tagebuch und beschäftigte sich mit Kunst, um ihre Furcht, ihren Kummer und ihre Wut endlich zu bewältigen. Alle diese Methoden halfen ihr, ihre seelische Gesundheit ohne Medikamente zurückzugewinnen.

Psychische Probleme kommen heutzutage häufig vor, sowohl bei Kindern als auch bei Erwachsenen. Die Zahl der Betroffenen abzuschätzen, fällt nicht leicht. Doch gehen Experten davon aus, dass in Deutschland etwa 10 Prozent der Kinder an einer psychischen Störung leiden, zum Beispiel an ADHS, Autismus, Angst, Depression, bipolaren oder psychotischen Störungen, Zwangsstörungen, Essstörungen und Substanzmissbrauch. Diagnosen werden anhand von speziellen Kriterien gestellt, wenn die Fähigkeit eines Kindes zu lernen, sich gut zu benehmen, mit Emotionen umzugehen oder in der Schule zu arbeiten, erheblich beeinträchtigt ist. Die Ursachen dieser Störungen sind nicht völlig geklärt; wahrscheinlich spielen genetische und umweltbedingte Faktoren mit.

In Amerika und in der ganzen Welt nehmen Kinder und Jugendliche immer häufiger psychiatrische Medikamente ein. Der amerikanischen Behörde für Gesundheitsstatistik zufolge gaben 6 Prozent der amerikanischen Teenager an, dass sie im vergangenen Monat ein psychiatrisches Medikament eingenommen hatten[126]. 3,2 Prozent nahmen ein Antidepressivum, ebenfalls 3,2 Prozent Medikamente gegen ADHS und 1 Prozent Antipsychotika. In Deutschland, wo für verschreibungspflichtige Medikamente keine Werbung in öffentlichen Medien gemacht werden darf, liegt die Zahl deutlich niedriger. In der Gruppe der Kinder und Jugendlichen nehmen ein bis zwei von hundert Psychopharmaka. Auch werden hierzulande deutlich seltener als in den USA Stimmungsstabilisatoren (Lithium, Valproinsäure [Convulex und viele andere] und andere) bei Aggressionen und bipolaren Störungen verordnet, zumal über die Wirksamkeit und die Unbedenklichkeit dieser Arzneimittelgruppe bei Kindern und Teenagern nur wenige Daten vorliegen.

Medikamente heilen psychische Krankheiten bei Kindern selten. Bestenfalls bekommt man damit emotionale und Verhaltensstörungen in den Griff. Wenn die Symptome schwer sind, können Medikamente ein wichtiger Teil eines umfassenden Behandlungsplans sein, wobei das Risiko für Nebenwirkungen angesichts des kurzfristigen Nutzens akzeptabel ist. Zu oft fehlen jedoch geeignete und angemessene Ressourcen im Leben des Kindes und im Gesundheitssystem, die sich um die umweltbedingten Faktoren und um Verhaltensmuster kümmern könnten. Wie in Marisas Fall kann es Monate dauern, einen hilfreichen Therapeuten zu finden, und die Krankenversicherungen bezahlen nicht alles. Psychiatrische Medikamente sind scheinbar eine schnelle und einfache Lösung, zu der die Ärzte zuerst greifen und die auch die Eltern bevorzugen, weil man ihnen eingeredet hat, dass dieser Weg der Beste ist.

Heute wird die Psychiatrie vom biomedizinischen Modell beherrscht, das jede psychische und emotionale Störung auf ein Ungleichgewicht in der Gehirnchemie zurückführt, das man mit Medikamenten behandeln kann. Wenn das zuträfe, müssten psychiatrische Medikamente viel wirksamer sein. Pharmaunternehmen übertreiben in ihrer Werbung den Nutzen ihrer Produkte und spielen ihre Risiken herunter, sowohl gegenüber den Ärzten als auch gegenüber der Öffentlichkeit.

Dieses Kapitel befasst sich vor allem mit Antidepressiva, Antipsychotika und angstlösenden Medikamenten, weil sie Kindern und Jugendlichen verabreicht werden. Medikamente für ADHS bespreche ich in Kapitel 11.

Antidepressiva

Etwa 10 Prozent der Jugendlichen haben schon einmal an einer Depression gelitten, wenn sie 18 Jahre alt sind. Eine unbehandelte Depression kann das Risiko für strafbares Verhalten, Drogenmissbrauch, Krankheit und Probleme mit der Schule, der Arbeit und dem sozialen Leben vergrößern. Der größte Grund zur Sorge ist das erhöhte Suizidrisiko, die zweithäufigste Todesursache bei Jugendlichen zwischen 15 und 24 Jahren.

Vor den 1990er-Jahren war die Wirksamkeit der einzigen Medikamente, die gegen Depressionen erhältlich waren, bei Kindern nicht nachgewiesen und ihre Anwendung bei Kindern wurde wegen erheblicher Sicherheitsbedenken nicht empfohlen. Als Fluoxetin (Fluxet, Fluctine und viele andere), der erste SSRI, auf den Markt kam, zeigte sich, dass man damit Depressionen bei Sieben- bis 17-Jährigen wirksam behandeln konnte. SSRI steigern die Serotoninmenge im synaptischen Spalt zwischen den Gehirnzellen. Heute werden viele SSRI verschrieben: Sertralin (Zoloft, Adjuvin und andere) und Paroxetin (Paroxat, Paroxetop und viele andere), Citalopram (Cipramil, Seropram und viele andere) und Escitalopram (Cipralex und andere). Die Zahl der Kinder und Teenager, die SSRI einnehmen, ist in den vergangenen zwei Jahrzehnten drastisch gestiegen. Eine verwandte Medikamentengruppe, die Serotonin-Norepinephrin-Wiederaufnahme-Hemmer (SNRI), beeinflusst die Neurotransmitter Serotonin und Norepinephrin. Beispiele für SNRI sind Venlafaxin (Trevilor retard, Efectin) und Duloxetin (Ariclaim, Cymbalta und andere).

Aber wie wirksam sind diese Medikamente bei Kindern und Jugendlichen? Eine Gruppe von Studien zeigte in der Gesamtschau, dass es 61 Prozent der Kinder und Jugendlichen, die Antidepressiva einnahmen, besser ging (definiert als 50 Prozent Rückgang der Symptome), verglichen mit

50 Prozent derjenigen, die Zuckertabletten bekamen. (Zuckertabletten sind also ziemlich wirksam, und das ohne Nebenwirkungen!) Bei depressiven Kindern im Alter von zwölf Jahren oder jünger waren Antidepressiva weniger wirksam als bei Jugendlichen[127]. Etwas besser wirken sie gegen Angststörungen: Die Gruppe, die Medikamente erhielt, verzeichnete eine Besserung um etwa 70 Prozent gegenüber 40 Prozent in der Placebogruppe.

Die Probleme mit der Einnahme von Antidepressiva bei Kindern

Wie bei Marisa treten bei 20 bis 45 Prozent der Kinder innerhalb einiger Wochen nach Beginn der Therapie Nebenwirkungen auf: Unruhe, Reizbarkeit, Schlafstörungen, Aggressivität und Stimmungsschwankungen. Zum Glück verschwinden sie, wenn das Medikament abgesetzt wird. Aber die Nebenwirkungen der SSRI beeinflussen nicht nur das Verhalten. Vorläufige Untersuchungen bringen sie beispielsweise mit einer Abnahme der Knochendichte in Verbindung. Da die Kindheit und die Jugend kritische Phasen für die Entwicklung der Knochen sind, könnte diese Nebenwirkung Folgen für das ganze Leben haben.

Wie Marisa hören viele Kinder und Jugendliche wegen der unangenehmen Nebenwirkungen mit der Einnahme auf. Einige Nebenwirkungen sind wohlbekannt, andere sind nicht so gut dokumentiert. Sowohl SSRI als auch SNRI verändern beispielsweise Chemikalien, die eine Schlüsselrolle bei der Entwicklung des Gehirns spielen. Die meisten Studien über ihre Wirkung auf das sich entwickelnde Gehirn waren Tierversuche. Zum Beispiel verabreichte man Laborratten Fluoxetin, während sie heranwuchsen, und beobachtete dann die ausgewachsenen Tiere nach dem Absetzen des Mittels. Verglichen mit der Placebogruppe waren die Ratten, die vor der Reife Fluoxetin bekommen hatten, unter Stress weniger hoffnungslos, dafür aber ängstlicher. Zudem hatten diese Ratten als ausgewachsene Tiere Probleme mit dem Sexualverhalten[128], selbst wenn das Medikament schon lange vorher abgesetzt wurde. Viele erwachsene Menschen leiden ebenfalls unter Nebenwirkungen von Antidepressiva; doch die Wirkungen bei Kindern und Teenagern wurden bisher kaum untersucht.

Und wie sieht es aus, wenn Kindern mehrere psychiatrische Medikamente verabreicht werden? Bei vielen Kindern werden beispielsweise eine Depression und ein ADHS diagnostiziert, und dann gibt man ihnen ein SSRI-Antidepressivum und ein Psychotonikum wie Methylphenidat (Ritalin). Es gibt keine Studien über die langfristige Sicherheit dieser Medikamentenkombination, doch Tierstudien lassen darauf schließen, dass sie schädlich sein kann, vor allem in hohen Dosen. Wir wissen nichts über die langfristigen Folgen der Einnahme mehrerer Medikamente in der Kindheit, aber es ist zu befürchten, dass sie weitreichende Folgen im Erwachsenenalter haben kann.

Vor den 1960er-Jahren wurde eine bipolare Störung bei Kindern kaum erkannt. In den 1990er-Jahren explodierte die Zahl der Fälle viel stärker als bei Erwachsenen. War diese plötzliche Zunahme real oder wurde über die Fälle häufiger berichtet, um die Diagnose bekannter zu machen, oder neigen die Ärzte jetzt dazu, Kindern und Jugendlichen mehr psychiatrische Medikamente zu geben, was keine gute Idee wäre? Wir wissen es nicht. Eine Studie mit Kindern, bei denen eine bipolare Störung diagnostiziert worden war, stellte fest, dass etwa 60 Prozent von ihnen früher mit einem Antidepressivum oder einem Stimulans behandelt worden waren[129]. Es ist unklar, ob die Störung sich bei diesen Kindern ohnehin entwickelt hätte oder ob das Medikament eine Krankheit ausgelöst hat, die sonst nicht aufgetreten wäre.

Im Jahr 2004 veröffentlichte die amerikanische Arzneimittelbehörde FDA eine Warnung vor dem Einsatz von Antidepressiva bei Kindern und Teenagern. Dabei stützte sie sich auf Daten, die eine Zunahme der Suizidgedanken und suizidalen Verhaltensweisen (4 Prozent bei Kindern, die Antidepressiva einnahmen, 2 Prozent bei Kindern, die ein Placebo bekamen) nahelegen, wenn Antidepressiva Kindern verordnet wurden, die zuvor nicht suizidal gewesen waren. Da Suizid eine ernste Komplikation ist, verlangen diese Befunde einen besonnenen Umgang mit Antidepressiva und eine genaue Überwachung.

Marisa berichtete, sie habe sich ein paar Wochen nach dem Beginn ihrer SSRI-Therapie »wie betäubt« gefühlt. Das ist eine häufige Nebenwirkung. Manche Menschen finden die geringere Intensität von angenehmen und unangenehmen Emotionen vielleicht hilfreich; doch anderen fehlt womöglich etwas, weil sie nicht mehr weinen können, wenn sie traurig sind, und weil sie sich nicht mehr freuen können. Die Ursache und die Häufigkeit dieser Nebenwirkung besonders bei jungen Menschen sind nicht bekannt, aber sie ist ein weiterer Grund zur Sorge, weil wir als Kinder und Jugendliche lernen, mit Emotionen umzugehen.

Antipsychotika

Im Laufe der letzten zwei Jahrzehnte hat die Anwendung von Antipsychotika zur Behandlung von emotionalen und verhaltensbezogenen Symptomen bei Kindern und Teenagern enorm zugenommen. Allein im Jahr 2010 wurden etwa einer Million amerikanischen Kindern und Jugendlichen Antipsychotika verordnet. Auch in Deutschland hat die Verordnung dieser Substanzen an Kinder und Jugendliche zugenommen, wenn auch auf einem deutlich niedrigeren Niveau. Die Verordnungszahlen stiegen von 0,23 Prozent (2005) auf 0,32 Prozent (2012) an*. Ursprünglich waren sie für schwere psychische Erkrankungen bestimmt; heute werden sie zusammen mit SSRI häufig als Mittel der ersten Wahl depressiven Erwachsenen verabreicht, wahrscheinlich, um die oft wenig überzeugende Wirkung der SSRI auszugleichen. Diese Medikamente können zwar Symptome lindern, die bei Psychosen, Manie, Aggressivität, Schlafstörungen und Angst auftreten, aber sie haben erhebliche Nebenwirkungen. Diese Präparate werden in zwei Gruppen eingeteilt: Antipsychotika der ersten Generation (AEG) und Antipsychotika der zweiten Generation (AZG). AZG werden hauptsächlich Kindern und Jugendlichen verordnet; sie beeinflussen den Dopamin- und Serotoninstoffwechsel. Zu diesen Medikamenten gehören zum Beispiel Risperidon (Risperdal), Quetiapin (Seroquel), Olanzapin (Zyprexa und andere), Ziprasidon (Zeldox), Aripiprazol (Abilify), Paliperidon (Xeplion, Trevicta), Lurasidon (Latuda), Asenapin (Sycrest) und Clozapin (Elcrit, Leponex und andere).

Trotz Warnungen vor gravierenden Nebenwirkungen sind die verschiedenen AZG für die Behandlung von Schizophrenie, bipolaren Störungen und Reizbarkeit im Zusammenhang mit Autismus zugelassen. Die meisten AZG werden jedoch zulassungsüberschreitend gegen Depression, Angst, Schlafstörungen und Verhaltensstörungen eingesetzt – obwohl wir nicht viel über ihre langfristigen Vorteile und Risiken wissen[130]. Nur wenige Kinder und Jugendliche, denen diese starken Medikamente verordnet werden, bekommen auch eine Psychotherapie[131].

---

* Online: https://www.aerzteblatt.de/archiv/152852/Antipsychotika-Verordnungen-bei-Kindern-und-Jugendlichen

Die Probleme mit Antipsychotika bei Kindern

Nebenwirkungen der AZG kommen bei Kindern häufiger vor als bei Erwachsenen und betreffen viele Systeme, auch das Nervensystem: Benommenheit, Krampfanfälle und abnorme Bewegungen wurden beobachtet und einige Studien lassen sogar darauf schließen, dass das Gehirnvolumen mit der Zeit abnimmt, wenn man diese Medikamente anwendet[132]. Auch die endokrinen Drüsen können betroffen sein: Die Blutspiegel der Hormone, die das Wachstum und die Entwicklung, den Schlaf, die Stimmung, den Stoffwechsel und die Sexualität beeinflussen, verändern sich. Marisas Appetit nahm zu, als sie anfing, Seroquel einzunehmen. Die meisten AZG führen innerhalb kurzer Zeit zu einer deutlichen Gewichtszunahme. In einer Studie bewirkte beispielsweise die Einnahme von Abilify eine Gewichtszunahme von vier Kilogramm (kg) nach elf Wochen. Bei Zyprexa waren es 7,7 kg, bei Seroquel 5,4 kg Pfund und bei Risperdal 5 kg[133]. Zudem vergrößern AZG das Risiko für Diabetes Typ 2 und erhöhen den Cholesterin- und den Prolaktinspiegel. Eine zu große Menge des Hormons Prolaktin ist vor allem nach der Pubertät bedenklich; mögliche Folgen sind Amenorrhö (Ausbleiben der Menstruation), Galactorrhö (Milchproduktion ohne Schwangerschaft und Entbindung), geringere Libido, Erektionsstörungen und Osteoporose.

Und wieder ist die langfristige Sicherheit dieser Medikamente nicht der einzige Grund zur Besorgnis. Da AZG seelische Symptome lindern können, werden sie oft eingesetzt, ohne die komplexen Faktoren zu berücksichtigen, die zu psychischen Problemen bei Kindern beitragen, zum Beispiel falsche Ernährung, schlechter Schlaf, nicht verarbeitete oder anhaltende Traumen, inkonsequente Erziehung, eine unterentwickelte Fähigkeit, soziale oder emotionale Probleme zu verarbeiten, und fehlende Übereinstimmung zwischen Unterrichtsmethoden und den Lernbedürfnissen des Kindes. Immer mehr Experten sind der Meinung, dass die Risiken der Antipsychotika bei Kindern und Jugendlichen den Nutzen überwiegen und dass diese Mittel heute meist unnötig verordnet werden.

Angstlösende Medikamente: Benzodiazepine

Benzodiazepine sind vor allem dafür bekannt, dass sie beruhigen, den Schlaf fördern, Angst lindern, Krampfanfällen vorbeugen und die Muskeln entspannen – und das innerhalb von Minuten bis Stunden. Zu den beliebten Medikamenten in dieser Gruppe gehören Alprazolam (Tafil, Xanax, Xano und viele andere), Diazepam (Valium) und Clonazepam (Rivotril). Die FDA hat Benzodiazepine nicht für die Anwendung bei Kindern und Jugendlichen mit psychischen Problemen zugelassen. In Deutschland ist die Anwendung dieser Substanzen bei Kindern und Jugendlichen erlaubt. Allerdings ist die Verschreibungspraxis angesichts der bekannten Nebenwirkungen und vor allem aufgrund der hohen Suchtgefahr eher defensiv. Die wenigen Studien, die sie als Therapie gegen Angstzustände bei Kindern (Schulschwänzen, allgemeine Angst und Trennungsangst) untersucht haben, waren klein und von schlechter Qualität, und sie zeigten keine Vorteile gegenüber den Placebos.

Die Probleme mit Benzodiazepinen bei Kindern und Jugendlichen

Mögliche Nebenwirkungen sind unter anderem »Abstumpfung«, ein schlechteres Kurzzeitgedächtnis, erhöhte Nervosität bei manchen Kindern, Abhängigkeit und Entzugssymptome (Schlafstörungen, Reizbarkeit, stärkere Angst), wenn die Dosis verringert oder das Mittel abgesetzt wird.

Wenn man bedenkt, dass Teenager mit am stärksten gefährdet sind, was Medikamentenmissbrauch anbelangt, ist das Suchtpotenzial der Benzodiazepine ein Anlass zu großer Sorge. Jugendliche sind auf der Suche nach etwas Neuem, und ohne geeignete Werkzeuge, um mit belastenden Emotionen und Situationen umzugehen, suchen sie wahrscheinlich nach Mitteln, die Wut, Furcht oder Kummer dämpfen. Und wenn sie einmal das »Xanax-Gefühl« erlebt haben, ist die Wahrscheinlichkeit groß, dass sie es wieder erleben wollen. Einer Studie zufolge missbrauchten Teenager, die Benzodiazepine einnahmen, diese Medikamente zehn Mal häufiger (verglichen mit Teenagern, die sie nie eingenommen hatten), um high zu werden[134], und sie nahmen drei Mal häufiger Medikamente, die anderen verordnet worden waren.

Die Grenzen der psychiatrischen Medikamente bei Kindern und Jugendlichen

Die Ursachen der emotionalen und verhaltensbedingten Probleme bei jungen Menschen sind komplex. Von der Empfängnis an spielen genetische und umweltbedingte Faktoren eine entscheidende Rolle bei der Entwicklung des kindlichen Nervensystems. Die Schwangerschaft und die Entbindung, Medikamente und Toxine, psychische Krankheiten der Eltern, Streit in der Familie, die Ernährung, der Schlaf und die körperliche Bewegung bestimmen mit, wie gut ein Kind mit dem Stress des Lebens zurechtkommt, ohne krank zu werden. Genügend Zeit zum Spielen und die Möglichkeit, sich schöpferisch zu betätigen, das Gefühl, geliebt zu werden und dazuzugehören, ein geregelter Tagesablauf und vernünftige Grenzen tragen zur seelischen Gesundheit eines Kindes bei. Im Gegensatz dazu können traumatische Erlebnisse in jungen Jahren (seelischer, körperlicher oder sexueller Art) die seelische Gesundheit in der Zukunft schädigen. Es braucht Zeit und viel Geduld, alle diese Faktoren zu analysieren; aber Zeit und Geduld sind in unserem heutigen medizinischen Modell oft nicht vorgesehen. Kein Medikament und keine Kombination von Medikamenten kann »alles besser machen«.

Das Gehirn wächst und verändert sich von der Empfängnis an erheblich. Zunächst bilden sich zu viele Verbindungen zwischen den Gehirnzellen. Später, im Jugendalter, werden diese überflüssigen Verbindungen »zurückgestutzt«, damit das Gehirn sich den Bedürfnissen der Umwelt besser anpassen kann. Dieser Umbauprozess läuft bis zum Alter von etwa 25 Jahren weiter. Wir wissen nicht, wie psychiatrische Medikamente die Gehirnentwicklung beeinflussen und welche langfristigen Folgen ihre Anwendung in der Kindheit haben kann.

Methoden der integrativen Medizin für die Behandlung von affektiven Störungen bei Kindern und Jugendlichen

Um die psychischen Probleme von Kindern und Jugendlichen umfassend zu behandeln, sind integrative Methoden notwendig. Jedes Kind muss mit einer großen, permanenten Herausforderung fertig werden: Es muss emotional und durch sein Verhalten angemessen auf größere Anforderungen und auf die wachsende Verantwortung reagieren. Es muss lernen und üben, sich vernünftig auszudrücken und Gefühle zu bewältigen, ohne in ihnen stecken zu bleiben. Stress an sich ist nicht ungesund; aber zu viel Stress ohne die notwendige Unterstützung kann zu Erschöpfung führen und krank machen. Wenn die Unterstützung den Herausforderungen entspricht, entwickelt sich bei Kindern zunehmend die Überzeugung, dem Leben gewachsen zu sein.

Dann können sie gedeihen. Emotionale und verhaltensbedingte Symptome bei Kindern sind nicht unbedingt Probleme, die man beseitigen muss; es kann hilfreicher sein, sie als Warnsignale zu betrachten, als Hinweise auf Schwierigkeiten, um die man sich kümmern muss.

Die Ernährung gehört zu den wichtigsten, aber häufig übersehenen Faktoren, die die psychische Gesundheit von Kindern beeinflussen. Naturbelassene ganze Nahrungsmittel mit dem Schwerpunkt auf frischem Gemüse und Obst, pflanzlichem Eiweiß und Fisch sowie der weitgehende oder totale Verzicht auf Zucker, Weißmehl, Konservierungsstoffe und künstliche Farbstoffe begrenzen Entzündungen und fördern die seelische Gesundheit[135]. (Neuere Studien bringen Depression mit verstärkter Entzündungsneigung in Zusammenhang.[136]) Wenn sich ein Kind mit seelischen Problemen auf eine solche Kost umstellt, ist das ein wichtiger Schritt nach vorne in der Behandlung. Omega-3-Fettsäuren (Fischöl) in Kapseln und Vitamin-D-Tabletten können die Gehirnfunktion weiter verbessern.

Ausreichender, erholsamer Schlaf ist ebenfalls wichtig. Eine gesunde Routine zur Schlafenszeit kann entspannende Musik, ein warmes Bad, beruhigende ätherische Öle (besonders Lavendel) und Kräutertee (zum Beispiel Kamille), Meditation, geführtes Imaginieren und geeignete Lektüre einschließen. Optimaler Schlaf setzt voraus, dass das Licht nicht zu hell und die Umgebung nicht zu laut ist. Aktivitäten am Bildschirm (Fernsehen, Videospiele, Handy) sollten zwei Stunden vor dem Zubettgehen eingeschränkt werden. Verzicht auf Koffein ist wichtig, weil es den Schlafzyklus stört und Angst verschlimmern kann.

Ebenfalls sehr wichtig ist regelmäßige körperliche Bewegung; sie verbessert nachweislich die Stimmung und den Schlaf und sie muss nicht auf Vereinssport beschränkt bleiben. Als fröhliche Aktivitäten eignen sich Tanzen, Yoga, Trampolinspringen oder Spazierengehen mit dem Hund. Spiele, Zeitvertreib in der Natur und gemeinsame Unternehmungen mit Freunden und Angehörigen sind ebenfalls wichtig. Kinder und Teenager brauchen eine gesunde tägliche Routine, Ermutigung und Disziplin. Ohne ein Gefühl der Stabilität und Berechenbarkeit ist die Gefahr viel größer, dass Kinder an ungesunden psychischen Mustern und an falschen Verhaltensweisen haften bleiben.

Therapien wie die kognitive Verhaltenstherapie (KVT), die einem Kind oder Jugendlichen helfen kann, nutzlose und falsche Denkmuster zu erkennen und zu ändern, und Techniken wie die Tiefatmung, um Körper und Geist zu entspannen, können manchen Kindern ebenso gut helfen wie Antidepressiva. Da solche Methoden das Kind lehren, Emotionen auszudrücken und zu steuern, und ihm Gedanken- und Gefühlsmuster bewusst machen, wirken sie meist länger als Medikamente alleine.

Die Familientherapie kann Kindern und ihren Familien helfen, sich ungesunder Kommunikations- und Bewältigungsmuster bewusst zu werden und bessere zwischenmenschliche Beziehungen aufzubauen. Therapiegruppen, die Kindern und Teenagern zeigen, wie sie ihre Emotionen vernünftig steuern und dabei Spaß haben können (zum Beispiel durch Kunst, Musik, Bewegung, Tagebuchschreiben und innere Einkehr, alleine oder in der Gruppe), bringen Kindern bei, Emotionen in den Griff zu bekommen und ihre Sozialkompetenz zu verbessern. In geschützten Kleingruppen lernen Kinder leichter, sich auszudrücken und schwierige Gefühle zu verarbeiten.

Fazit

Kinder und Jugendliche sind keine kleinen Erwachsenen – ihr Gehirn und ihr Körper sind noch nicht vollständig entwickelt. Deshalb sind Medikamente, die bei Erwachsenen wirken, bei Kindern nicht unbedingt wirksam oder gefahrlos. Mangels wissenschaftlicher Erkenntnisse wissen wir nicht, welche langfristigen Wirkungen Medikamente bei Kindern haben, wie sie das Gehirn während seiner Entwicklung beeinflussen und wie sicher Kombinationen von Medikamenten sind. Um es deutlich zu sagen: Wir machen ein umfangreiches Experiment mit unseren Kindern, indem wir so vielen von ihnen psychiatrische Medikamente verabreichen.

Innerhalb eines integrativen Behandlungsplans können Medikamente Katalysatoren für positive Veränderungen sein, wenn sie psychische Probleme behandeln. Die Risiken unbehandelter Symptome müssen gegen die Nebenwirkungen der Medikamente und die potenziellen langfristigen Schäden abgewogen werden. Wenn man Medikamente einsetzt, kann man Nebenwirkungen minimieren, indem man mit einer niedrigen Dosis anfängt und sie langsam erhöht. Dann hat man auch genügend Zeit, um die Wirksamkeit einzuschätzen. Eine medikamentöse Therapie sollte immer mit Psychotherapie und anderen nichtpharmakologischen Methoden einhergehen und sobald wie möglich beendet werden. Allerdings darf man Medikamente nicht abrupt absetzen, weil sonst unangenehme Entzugserscheinungen auftreten können.

Investitionen in das Wohl der Kinder sind der Schlüssel zur Zukunft unserer Welt. Obwohl unser derzeitiges System und unsere Vorgehensweise vielen Kindern und Teenagern helfen, seelisch gesund zu bleiben, leiden erschreckend viele an Symptomen. Es ist unvernünftig und gefährlich zu glauben, dass psychiatrische Medikamente dieses Problem lösen können.

11

Medikamente bei Aufmerksamkeitsdefizit-Hyperaktivitätsstörung (ADHS)

Die Aufmerksamkeitsdefizit-Hyperaktivitätsstörung (ADHS) ist eine jener Krankheiten, die es nicht gab, als ich heranwuchs. Heute geht man in Deutschland offiziell davon aus, dass 5 bis 7 Prozent der Kinder und Jugendlichen unter ADHS leiden, wobei Jungen drei- bis fünfmal häufiger betroffen sind als Mädchen*. Soweit sie eine berechtigte Diagnose ist (meiner Meinung nach ist sie es oft nicht), sind die Ursachen komplex. Eine mögliche Ursache ist ein Missverhältnis zwischen dem Lern- und Arbeitsstil eines Menschen und der Umwelt, in der er lernen oder arbeiten soll. Die Ernährung und andere Aspekte der Lebensweise können ebenfalls eine Rolle spielen. Doch in Übereinstimmung mit der Neigung, psychische und verhaltensbedingte Probleme zu medikalisieren, gilt ADHS heute als Folge eines Ungleichgewichts in der Gehirnchemie, das man am besten mit Medikamenten behandelt.

Die neunjährige Maya hatte Ärger in der Schule. Sie war ein wenig hyperaktiv und es fiel ihr schwer, sich auf die Aufgaben zu konzentrieren, vor allem auf Lesen und Schreiben. Außerdem hatte sie Mühe zu sitzen, ohne hin und her zu rutschen, und oft ärgerte sie die Lehrerin, weil sie mit Klassenkameradinnen schwatzte und impulsiv mit Antworten herausplatzte. Trotzdem schnitt sie bei standardisierten Tests ebenso gut ab wie ihre Mitschüler in der vierten Klasse.

Zu Hause war Maya ein nettes und liebevolles Kind, dem es etwas schwerfiel, sich auf Routinearbeiten zu konzentrieren. Arbeiten im Haushalt waren oft ein Kampf, weil sie ihnen gern aus dem Weg ging und sich leicht

* Online: http://www.adhs-deutschland.de/Home/ADHS/ADHS-ADS/Haeufigkeit.aspx

ablenken ließ. Aber sie zeichnete und malte gern und konnte sich stundenlang darauf konzentrieren. Sie war auch eine eifrige und gute Fußballspielerin, obwohl ihre Zerstreutheit ihren Trainer manchmal sehr ärgerte. Maya war beliebt und hatte gute Freundinnen.

Ihre Leistungen in der Schule waren unbeständig. Ihre Schwierigkeiten waren schon im Kindergarten aufgefallen, wobei manche Jahre viel schwerer waren als andere. In der zweiten Klasse drängte die Lehrerin Mayas Eltern, das Kind auf ADHS untersuchen zu lassen und ihr Medikamente zu geben. Sie konsultierten einen Kinderarzt, der sich 15 Minuten mit ihnen unterhielt und sie und die Lehrerin bat, Fragebögen auszufüllen. Als diese ihm vorlagen, erklärte er, Maya leide an ADHS, und schlug einen »Versuch« mit dem Concerta vor, einer langwirkenden Form von Methylphenidat (Ritalin). Die Eltern zögerten und beschlossen zu warten.

Obwohl Mayas Verhalten in der dritten Klasse ähnlich war, schien das ihre Lehrerin nicht zu stören. Mit positiver Verstärkung und ein paar einfachen Zugeständnissen holte sie viel mehr aus Maya heraus. Aber die Lehrerin in der vierten Klasse sagte zu den Eltern, Maya könne »ihr Potenzial nicht ausschöpfen«, und bestand auf einer Behandlung. Also begann Maya, Concerta einzunehmen. In den ersten vier Monaten ging es ihr anscheinend viel besser. Sie konnte sich zu Hause und in der Schule besser konzentrieren und die Lehrerin freute sich über ihre Fortschritte. Das Medikament dämpfte ihren Appetit und sie nahm ein wenig ab. Außerdem war sie reizbarer, besonders nach der Schule. Dann fuhr sie aus der Haut, wie sie es früher nie getan hatte. Einige Male klagte sie darüber, komische Dinge zu sehen, die für ihre Eltern unsichtbar blieben. Diese waren jedoch der Meinung, dass die besseren Leistungen in der Schule diese Nachteile überwogen.

Ein paar Monate später berichtete Mayas ehemalige Lehrerin aus der dritten Klasse den Eltern, sie habe Maya in der Schule beobachtet und sie komme ihr »ein wenig matt« vor. War sie womöglich depressiv? Die Eltern waren verstört, als sie das hörten, und nachdem sie Maya genauer beobachtet hatten, waren auch sie der Meinung, Maya könne depressiv sein. Also beschlossen sie, Concerta abzusetzen. Sie glaubten, das verantworten zu können. Innerhalb von Tagen war Maya wieder das glückliche, fröhliche Kind, das sie gekannt hatten. Die Mutter sagte dazu: »Es war, als wäre Concerta ein Damm gewesen, der ihre Fröhlichkeit zurückstaute.« Maya nahm das Medikament nie wieder und ihre Eltern fanden andere Wege, ihre ADHS in den Griff zu bekommen.

Die Kontroverse

ADHS könnte durchaus die Krankheit sein, über die in der Pädiatrie am meisten gestritten wird.

Definiert ist sie als neurologische Entwicklungsstörung, für die Hyperaktivität, Konzentrationsschwäche und Impulsivität charakteristisch sind. Obwohl viele Menschen diese Züge aufweisen, müssen die Symptome so schwer sein, dass zwei verschiedene Lebensbereiche beeinträchtigt sind; nur dann ist die Diagnose gerechtfertigt. In den 1970er-Jahren war ADHS ein seltenes Syndrom, von dem weniger als 3 Prozent der Bevölkerung betroffen waren. Seither ist die Zahl der Kranken drastisch gestiegen. Heute wird bei etwa 11 Prozent der amerikanischen Kinder, das heißt bei etwa sechs Millionen, ADHS diagnostiziert. Der neuesten amtlichen Statistik zufolge nehmen etwa 4,2 Millionen von ihnen ein Psychotikum wie Ritalin ein[137]. In Deutschland wird bei 5 bis 7 Prozent der Kinder und Jugendlichen ADHS diagnostiziert. Davon werden etwa 3 Prozent mit Ritalin behandelt. Seit 2013 sind die Zahlen leicht rückläufig*. ADHS ist neben Asthma die häufigste chronische Krankheit in der Kindheit.

Sowohl unter Ärzten als auch unter Nichtmedizinern wird heftig darüber gestritten, was der drastische Anstieg der ADHS-Diagnosen vor allem in den letzten 20 Jahren tatsächlich bedeutet: Ist die Zahl der Menschen gestiegen, die an diesem Syndrom leiden, oder liegt hier eine Epidemie von Überdiagnosen vor? Skeptischere Kritiker bezweifeln, dass ADHS überhaupt existiert. Nach der Diagnose werden die meisten Kinder langfristig mit Psychotonika behandelt.

Ich halte ADHS für eine echte Krankheit mit erheblichen Folgen für jene, die am stärksten davon betroffen sind; aber ich glaube auch, dass sie aus zahlreichen Gründen viel zu oft diagnostiziert wird, vor allem weil die Unterstützung für unsere Kinder hohen Ansprüchen genügen soll, diesen jedoch

---

* Online: http://www.spiegel.de/gesundheit/diagnose/ritalin-gegen-adhs-aerzte-verordnen-seltener-methylphenidat-a-1030872.html

nicht immer gerecht wird. Es ist schwer einzusehen, dass 5 bis 7 Prozent der Kinder und Jugendlichen plötzlich Opfer einer Krankheit wurden, die eine lebenslange Behandlung mit Medikamenten erfordert.

Eine gründliche Diskussion der Frage, wie das geschehen konnte, würde ein ganzes Buch füllen. Ich beschränke mich hier auf einige Anmerkungen, die zeigen, dass unser diagnostischer Ansatz ungenau und willkürlich ist.

Im Jahr 2010 wies ein Wissenschaftler nach, dass bei Kindern, die im August geboren werden, mehr als doppelt so oft ein ADHS diagnostiziert[138] und behandelt wird als bei jenen, die im September geboren werden. Warum? Weil sie die jüngsten Kinder in der Klasse sind. Man schätzt, dass allein in den USA rund 900 000 unzutreffende Diagnosen darauf zurückzuführen sind, und Studien in Kanada und Island bestätigten dieses Muster. Das lässt darauf schließen, dass Ärzte nicht zwischen ADHS und schlichter Unreife unterscheiden können.

Eine andere Studie, die im Buch *The ADHD Explosion*[139] erörtert wird, wies nach, dass die ADHS-Rate an den Orten drastisch anstieg, wo das US-Bildungsgesetz »No Child Left Behind«, auf Deutsch: »Kein Kind wird aufgegeben«, und andere Programme eingeführt wurden. Wo diese Programme eingeführt wurden, müssen alle Schüler an standardisierten Tests teilnehmen und die Ergebnisse entscheiden darüber, welche Schulen von der Regierung finanziell gefördert werden. Wenn eine Schule sich nicht qualifiziert, sind Strafen möglich, einschließlich der Entlassung der Verwaltung und des Personals. Wenn das wirtschaftliche Überleben von Lehrern und Schülern von Testergebnissen abhängt, ist es anscheinend interessant, die Kinder zu diagnostizieren und mit Medikamenten zu behandeln, damit sie mehr leisten.

Die großen Unterschiede in der Zahl der ADHS-Fälle auch zwischen deutschen Bundesländern sind ein weiteres Indiz dafür, dass die Diagnosen willkürlich sind. Im Jahr 2013 wurden in Hamburg beispielsweise 18,6 Tagesdosen Ritalin pro 1000 Kinder verschrieben. Das ist fast dreimal so viel wie in Mecklenburg-Vorpommern (6,7 Tagesdosen pro 1000 Kinder)*.

Die zwei wichtigsten Gründe für ADHS-Überdiagnosen sind 1. das Drängen der Lehrer, Schulen und Eltern, die alle unter großem Druck stehen und daher gute Leistungen von den Kindern verlangen, und 2. ungenaue und zu

* Online: http://www.liliput-lounge.de/news/hamburg-spitzenreiter-bei-der-verordnung-von-ritalin/

schnelle Evaluationen der Ärzte und Erzieher, denen die Zeit fehlt, es besser zu machen. Eine ADHS-Evaluation sollte alle Aspekte des Lebens eines Kindes berücksichtigen, auch die Beziehung zur Familie, Schule und Gemeinde, sowie individuelle Stärken und Schwächen. Man kann viele Krankheiten mit ADHS verwechseln, unter anderem Behinderungen, Angst, posttraumatische Belastungsstörungen und Schlafapnoe; sie werden übersehen, wenn die Untersuchung nicht sorgfältig genug ist.

Wie sich herausstellte, war Maya, die im Juli geboren wurde, eines der jüngsten Kinder in ihrer Klasse. Es war unklar, ob ihre ADHS-Symptome sich wirklich auf mehr als einen Lebensbereich auswirkten. Ihre Schulprobleme schienen stark davon abzuhängen, welche Lehrer sie hatte. Eine Studie zeigte, dass weniger als die Hälfte der Kinder, die nach Ansicht eines Lehrers an ADHS litten, im folgenden Schuljahr von einem anderen Lehrer ebenso eingeschätzt wurden[140].

Medikamente gegen ADHS

Die Medikamente, die bei ADHS am häufigsten eingesetzt werden, sind Psychotonika. Methylphenidat (Ritalin) ist das bekannteste. Andere sind Dexamphetamin (Attentin), Lisdexamfetamin (Elvanse), Dexmethylphenidat und Atomoxetin (Strattera). Der Wirkmechanismus ist bei allen ähnlich, ebenso die zu erwartenden Vorteile, Risiken und Nebenwirkungen.

Diese Medikamente steigern die Verfügbarkeit der beiden wichtigen Neurotransmitter Dopamin und Norepinephrin und stimulieren den Schläfenlappen des Gehirns, der uns befähigt zu planen, uns zu konzentrieren und Impulse zu steuern – genau das fällt ADHS-Patienten schwer. Wenn Psychotonika diese Funktionen verbessern, lindern sie zugleich die Hyperaktivität drastisch.

Hunderte von kurzfristigen Studien belegen, dass diese Medikamente bei etwa 70 Prozent der Patienten, die tatsächlich an ADHS leiden, wirksam sind, sowohl bei Kindern als auch bei Erwachsenen. Sie können bewirken, dass Kinder still sitzen, besser lernen und impulsives Verhalten zügeln. Für manche können Psychotonika sogar lebensrettend sein.

Die Kosten für ADHS-Medikamente liegen zwischen 15 und 500 Dollar im Monat[141]. Obwohl Kinder immer noch die Hauptkonsumenten sind, ist der Verkauf an Erwachsene in den letzten Jahren am stärksten gestiegen[142].

Die Probleme mit Psychotonika

Es gibt zwei ernste Probleme mit Psychotonika. Erstens können sie erhebliche kurz- und langfristige Nebenwirkungen haben. Zweitens gibt es keine ausreichenden Hinweise darauf, dass sie langfristig nützlich sind.

Dies sind ihre häufigeren Nebenwirkungen:

Angst
Appetitverlust und Gewichtabnahme
Bauchschmerzen
Bluthochdruck (eher bei Erwachsenen)
erhöhtes Risiko für Substanzmissbrauch und Sucht
Halluzinationen
Kopfschmerzen
Schlafstörungen
Tics
Unruhe
Wachstumsverlangsamung

Alle diese Nebenwirkungen sind ziemlich häufig. Zudem treten bei vielen Kindern subtilere Wirkungen auf. Es geht ihnen zwar gut, aber die Eltern sagen, sie seien »einfach nicht mehr sie selbst«. Wie Maya verlieren manche ihre Freude oder ihre Spontaneität. Manche werden offenkundig depressiv, reizbar oder wütend. Oft sind sie phasenweise hyperaktiv oder reizbar, wenn die Wirkung des Medikaments am Spätnachmittag nachlässt, und manche müssen weitere oder andere Medikamente einnehmen.

Halluzinationen sind ein ernstes Problem, das wahrscheinlich häufiger vorkommt, als Eltern und Ärzte wissen. Ältere Studien wiesen nach, dass 1 bis 3 Prozent der Kinder Halluzinationen bekamen, während sie Psychotonika einnahmen. Eine neuere Studie zeigt, dass bei 62 Prozent der Kinder, deren Eltern einmal an schwerer Depression, bipolarer Störung oder Schizophrenie litten, psychotische Symptome auftraten, solange sie Psychotonika einnahmen[143]. Ein besorgniserregender Befund.

Die meisten Nebenwirkungen verschwinden, wenn das Medikament abgesetzt wird. Nur Tics können bleiben und der Wachstumsrückstand wird möglicherweise nicht aufgeholt. Zum Glück finden die meisten Kinder schnell wieder zu ihrem normalen Selbst zurück, so wie Maya.

Gute langfristige Studien zu Psychotonika bei ADHS sind dünn gesät und erbrachten enttäuschende Ergebnisse. Die berühmteste Studie war die sogenannte Multimodal Treatment of Attention Deficit Hyperactivity Disorder Study (MTA-Studie)[144], die von angesehenen Professoren mehrerer Universitäten geleitet wurde. Sie teilten 564 Kinder nach dem Zufallsprinzip vier Gruppen zu. Die erste Gruppe bekam nur das Medikament, die zweite das Medikament und eine Verhaltenstherapie, die dritte nur eine Verhaltenstherapie und die vierte die Behandlung, die ihnen die Ärzte an ihrem Wohnort anboten. Nach einem Jahr schnitten beide Medikationsgruppen signifikant besser ab, was die Befürworter der medikamentösen Therapie bejubelten. Doch im zweiten Jahr war die Hälfte des Nutzens zerronnen und nach drei Jahren gab es keinen Unterschied mehr zwischen den Kindern, die ein Medikament eingenommen hatten, und jenen, die keines eingenommen hatten. In der Studie heißt es: »Die leicht signifikanten Vorteile, die wir im 24. Monat bei der Evaluation mit dem MTA-Medikations-Algorithmus feststellten … waren nach 36 Monaten vollständig verschwunden[145]. Ebenso fanden wir in den ursprünglichen Behandlungsgruppen nach 36 Monaten keine Unterschiede bei der Zahl der ADHS-Diagnosen und anderer gleichzeitig auftretender Krankheiten.« Fazit: Den Kindern ging es mit Medikamenten und ohne Medikamente besser.

Die Ergebnisse einer anderen langfristigen Studie, der Preschool Attention Deficit Hyperactivity Treatment Study (PATS)[146] fielen ähnlich aus. Sie beobachtete 230 Vorschulkinder zwischen drei und fünf und bis zu zehn Jahren, bei denen ADHS diagnostiziert worden war. Im Alter von zehn Jahren hatten 79 Prozent derjenigen, die Medikamente einnahmen, immer noch Symptome. Bei den Kindern, die keine Medikamente nahmen, waren es 73,1 Prozent. Die Symptome der Kinder, die Medikamente einnahmen, waren ebenso schwer wie bei denjenigen, die keine nahmen.

Warum haben Medikamente, die anfangs wirken, keinen langfristigen Nutzen? Vielleicht wehrt sich das Gehirn nach und nach gegen die Wirkungen oder die Medikamente werden nicht optimal eingesetzt oder es geht so vielen Kindern von selbst besser, dass kein Nutzen feststellbar ist.

Die letzte Möglichkeit wird von Forschungsergebnissen gestützt. Eine Studie maß die Dicke des Kortex im Schläfenlappen des Gehirns, während Kinder heranwuchsen[147]. Bei jenen, die an ADHS erkrankt waren, war die Entwicklung des Schläfenlappens um drei Jahre verzögert; doch viele holten den Rückstand später auf. Nur 30 bis 50 Prozent der Kinder mit der Diagnose ADHS erfüllen die ADHS-Kriterien als Erwachsene immer noch. Wir behandeln also viele Kinder, die möglicherweise von selbst gesund werden.

Wenn wir nicht nachweisen können, dass Psychotonika langfristig hilfreich sind, wie besorgt sollten wir dann wegen möglicher Schäden sein, vor allem wegen der Wirkungen auf das sich entwickelnde Gehirn? Klare langfristige Nebenwirkungen scheint es nicht zu geben. Wir wenden diese Medikamente seit den 1950er-Jahren an und selbst Patienten, die sie seit Jahren einnehmen, leiden nicht an Herzschwäche, Nierenerkrankungen oder anderen schweren körperlichen Störungen. Eine Zunahme schwerer psychiatrischer Erkrankungen wie Schizophrenie oder Depression ist ebenfalls nicht zu beobachten. Ein offenkundiger Grund zur Sorge ist Sucht, weil viele Menschen von Stimulanzien abhängig sind. Doch niemand war bisher imstande, die subtileren Wirkungen dieser Medikamente zu untersuchen. Da Psychostimulanzien die Neurotransmitter und die Gehirnfunktion verändern und das Gehirn sich bis ins frühe Erwachsenenalter hinein entwickelt, wäre es unvernünftig anzunehmen, dass diese Medikamente darauf keinen Einfluss haben. Doch niemand weiß es genau. Wir machen ein riesiges Experiment mit mehreren Millionen Kindern, dessen Ergebnisse sehr schwer vorauszusagen sind.

Die langfristigen Studien, die uns Auskunft geben könnten, sind mit Kindern schwer durchführbar; aber die Studien mit Ratten sollten uns stutzig machen[148]. Methylphenidat, das heranwachsenden Ratten verabreicht wird, hängt mit hartnäckigen verhaltensneurologischen Folgen in ihrem späteren Leben zusammen. Diese Ratten sind anfälliger für Stress und Angst – und das wollen wir bei unseren Kindern gewiss nicht sehen.

Die Cochrane Database of Systematic Reviews veröffentlicht Evaluationen der Wirkung und der Risiken medizinischer Interventionen. Sie dürfte die am meisten anerkannte medizinische Autorität zu diesem Thema sein. Im Jahr 2015 untersuchte Cochrane die Wirksamkeit von Methylphenidat bei ADHS. Das Resultat stellte die Qualität der Befunde zugunsten seiner Anwendung infrage, deutete an, dass wir bessere Studien brauchen, und betonte »den dringenden Bedarf an randomisierten, kontrollierten Studien über nichtpharmakologische Therapien«[149].

Abschließend stellt sich die Frage, ob Psychotonika die Wahrscheinlichkeit erhöhen, dass behandelte Kinder im späteren Leben Substanzen missbrauchen. Das ist deshalb eine wichtige Frage, weil die Rate der Substanzmissbrauchsstörungen bei Teenagern mit ADHS 10 Prozent beträgt, verglichen mit 3 Prozent bei Jugendlichen ohne ADHS. Die verfügbaren Daten lassen nicht auf einen Zusammenhang schließen, dennoch ist das Missbrauchs- und Suchtrisiko bei Schülern, die Psychostimulanzien einnehmen, ein ernstes Problem. Manche Schüler verwenden sie, um bessere Noten zu bekommen, so wie die früheren Generationen Koffein oder Diättabletten geschluckt haben; doch viele wollen damit high werden, was oft gravierende Folgen hat. Eine Übersichtsstudie stellte fest, dass fast zwei Dritteln der Studenten einer großen Universität in einem Mittelatlantikstaat stimulierende Medikamente angeboten wurden und dass 31 Prozent zugaben, ADHS-Medikamente zu missbrauchen[150]. Ein junger College-Student sagte: »Du schluckst Adderall, um zu lernen, und schnüffelst es, um dich zu amüsieren.«[151]

Methoden der integrativen Medizin für die Behandlung von ADHS

Die Anwendung von Psychotonika hat enge Grenzen. Wie also können wir Patienten mit der Diagnose ADHS behandeln, wenn sie wirklich eine Behandlung brauchen?

Vor allem sollte ADHS-Patienten immer eine Verhaltenstherapie zusätzlich zu den Medikamenten empfohlen werden. In Betracht kommen eine Schulung der Eltern, eine Verhaltenstherapie für die Kinder und bestimmte Veränderungen im Klassenzimmer. Die Verhaltenstherapie bleibt zu oft auf der Strecke, sobald eine medikamentöse Therapie begonnen hat. Ein anderes Verhalten der Eltern oder Veränderungen in der Schule können bei ADHS-Kindern ebenso wirksam sein wie jedes Medikament. (Denken Sie daran, dass es Maya in einem Schuljahr gut und im nächsten schlecht ging. Manchmal kommt es allein auf das Verhältnis zwischen einem Schüler und der Schule oder einem Lehrer an.)

Der integrativen Medizin stehen mehrere wirksame Maßnahmen zur Verfügung, bei denen das Risiko für Nebenwirkungen gering ist. Die Ernährung kann ADHS-Symptome erheblich beeinflussen. Mehrere Studien belegen, dass viele Kinder mit ADHS »empfindlich«, wenn auch nicht wirklich allergisch auf manche Nahrungsmittel reagieren. Eine 2011 in der angesehenen medizinischen Zeitschrift *Lancet* veröffentlichte Studie kam beispielsweise zu dem Schluss, dass es 64 Prozent der Kinder signifikant besser ging, wenn sie eine Eliminationsdiät aßen[152]. Die häufigsten Übeltäter sind Gluten (im Weizen und in anderen Getreidesorten) und Kasein (in Kuhmilch). Künstliche Farbstoffe und andere Zusätze können ADHS ebenfalls verschlimmern, wie mehrere Studien zeigen. In Europa wird diese Forschung so ernst genommen, dass an Produkten, die bestimmte Farbstoffe enthalten, ein Warnhinweis angebracht werden muss.

Eisen- und Zinkmangel hängen nachweislich mit ADHS zusammen. Betroffenen Kindern fehlen meist Omega-3-Fettsäuren, die vor allem in Fisch enthalten sind; bei ihnen ist die Einnahme von Fischöl sinnvoll[153]. Über das Mikrobiom und ADHS gibt es nur wenige Erkenntnisse; aber eine Studie stellte fest, dass das ADHS-Risiko signifikant sinkt, wenn man Kleinkindern Probiotika in Kapseln gibt[154].

Eine neuere interessante Möglichkeit ist das EEG-Neurofeedback. Dabei nutzen Kinder Biofeedbackmethoden, um ihre Gehirnwellen zu verändern. Gute Studien zeigen, dass diese Methode wirksam ist, aber die Kosten sind ein großer Nachteil. Andere vielversprechende computergestützte Methoden, die die Wahrnehmung und die Konzentration verbessern, befinden sich noch im Entwicklungsstadium.

Ein genauer Blick auf problematische Lebensgewohnheiten und ihre Korrektur sind ebenfalls sehr wichtig. Das beginnt mit Schlafproblemen. Sowohl Schlafapnoe als auch einfacher Schlafmangel können ein ADHS deutlich verschlimmern. Der Erfolg eines Kindes in der Schule hängt erheblich davon ab, wie lange es schläft. Das Gleiche gilt für Bewegung. Mehrere Studien belegen, dass körperliche Bewegung bei ADHS hilfreich ist, und die meisten Kinder bewegen sich viel zu wenig. Mehr Zeit in der Natur kann ADHS-Symptome ebenfalls lindern.

Auch Mind-Body-Interventionen wie Yoga und Achtsamkeitsübungen können hilfreich sein; darauf lassen Studien schließen, die noch im Gang sind. Atemarbeit kann ein wirksames Mittel gegen Hyperaktivität sein.

Fazit

ADHS wird viel zu oft diagnostiziert. Kinder mit Lern- oder Verhaltensproblemen sollten sorgfältig untersucht werden, bevor man ihnen das Etikett ADHS anhängt. Bei denjenigen, die wirklich erkrankt sind, können Medikamente eine zweckmäßige Option sein, aber sie sollte Teil eines integrativen Behandlungsplans sein. Eine medikamentöse Behandlung ist nur gerechtfertigt, wenn eine der folgenden Voraussetzungen zutrifft:

- Das Kind ist unfähig zu lernen
- Das ADHS führt zu großen Schwierigkeiten zu Hause
- Das Kind ist wegen des ADHS unfähig, Freunde zu finden oder zu behalten
- Die Selbstsicherheit des Kindes leidet wegen eines der oben genannten Probleme

Selbst unter diesen Umständen kann es ratsam sein, zuerst nichtmedikamentöse Methoden auszuprobieren, weil die langfristige Wirksamkeit von Psychostimulanzien bei der ADHS-Therapie fragwürdig ist und weil wir nicht wissen, wie gefährlich ihre langfristige Anwendung ist, vor allem für die Gehirnentwicklung.

12

Opioide und die Behandlung chronischer Schmerzen

Schmerzen sind eine universelle menschliche Erfahrung. Die Volksmedizin und traditionelle Heilweisen kennen zahlreiche Therapien und Arzneien gegen Schmerzen, von denen viele wirksam sind, vor allem bei akuten Schmerzen. Am wirksamsten ist der Schlafmohn (*Papaver somniferum*), der in Europa seit uralten Zeiten verwendet wird. Opiumderivate – von Morphin und Kodein bis zu Oxycodon (Oxygesic, Oxycontin und viele andere) –, die kollektiv als *Opioide* bezeichnet werden, sind heute noch unsere stärksten schmerzstillenden Medikamente. Sie sind ziemlich ungefährlich, wenn man sie richtig anwendet, vor allem für die kurzfristige Therapie akuter Schmerzen. Die langfristige Anwendung bei chronischen Schmerzen ist jedoch eine andere Geschichte. Überdosierung, falsche Anwendung und Missbrauch von Opioiden kommen heutzutage häufig vor und schaden Individuen und der Gesellschaft. Nach Daten der AOK Hessen stiegen die Verschreibungszahlen von Opioiden zwischen den Jahren 2000 und 2010 um 178 bis 400 Prozent. Experten gehen von etwa 300 000 Süchtigen in Deutschland aus*. Bei etwa 70 Prozent der Todesfälle durch Drogen seien Opioide im Spiel.

Denken Sie einmal über die folgende Fallgeschichte nach:

Greg schloss die Highschool mit Auszeichnung ab. Mehrere Jahre später, im Jahr 2007, beschloss er, zur Armee zu gehen, so wie viele Mitglieder seiner Familie vor ihm. Während seines 15-monatigen ersten Einsatzes im Irak, bei dem er mehrere Kampfaufträge erhielt, schrieb er seiner Freundin

* Online: https://www.apotheke-adhoc.de/nachrichten/detail/pharmazie/opioide-zwischen-schmerz-und-sucht-analgetika-arzt-klinik-medikament/?tx_aponews_newsdetail%5B%40widget_4%5D%5BcurrentPage%5D=2&tx_aponews_newsdetail%5B%40widget_4%5D%5BitemsPerPage%5D=1&cHash=c5c466557a3f95e344f098c739d78ae0

und seinen Eltern, er leide immer öfter an Depressionen und häufigen Albträumen. Kurz nach seiner Rückkehr wurde bei ihm eine posttraumatische Belastungsstörung diagnostiziert und er wurde mehrere Monate lang therapeutisch betreut. Nach einer Zusatzausbildung kehrte Greg 2010 in den Irak zurück, wo er seiner Einheit in Bagdad als Sanitäter diente.

Im Irak erlebte er fünf Angriffe mit selbstgebastelten Bomben und zog sich dabei eine schmerzhafte Schulterverletzung und ein Schädel-Hirn-Trauma zu. (Das Schädel-Hirn-Trauma wurde von einer Explosion verursacht, die mehrere Mitglieder seiner Einheit im Humvee vor ihm tötete.) Anfangs behandelte man ihn mit NSAID und Physiotherapie, die seine Schmerzen kaum linderten. Deshalb wurden ihm danach jeden Tag Opioide verabreicht, darunter Hydrocodon zusammen mit Acetaminophen (Paracetamol). Neben seinen Schulterschmerzen und seinen fast täglichen Kopfschmerzen litt Greg auch an starker Angst, Schlafstörungen und Albträumen. Außerdem nahm er erheblich zu und die Ärzte diagnostizierten bei ihm Prädiabetes. Nach seiner Entlassung und einer Untersuchung im örtlichen Krankenhaus des Veteranenministeriums stellte man bei ihm auch ein leichtes Schädel-Hirn-Trauma fest. Er konsultierte verschiedene Ärzte, die ihm zusätzlich Morphin mit Langzeitwirkung, Oxycodin mit Acetaminophen sowie Alprazolam (Tafil) und Zolpidem (Bikalm) verschrieben.

Greg hoffte, im Gesundheitswesen arbeiten zu können, aber er hielt keinen Job lange durch. Als er einmal entlassen wurde, sagte er zu seiner Freundin, er sei »bereit, allem ein Ende zu machen«. Sie informierte seine Eltern und Geschwister, die ihn in einem regionalen medizinischen Zentrum untersuchen ließen, das auch integrative Methoden anbot.

Bei diesem Termin sprach Greg über seine Versagensängste und die zunehmenden Suizidgedanken. Außerdem gab er zu, dass seine Gedächtnislücken und seine Wutanfälle seine Beziehung und seine Arbeitsfähigkeit gefährdeten. Und er gestand, dass er sein Opioid für den Tag sammelte, an dem er »es nicht mehr aushalten« könne.

An diesem Punkt wurde ein umfassender Behandlungsplan ausgearbeitet. Zunächst befolgte er ein überwachtes Entgiftungsprogramm mit Verhaltenstherapie einschließlich kognitiver Therapie. Außerdem behandelte ihn sein Team mit Cranio-Sacral-Therapie, Akupunktur und Healing Touch (Heilarbeit mit den Händen), um seine Schmerzen zu lindern, und mit einer Ernährungs- und Bewegungstherapie, um sein Gewicht und den Blutzucker in den Griff zu bekommen. Zudem nahm er während der Behandlung an Kursen für die berufliche Rehabilitation sowie an Yoga- und Tai-Chi-Kursen teil. Nach mehr als drei Monaten intensiver Verhaltenstherapie und integrativer Therapie konnte er wieder nach Hause gehen und brauchte keine Schmerzmittel mehr. Jetzt trainiert er jeden Tag zu Hause und hält seine Schmerzen und seine Angst mit Biofeedback in Schach. Außerdem hat er eine Stelle bei einer örtlichen gemeinnützigen Einrichtung, die obdachlosen Veteranen eine medizinische Grundversorgung und Unterkunft anbietet.

Die Natur chronischer Schmerzen

Schmerzen können das Ereignis, das sie ausgelöst hat, überdauern und sich zu einem hartnäckigen, belastenden chronischen Schmerzsyndrom entwickeln, das therapieresistent ist, die Lebensqualität untergräbt und Patienten, Ärzte, Angehörige und die Gesellschaft frustriert. Die Zahl der Menschen, die an einem chronischen Schmerzsyndrom leiden, hat sich in den letzten Jahren enorm erhöht. Das ist eine große Last für das Gesundheitssystem. Über die Behandlungsstrategien wird heiß debattiert. Ein Grund für die Zunahme ist die Zahl der zurückkehrenden Kriegsveteranen mit schweren Verwundungen, von denen viele ohne die neusten Fortschritte der Unfallmedizin tödlich wären. Schlechte Prognosen in dieser Gruppe und ihre Abhängigkeit von Opioiden lenken eine Menge Aufmerksamkeit auf den schwierigen Umgang mit chronischen Schmerzen. Allmählich setzt sich die Einsicht durch, dass Medikamente allein das Problem nicht lösen.

Schmerzen sind weltweit der häufigste Grund dafür, dass Menschen zum Arzt gehen. Sie können als akute Schmerzen im Kreuz, Hals oder Kopf beginnen. Meist legen sie sich von selbst; doch bei mehr als 1,5 Milliarden Menschen auf der Welt und mehr als 15 Millionen Deutschen dauern die Schmerzen länger als einige Monate und werden chronisch[155]. Dann werden die Schmerzen nicht nur an der ursprünglich betroffenen Stelle schlimmer, sondern sie entwickeln sich mit größerer Wahrscheinlichkeit allmählich zu einem Syndrom, das eine ganz andere Therapie erfordert als die heute übliche. Außerdem gibt es einen Zusammenhang zwischen dem chronischen Schmerzsyndrom und Traumen, Migräne, Arthritis, Fibromyalgie und Neuropathie (Nervenschmerzen, eine häufige Komplikation des

Diabetes und eine Nebenwirkung einiger Arten von Chemotherapie bei Krebs).

Wir wissen heute, dass die Gehirnareale, die chronische Schmerzen wahrnehmen, sich physisch zu verändern beginnen und mit benachbarten Gehirnregionen kommunizieren, die normalerweise nicht für Schmerzen zuständig sind. Die Beteiligung dieser anderen Regionen hängt anscheinend mit schwierigen Symptomen zusammen, die chronische Schmerzen oft begleiten[156], zum Beispiel mit Müdigkeit, Schlafstörungen, Depression, Angst und kognitiven Störungen. Diese »Begleitkrankheiten« verkomplizieren die Therapie chronischer Schmerzen erheblich und bewirken, dass sie sich grundlegend von akuten Schmerzen unterscheiden. Leider werden Patienten mit einem chronischen Schmerzsyndrom in vielen Einrichtungen trotzdem noch so behandelt, als hätten sie akute Schmerzen.

Der neuere, integrative Ansatz betont die individualisierte Behandlung und nutzt viele verschiedene Modalitäten, die ein Expertenteam koordiniert. Schmerzmittel sind ein Teil dieser Behandlung, aber nie der einzige und auch nicht der wichtigste.

NSAID und Acetaminophen

Aspirin und nichtsteroidale Entzündungshemmer (NSAID) sind die meistgebrauchten Schmerzmittel, zusammen mit Acetaminophen (Paracetamol), einem anderen Arzneimitteltyp, der wenig Einfluss auf Entzündungen hat. Oft behandeln Betroffene sich selbst mit diesen Medikamenten und jene mit einem chronischen Schmerzsyndrom nehmen sie bisweilen längere Zeit häufig ein.

NSAID bespreche ich in Kapitel 8 ausführlich. Bei langfristiger Anwendung ist die Gefahr erheblich, dass sie Schäden hervorrufen und Wechselwirkungen mit anderen Medikamenten auslösen. Man sollte sie nie als alleinige Therapie bei chronischen Schmerzen betrachten.

Acetaminophen ist mit Aspirin vergleichbar, was die schmerzstillende Wirkung anbelangt. Es ist meist ungefährlich, aber Überdosen, die nicht selten sind, können schwere Leberschäden und Leberversagen verursachen. In den USA und anderen westlichen Ländern ist es eine der Hauptursachen für akutes Leberversagen. Viele dieser Fälle sind in Notaufnahmen zu sehen, viele erfordern eine Behandlung im Krankenhaus und manche sind tödlich. Wer regelmäßig Alkohol trinkt, erreicht eher eine Überdosis, ebenso Menschen, die gelegentlich Mittel einnehmen, welche Acetaminophen und Opioide enthalten. Viele rezeptpflichtige Medikamente dieser Art werden auf dem Schwarzmarkt verkauft. Starke Trinker und Leberkranke sollten mit Acetaminophen vorsichtig sein, wenn sie chronische Schmerzen lindern möchten.

Opioide

Bei mäßigen bis starken akuten Schmerzen sind Opioide die Mittel der ersten Wahl. Zwei natürliche Bestandteile des Opiums – Kodein und Morphin – gibt es schon seit langer Zeit.* Kodein ist ein schwaches Schmerzmittel, das oft mit Aspirin oder Paracetamol kombiniert und auch als Hustenstiller verwendet wird. Morphin ist ein wichtiges Schmerzmittel. Wie andere Opioide ist es viel wirksamer, wenn man es parenteral verabreicht, also nicht oral, sondern durch eine Spritze in einen Muskel oder in eine Vene. Chemiker haben jahrelang an diesen Molekülen herumgefummelt und Dutzende von halbsynthetischen und synthetischen Analoga produziert, oft im vergeblichen Versuch, die schmerzstillenden Eigenschaften von den suchtauslösenden zu trennen. Heroin wurde der Welt 1898 vorgestellt, als ungefährlicher und wirksamer Hustenstiller und als Schmerzmittel, das im Gegensatz zum Morphin nicht süchtig macht. Die Gefahren des Morphins waren damals schon wohlbekannt.** Seither wurden in Bezug auf neue Opioide viele ähnliche Behauptungen aufgestellt. Vor Kurzem haben Pharmaunternehmen langwirkende Formen von Morphin (MST, Capros und andere) und andere Opioide, unter anderem Fentanyl (Abstral, Actiq, Durogesic und viele andere), Hydromorphon (Jurnista und andere) und Oxycodon (Oxygesic) auf den Markt gebracht.

Opioid-Medikamente aktivieren die gleichen Gehirnrezeptoren, die körpereigene Opioide binden. Diese natürlichen oder *endogenen Opioide*

---

* Diese natürlichen Bestandteile des Opiums heißen *Opiate*. Der Begriff *Opioide* bezeichnet halbsynthetische und synthetische Derivate von Opiaten.

** Es war ein historischer Zufall, dass Heroin in den USA als Arznei mit hohem Missbrauchspotenzial und ohne therapeutischen Nutzen eingestuft wurde. Im Grunde unterscheidet es sich nicht grundlegend vom Morphin; es ist nur etwas stärker, sodass es in geringeren Dosen gleich wirksam gegen Schmerzen ist. Das kann bei Patienten ein Vorteil sein, die den Juckreiz oder die Übelkeit nicht ertragen, die höhere Morphindosen oft auslösen. Heroin wird in Großbritannien und anderen Ländern medizinisch genutzt.

schließen die Endorphine ein, die die Stimmung und die Schmerzwahrnehmung beeinflussen und durch verschiedene Reize freigesetzt werden, zum Beispiel durch Sport und Akupunktur. Zufällig binden sich Moleküle, die der Schlafmohn produziert, an die gleichen Rezeptoren.

Bei akuten Schmerzen, gegen die NSAID und Paracetamol nicht wirken, sind Opioide sehr wirksam. Außerdem wirken sie bei manchen Arten von chronischen Schmerzen gut, bei anderen Arten weniger gut. Viele Experten sind sich heute darin einig, dass die mit der Anwendung dieser Medikamente verbundenen Risiken wahrscheinlich den Nutzen überwiegen, wenn man sie langfristig gegen die meisten Arten von nicht krebsbedingten Schmerzen einsetzt, zum Beispiel gegen Kopf-, Rücken- und Nackenschmerzen. Bei episodischen chronischen Schmerzen wie Migräne, Fibromyalgie und Neuropathie sind Paracetamol und NSAID besser geeignet als Opioide. Eine epidemiologische Studie kam 2006 zu dem Schluss: »Es ist erstaunlich, dass die Behandlung von langfristigen/chronischen, nicht krebsbedingten Schmerzen mit Opioiden anscheinend keines der wichtigen mit der Opioid-Therapie verbundenen Ziele erreicht[157]: Schmerzlinderung, bessere Lebensqualität und bessere körperliche Leistungsfähigkeit.«

Die Probleme mit Opioiden

Eine Opioid-Überdosis kann einen tödlichen Atemstillstand verursachen, indem es unmittelbar auf das Gehirnzentrum einwirkt, das die Atmung steuert. Das ist unwahrscheinlich, wenn Patienten regelmäßig Opioide gegen chronische Schmerzen einnehmen, weil sich gegen diese Wirkung rasch eine Toleranz entwickelt. Größer ist das Risiko, wenn man Opioide mit Beruhigungsmitteln kombiniert. Die Kombination aus Opioiden und Benzodiazepinen (siehe Kapitel 9) ist besonders gefährlich; sie vervierfacht das Risiko für eine Überdosis. (Greg – in dem Fall, den ich am Anfang dieses Kapitels geschildert habe – nahm mehrere Opioide und zwei Benzodiazepine.)

Ansonsten sind die Nebenwirkungen der Opioide eher eine Quelle des Unbehagens als eine Bedrohung für das Leben. Am häufigsten sind Übelkeit und Erbrechen, Juckreiz, Schwitzen, Schwindel, Benommenheit und Verstopfung. Bei älteren Menschen können Schwindelanfälle zu Stürzen führen. Die Verstopfung kann akut sein. Manche Menschen, die langfristig Opioide einnehmen, erleben eine seltsame Intensivierung ihrer Empfindlichkeit (*Hyperalgesie*), sodass die leichtesten Berührungen unerträglich und die Schmerzen sogar schlimmer werden.

In der Sterbebegleitung – zum Beispiel bei Menschen mit Krebs im Endstadium, die ständig Schmerzen haben – mögen Opioide als Schmerzmittel notwendig sein; aber die kognitiven Wirkungen der Medikamente, bisweilen »Bewusstseinstrübung« genannt, können für Menschen lästig sein, die während des Sterbeprozesses hellwach bleiben und mit ihren Angehörigen kommunizieren wollen. Manche Hospizärzte sagen, die Behandlung von Schmerzen mit Opioiden sei in diesem Umfeld schwierig und es erfordere Geschick und Kunst, um eine ausreichende Schmerzstillung ohne Bewusstseinstrübung zu erreichen.

Natürlich sind Sucht und ihre zerstörerischen Auswirkungen auf das Leben der Menschen und auf die Gesellschaft der größte Anlass zur Sorge. Die regelmäßige Einnahme von Opioid-Schmerzmitteln kann zu Toleranz (das Bedürfnis nach höheren Dosen, damit die gewünschte Wirkung erhalten bleibt), körperlicher Abhängigkeit und Sucht führen. Körperliche Abhängigkeit, gekennzeichnet von starken Entzugssymptomen beim Absetzen der Opioide, kommt häufig vor, ist aber nicht dasselbe wie ein Abhängigkeitssyndrom, das viel ernster ist. Man schätzt, dass sich bei 5 Prozent der Menschen, die Opioide länger als ein Jahr einnehmen, ein Abhängigkeitssyndrom entwickelt. Menschen, bei denen Opioide Euphorie auslösen, vor allem wenn sie ihnen zuerst injiziert werden, sind am meisten gefährdet, ebenso diejenigen, die Opioide nutzen, um psychische Beschwerden zu lindern. (Wie bereits erwähnt, ist die psychische Belastung eine wichtige Komponente des chronischen Schmerzsyndroms.) Das Abhängigkeitssyndrom spricht für eine Störung des Belohnungssystems im Gehirn. Typisch dafür ist nicht nur die körperliche Abhängigkeit, sondern auch die Besessenheit von der Droge, Verhaltensprobleme, ein gestörtes soziales Leben und der Verlust der Produktivität.

Ende der 1980er- und Anfang der 1990er-Jahre stieg der Gebrauch von Opioiden drastisch. Das war die Folge eines Aufrufs einiger bekannter Schmerztherapeuten, die davor warnten, Schmerzen – auch solche, die nicht mit Krebs zusammenhängen – unzureichend zu behandeln[158]. Der Verbrauch wurde auch von der Einführung der oben erwähnten langwirkenden Mittel angekurbelt, für die die Hersteller kräftig die Werbetrommel rührten.

In den USA hielt es die FDA für notwendig, einigen Produzenten Mahnbriefe zu schicken. Einer Firma teilte sie beispielsweise mit, dass ihre Anzeigen »die ernsten Risiken, die mit Oxicodon verbunden sind, unerwähnt lassen und herunterspielen und sie für Indikationen anbieten, die über das hinausgehen, was sich als ungefährlich und wirksam erwiesen hat«.

Die Pharmaunternehmen stellen viel mehr Medikamente dieser Art her, als wir für eine legitime medizinische Anwendung brauchen. Ein großer Teil der Produktion gelangt also auf den Schwarzmarkt. In den USA stellt der Opioid-Missbrauch ein besonders gravierendes Problem dar. Oxycodon wird häufig missbraucht. Das Medikament ist im ländlichen Amerika so beliebt, dass man es »Hinterwäldler-Heroin« nennt. Der falsche Gebrauch und der Missbrauch von rezeptpflichtigen Opioiden kosten den amerikanischen Staat jährlich mehr als 60 Milliarden Dollar[159]. Fast die Hälfte dieses Betrages geht auf Produktionsverluste zurück, die andere Hälfte auf Kosten im Gesundheitssystem (zum Beispiel Behandlungskosten). Nach einer neueren Schätzung kostet ein Jahresbedarf Oxycodon rund 6000 Dollar. Die Kosten für Drogentests und Überwachung, für die Behandlung von Nebenwirkungen und für die Rehabilitation sind in diesem Betrag nicht inbegriffen.

Dafür sind hauptsächlich Ärzte verantwortlich. Seit Morphin aus Opium isoliert wurde, haben Ärzte dieses Medikament und verwandte Mittel bedenkenlos verordnet. An die Risiken denken sie oft kaum, und sie reden sich und ihren Patienten ein, jedes neue Opioid sei unbedenklicher als das vorige. Wenn Ärzte dafür zur Verantwortung gezogen werden, was gelegentlich vorkommt, verzichten sie auf die Verordnung von Opioiden und verweigern sie manchmal sogar Patienten, die sie wirklich brauchen. Doch früher oder später kehren sie zu ihrer unverantwortlichen Verschreibungspraxis zurück. Dr. Richard A. Friedman, ein Professor für klinische Psychiatrie und Direktor der psychopharmakologischen Klinik des Weill Cornell Medical College, schrieb 2015 in einem Leitartikel für die *New York Times*[160]: »Es waren zum großen Teil Ärzte, die die derzeitige Opioid-Epidemie entfesselten, indem sie diese Medikamente viel zu häufig verordneten. Wir tragen eine große Verantwortung, dem ein Ende zu machen.«

Viele der Kliniker, die für einen verstärkten Opioid-Gebrauch eingetreten waren, räumten bis 2011 öffentlich ein, dass es sehr problematisch sei[161], diese Medikamente langfristig gegen chronische Schmerzen einzusetzen. Als Reaktion auf die rasche Zunahme des Missbrauchs und des falschen Gebrauchs begannen einige Bundesstaaten, die Verfügbarkeit einzuschränken. Auch die US-Regierung in Washington wurde aktiv und verpflichtete die Hersteller zu größerer Sorgfalt, zu besseren Präparaten und zur Aufklärung der Ärzte über die korrekte Anwendung. Die Folge war, dass einige Schmerzpatienten zu niedrige Dosen bekamen, obwohl sie auf Opioide angewiesen und andere Therapien nicht leicht verfügbar oder zu teuer waren. Für Ärzte war es die Fortsetzung einer unbequemen Reise, die im vorigen Jahrhundert begann. Für Patienten und Ärzte hat diese Situation die Entwicklung und Akzeptanz integrativer Methoden im Umgang mit chronischen Schmerzen beschleunigt. In Deutschland stellt sich die Situation anders dar als in den USA. Während dort das starke Schmerzmittel in den Medien aggressiv beworben wurde und 2010 unter den umsatzstärksten Medikamenten auf Rang fünf lag, ist Werbung für verschreibungspflichtige Medikamente in Deutschland verboten. Außerdem fällt Oxycodon in Deutschland unter das Betäubungsmittelgesetz, was einen zurückhaltenden Umgang mit dieser Substanz nahelegt. Bis 1990 unter dem Namen Eudukal erhältlich, wurde es wegen des starken Suchtpotenzial damals vom Markt genommen, wurde aber ab 2003 wieder zugelassen.

Methoden der integrativen Medizin für die Behandlung von chronischen Schmerzen

Eine neuere Analyse von mehr als 20 Studien zu Schmerzen im unteren Rücken[162] kam zu dem Schluss, dass die Schmerzen stärker nachlassen und die Funktion sich mehr verbessert, wenn man der üblichen medikamentösen Therapie Sport, Akupunktur und manipulative Therapien hinzufügt. Ein Beispiel dafür, wie dieser Befund in die Praxis umgesetzt wird, ist die integrative Initiative der Oregon Pain Management Commission[163]. Angesichts der Kosten und der schlechten Ergebnisse einer medikamentösen Behandlung startete der Bundesstaat 2016 eine Initiative, um zusätzlich zur konventionellen Therapie auch integrative Therapien für das chronische Schmerzsyndrom anbieten zu können, darunter Akupunktur, Massage, Manipulation, Yoga sowie überwachte Gymnastik und Physiotherapie. Ich hoffe, dass andere Staaten Oregons Beispiel folgen und dass Patienten, Angehörige und Gesundheitsdienstleister die neuen Erkenntnisse nutzen, um chronische Schmerzen zu behandeln – und die Übernahme der Kosten durch die Versicherungen zu fordern. Auch das US-Veteranenministerium verlässt sich nicht mehr allein auf Opioide, um chronische Schmerzen zu behandeln, und tritt jetzt für eine umfassende Therapie ein, die Akupunktur, Yoga, Achtsamkeitsmeditation und Physiotherapie einschließt.

Zur Schmerzerfahrung gehören sowohl die erste Wahrnehmung der Schmerzen als auch deren Interpretation durch das Gehirn. Lokalanästhetika wie Procain (Novocain) blockieren die Schmerzen, Opioide wirken auf das Gehirn ein, sodass es die Schmerzsignale anders interpretiert. Ein Patient, der Opioide einnimmt, berichtet vielleicht: »Die Schmerzen sind noch da, aber sie kümmern mich nicht mehr« oder »Es ist, als hätte ein anderer die Schmerzen«. Unter Hypnose machen Menschen oft ähnliche Aussagen. Bei guten Versuchspersonen (die leicht in Trance fallen) kann Hypnose Schmerzen ebenso wirksam stillen wie jedes Opioid – hinreichend für eine Zahnbehandlung und sogar für große Operationen ohne Anästhesie. Der Mechanismus dieses erstaunlichen Effekts könnte etwas mit endogenen Opioiden zu tun haben; auf jeden Fall zeigt er, wie hilfreich es sein kann, die Verbindung zwischen Geist und Körper zu nutzen, um die Schmerzerfahrung zu ändern.

Neben der Hypnose gibt es noch weitere psychosomatische Therapien, die bei der Schmerzbehandlung helfen können, zum Beispiel geführtes Visualisieren, geführtes Imaginieren, Biofeedback, Atemarbeit, Meditation und Achtsamkeitsübungen. Die Beweise für die Wirksamkeit der Achtsamkeitsübungen sind eindrucksvoll; sie helfen den Patienten, mit chronischen Schmerzen besser zu leben, indem sie sich auf den gegenwärtigen Augenblick konzentrieren, anstatt an vergangene oder künftige schmerzvolle Ereignisse zu denken. Die Mind-Body-Medizin sollte ein wichtiger Bestandteil der integrativen Schmerztherapie sein, einerlei, ob Schmerzmittel notwendig sind oder nicht. (Meiner Meinung nach ist es ein eklatanter Fehler, dass Oregon diese Therapien nicht in sein integratives Schmerzbekämpfungsprogramm aufgenommen hat.) Yoga und verschiedene Entspannungsübungen, auch in der Gruppe, sind ebenfalls hilfreich.

Auch Massage, manuelle und manipulative Therapien (wie unter anderem Chiropraktiker und Osteopathen sie anbieten) sollte man in Erwägung ziehen, wenn Muskelverspannungen, eine schlechte Haltung und strukturelle Abnormitäten zu den Schmerzen beitragen. Sport ist nachweislich ein hochwirksames Mittel gegen Entzündungen; er kann Entzündungsmarker, die mit Schmerzen zusammenhängen, reduzieren. Akupunktur hat ebenfalls eine deutliche schmerzstillende Wirkung, die möglicherweise von Endorphinen vermittelt wird.

»Biostimulation« ist eine Sammelbezeichnung für neuere Therapien, die Schmerzen lindern, indem sie elektrische oder magnetische Reize, Licht oder Schall in betroffene Körperteile leiten. Ein Beispiel dafür ist die transkutane elektrische Nervenstimulation (TENS), die Schmerzen im Bewegungsapparat lindern kann. TENS-Geräte gibt es auch für den Hausgebrauch. Ebenfalls erhältlich sind Gehirnstimulatoren, die mit elektrischer Energie die Durchblutung verändern und die Erregbarkeit bestimmter Gehirnareale verringern, die am chronischen Schmerzsyndrom beteiligt sind. Die meisten Verfahren sind derzeit nur in medizinischen Einrichtungen verfügbar, aber es wird bald möglich sein, sie auch zu Hause anzuwenden (zum Beispiel transkraniale Gleichstrom-Stimulatoren).

Die kognitive Verhaltenstherapie (KVT) kann Patienten mit chronischen Schmerzen helfen und Gedankenmuster ändern, die zum Problem beitragen.

Die Unterstützung durch eine Gruppe kann enorm hilfreich sein. Viele führende medizinische Einrichtungen, auch das Cleveland Clinic and Boston Medical Center, nutzen die Gruppentherapie, um chronische Schmerzen erfolgreich zu behandeln. Für manche Therapien, etwa für die Achtsamkeitsmeditation, gibt es Internetgruppen, die sich für Patienten eignen, in deren Nähe es keine Kurse gibt.

Die Ernährung und Nahrungsergänzungsmittel können auf vielerlei Arten helfen, Schmerzen zu lindern. Es ist wohlbekannt, dass Gehirnregionen, die den Geschmack und das Sättigungsgefühl sowie die Stimmung steuern, sich verändern, wenn Schmerzen chronisch werden. Deshalb kommen Nährstoffmängel beim chronischen Schmerzsyndrom häufig vor, und sie können sich verschlimmern, wenn ein Patient Schmerzmittel langfristig einnimmt. Nährstoffe, die häufig aufgefüllt werden müssen, sind unter anderem Vitamin D, Magnesium, Omega-3-Fettsäuren und Coenzym Q10. Solche Defizite werden nicht selten übersehen.

Eine entzündungshemmende Ernährung, die nachweislich den allgemeinen Gesundheitszustand verbessert und das Krankheitsrisiko senkt, kann die entzündliche Komponente der Schmerzen eindämmen und den Bedarf an Medikamenten verringern. Diese Ernährungsweise bevorzugt pflanzliche Nahrungsmittel und entzündungshemmende Kräuter und Gewürze wie

Gelbwurz (*Curcuma longa*) und Ingwer (*Zingiber officinale*).

Wenn Schlafstörungen Teil eines chronischen Schmerzsyndroms sind, müssen sie behoben werden – nicht mit zusätzlichen Medikamenten, sondern indem man die dafür verantwortlichen Ursachen beseitigt (zum Beispiel Koffein und andere Stimulanzien oder Lärm oder Licht im Schlafzimmer) und genau auf alle Aspekte der Schlafhygiene achtet.

Seit Cannabis medizinisch verwendet werden darf, berichten viele Patienten, dass es chronische Schmerzen lindert, sowohl allein als auch in Verbindung mit Opioiden. Die aktiven Bestandteile dieser Pflanze, die Cannabinoide, interagieren mit Opioid-Rezeptoren und ermöglichen es zumindest einigen Patienten, die schmerzstillende Wirkung der Opioide trotz geringerer Dosen und selteneren Gaben aufrechtzuerhalten. Derzeit untersuchen Wissenschaftler, welche Cannabisarten und -präparate Schmerzen am wirksamsten bekämpfen.

Fazit

Chronische Schmerzen unterscheiden sich grundlegend von akuten und lassen sich mit Medikamenten allein nicht erfolgreich behandeln. Opioide spielen unter bestimmten Bedingungen eine wichtige Rolle in der Schmerztherapie, doch wenn man das chronische Schmerzsyndrom mit ihnen behandeln will, kann das verheerende Folgen haben, nicht nur für Patienten, sondern auch für Angehörige und für die Gesellschaft.

Wenn Sie oder ein Mensch, der Ihnen nahesteht, an einem chronischen Schmerzsyndrom leiden, sollten Sie auf einen integrativen Behandlungsplan bestehen. Die genaue Ursache der Schmerzen ist nicht immer so wichtig wie ihre Auswirkungen auf das Gehirn und die psychischen und physischen Funktionen. Medikamente können die komplexen psychosozialen, beruflichen und von der Lebensweise beeinflussten Dimensionen chronischer Schmerzen nicht ansprechen und sie können die ihnen zugrundeliegenden Veränderungen im Gehirn nicht rückgängig machen.

Ärzte sollten diese Herangehensweise unterstützen, weil sie mit den derzeitigen Richtlinien zur Schmerztherapie im Einklang steht. Vielleicht kann Ihr Arzt Ihnen auch helfen, einen Fallmanager, Gesundheitscoach oder Therapeuten zu finden, der Ihnen bei nichtpharmakologischen Therapien hilft.

13

Blutdrucksenkende Medikamente

Don ist ein lockerer 66-Jähriger, der in die Notaufnahme eingeliefert wurde, weil sein Sohn und seine Schwiegertochter ihn in seiner kleinen Wohnung auf dem Boden liegend vorgefunden hatten. Er war zu schwach, um allein aufzustehen. Don hat mehrere Gesundheitsprobleme, darunter eine Herzkrankheit, Bluthochdruck, Typ-2-Diabetes, Prostatavergrößerung, Depressionen und eine posttraumatische Belastungsstörung. Er war nach einem kurzen Reha-Aufenthalt in einem Pflegeheim, wo er sich von einer Hüftoperation erholt hatte, eben erst nach Hause zurückgekehrt.

In der Notaufnahme erhielt Don eine Behandlung »mit allen Schikanen«.

Neben einer ganzen Reihe von Labortests, die ein Elektrolytungleichgewicht und Anämie ausschlossen, bekam er ein Elektrokardiogramm (EKG) und einen Röntgenthorax verpasst. Beide waren normal. Auch die Computertomografie seines Gehirns war ermutigend negativ. Dann untersuchte ihn das Schlaganfall-Team, das einen Schlaganfall für unwahrscheinlich hielt, aber vorschlug, ihn ins Krankenhaus zu schicken, wo man ihn beobachten und bei Bedarf weitere Aufnahmen machen konnte.

Der anfängliche Plan des neurologischen Teams sah vor, eine Kernspintomografie zu erwägen, um Probleme mit dem Kleinhirn auszuschließen, das für das Gleichgewicht und den Lagesinn mitverantwortlich ist. Da Don jedoch große Angst vor engen Räumen hat, hätte man ihn dafür narkotisieren müssen.

Zum Glück nahm sich das Pflegepersonal Zeit für Dons medizinische Vorgeschichte. Sein Blutdruck war leicht erhöht, im Bereich 150/90, aber er erwähnte, dass er an diesem Morgen zu schwach gewesen sei, um seine Medikamente gegen Bluthochdruck einzunehmen. Das Team sprach mit seiner Hausärztin und erfuhr, dass sie die Dosis von zwei seiner vier Medikamente gegen hohen Blutdruck vor Kurzem reduziert hatte, weil er Schwindelanfälle hatte und sein Blutdruck auf bis zu 70/50 gefallen war.

Dons Familie machte seine Medikamente für seine Schwäche verantwortlich, vor allem Tamsulosin (Alna, Omix und viele andere), das einzige Mittel, das ihm sein Urologe vor einigen Monaten verschrieben hatte, weil er wegen einer Prostatavergrößerung Schwierigkeiten beim Urinieren hatte. Dieses Präparat wird auch als Blutdrucksenker benutzt. Also wurde Tamsulosin abgesetzt und die Dosis eines seiner anderen Medikamente, nämlich Lisinopril (Acerbon, Acemin, Primil und viele andere) wurde gesenkt. Auch die Einnahmezeiten wurden geändert.

Danach verschwanden Dons Schwindelanfälle. Nach einem teuren und anstrengenden dreitägigen Aufenthalt im Krankenhaus ging er symptomfrei nach Hause. Eine Kernspinaufnahme unter Anästhesie war nicht notwendig. Seine Ärzte stimmten darin überein, dass seine Symptome und der Krankenhausaufenthalt allein auf die Nebenwirkungen seiner Medikamente zurückzuführen war.

Wie man hohem Blutdruck vorbeugt – eine medizinische Revolution

In Deutschland leiden etwa 20 Millionen Menschen an zu hohem Blutdruck*. Bluthochdruck wird oft als »stummer Killer« bezeichnet, weil er meist keine Symptome hervorruft, aber zweifellos das Risiko für einen Herzinfarkt, einen Schlaganfall und eine Reihe von belastenden oder tödlichen Gesundheitsstörungen erhöht. Studien lassen immer wieder darauf schließen, dass eine sorgfältige Überwachung des Blutdrucks das Risiko deutlich senkt[164].

Bluthochdruck wurde 1808 zum ersten Mal als Krankheit beschrieben, doch erst 1896, als die Erfindung des Blutdruckmessgerätes Ärzte in die Lage versetzte, den Blutdruck zu messen, erregte er Aufmerksamkeit. Die Bestimmung und Behandlung des Bluthochdrucks bewirkte einen drastischen Wandel in der westlichen Medizin und motivierte die Ärzte, sich mehr mit der Vorbeugung zu befassen, um ihre Patienten gut zu versorgen.

* Online: http://www.rki.de/DE/Content/Gesundheitsmonitoring/Zahl_des_Monats/Archiv2016/2016_1_Zahl_des_Monats.html

In den 1960er-Jahren herrschte weitgehend Einigkeit darüber, dass Bluthochdruck das Schlaganfallrisiko erhöht. Weitere Forschungen in den nächsten paar Jahrzehnten bestätigten einen Zusammenhang zwischen hohem Blutdruck und Herz- und Gefäßkrankheiten im Allgemeinen. Die Diagnose und die Behandlung des Bluthochdrucks ist einer der Gründe für den drastischen Rückgang der Todesfälle durch Herzinfarkte, die Mitte des 20. Jahrhunderts epidemisch waren. Heute wissen wir, dass erhöhter Blutdruck auch die kognitive Funktion stören, die Nieren schädigen und zu Erektionsstörungen, dem Verlust der Sehkraft, Herzversagen und dem Einreißen von Aneurysmen (erweiterten Arterien) beitragen kann.

In Industrieländern wie unserem steigt der Blutdruck bei den meisten Menschen mit dem Alter. Altersbedingter Bluthochdruck hängt mit der Versteifung der Arterien zusammen und ist so häufig, dass er als normale Folge des Alterns betrachtet wird. Aber bei den wenigen Jäger-Sammler-Völkern, die es noch gibt, ist er unbekannt. Das deutet darauf hin, dass er eher mit der Lebensweise als mit dem Alterungsprozess zusammenhängt. Entscheidende Faktoren sind wahrscheinlich die Ernährung, die körperliche Aktivität und Stress. Der hohe Konsum von Fabriknahrungsmitteln voller Natrium und schnell verdaulichen Kohlenhydraten ist weit entfernt von den natürlichen ganzen Nahrungsmitteln der Jäger und Sammler und erhöht wahrscheinlich den Blutdruck. Regelmäßige körperliche Bewegung hält die Arterien elastisch und hilft, das Normalgewicht zu bewahren – beides korreliert mit normalem Blutdruck. Zwar sind Jäger und Sammler nicht frei von Stress und Angst, aber wir scheinen stärker davon betroffen zu sein.

Die Verbindung zwischen Stress und Blutdruck ist das autonome Nervensystem, das den Tonus der glatten (unwillkürlichen) Muskeln in den Arterienwänden reguliert. Das sympathische Nervensystem verengt die Arterien, wodurch der Blutdruck steigt; das parasympathische Nervensystem entspannt die Arterien, sodass der Blutdruck sinkt. Bei der Kampf-oder-Flucht-Reaktion sorgt der Sympathikus durch eine Erhöhung des Blutdrucks für eine konstante Durchblutung des Gehirns. Viele Menschen in unserem Land leiden an einer chronischen Überaktivität des Sympathikus, als müssten sie auf eine Notlage reagieren, die nie endet. Das ist mit Sicherheit eine Wurzel des Bluthochdrucks. Die bloße Messung des Blutdrucks durch einen Arzt oder eine Krankenschwester löst oft Angst aus und regt den Sympathikus an. Dadurch wird das Messergebnis verzerrt. Dieser »Weißkittel-Bluthochdruck« ergibt möglicherweise kein genaues Bild des durchschnittlichen Blutdrucks eines Patienten. Trotzdem verschreiben Ärzte oft Blutdrucksenker auf der Grundlage solcher Messung.

Schnellreparaturen – der Aufstieg der blutdrucksenkenden Medikamente

Es gibt kaum Zweifel daran, dass der Blutdruck weder zu hoch noch zu niedrig sein soll. Neuere Studien lassen darauf schließen, dass es sinnvoll ist, einen Blutdruck zu senken, der nur leicht über 120/80* liegt, was früher bei den meisten Erwachsenen als normal galt[165]. Medikamente haben inzwischen alle anderen Therapien ersetzt. Die Kosten für die Behandlung der durch Hypertonie veursachten Herz-Kreislauferkrankungen belaufen sich in Deutschland auf über 35 Milliarden Euro und belegen damit den Spitzenplatz der Therapiekosten. Die Krankheit ist hierzulande der häufigste Grund für einen Arztbesuch.

Immerhin sind die gängigsten häufig verwendeten Blutdruckmittel relativ preiswert, zumindest im Vergleich mit anderen Medikamentengruppen. Die meisten sind seit einiger Zeit auf dem Markt und daher als billigere Generika erhältlich. Einige von ihnen werden in den USA sogar in Drogerieketten verkauft und kosten nur vier Dollar im Monat. In Deutschland sind diese Medikamente rezeptpflichtig, sodass es keine »Ladenpreise« gibt. Die Frage ist, ob diese leichte Verfügbarkeit den Patienten in den USA nützt. Der Patient im obigen Beispiel wurde geschädigt, weil er zu viele Medikamente auf einmal bekam, die den Blutdruck beeinflussen.

Wie Blutdruckmedikamente wirken – und die Probleme mit ihnen

Da eine ausreichende Durchblutung von vitaler Bedeutung für fast alle Funktionen ist, reguliert der Körper sie sorgfältig mit komplexen Nerven-

* Die erste Zahl gibt den *systolischen* Blutdruck an, also das Maximum, das erreicht wird, wenn das Herz vollständig kontrahiert ist. Die zweite Zahl steht für den *diastolischen* Blutdruck, das Minimum, wenn das Herz völlig entspannt ist.

und Hormonsystemen. Blutdrucksenkende Medikamente beeinflussen diese Systeme auf unterschiedliche Weise. Betablocker wirken beispielsweise auf das Nervensystem ein, während Präparate, die das Angiotensin-Konversionsenzym (ACE) hemmen, hormonelle Pfade verändern. Kalziumkanalblocker entspannen die glatten Muskeln in den Wänden der Blutgefäße, und Diuretika verringern das Blutvolumen, weil sie die Wasserausscheidung steigern. Heute ist es üblich, Bluthochdruck mit mehreren Medikamenten zu behandeln, die unterschiedliche Wirkmechanismen haben, weil die Gesamtwirkung dann größer ist.

Alle Medikamente, die den Blutdruck senken, können ihn auch zu stark senken, vor allem wenn man mehrere Präparate kombiniert, so wie Don. Wichtig ist zu wissen, dass Medikamente, die wegen anderer Probleme eingenommen werden, den Blutdruck ebenfalls senken können. Dies war bei Tamsulosin der Fall, das Don einnahm, weil er wegen einer vergrößerten Prostata Schwierigkeiten beim Wasserlassen hatte. Es gibt zwar keinen exakten Schwellenwert für einen gefährlich niedrigen Blutdruck bei älteren Menschen, aber die meisten Ärzte sind besorgt, wenn der obere Wert unter 100 sinkt. Bei sehr niedrigem Blutdruck ist die Durchblutung wichtiger Organe, zum Beispiel des Gehirns und des Herzens, unzureichend – ein potenziell tödlicher Zustand, den wir heute »Schock« nennen.

Viele verschiedene Arzneimittelgruppen werden verwendet, um Bluthochdruck zu behandeln. Hier sind die wichtigsten und ihre Nebenwirkungen.

Thiazid-Diuretika (»Wassertabletten«)

Diese Medikamente kamen 1958 auf den Markt. Hydrochlorothiazid (Disalunil, Esidrex und viele andere) und Chlortalidon sind zwei Beispiele. Sie reduzieren die Salz- und Wassermenge, die die Nieren aus dem Urin reabsorbieren; dadurch steigt das Urinvolumen, während das Blutvolumen sinkt. Die Nebenwirkungen hängen von der Dosis ab und sind eher selten: Kopfschmerzen, Schwäche, Magenverstimmung, Juckreiz, Veränderungen des Sehvermögens und Muskelkrämpfe. Thiazid-Diuretika können auch Gichtanfälle auslösen. Patienten, die sie einnehmen, klagen über häufigen Harndrang, aber diese Wirkung ist beabsichtigt. Am besten nimmt man diese Medikamente morgens, nicht vor dem Schlafengehen.

Betablocker

Diese Medikamente wurden 1973 entwickelt; heute sind Dutzende davon in Gebrauch. Alle blockieren einen bestimmten Rezeptortyp (den Beta-Rezeptor) im sympathischen Nervensystem und entspannen dadurch die glatten Muskeln in den Arterienwänden. Ihre Namen enden auf »-lol«. Bekannte Beispiele sind Carvedilol (Dilatrend und viele andere), Atenolol (Tenormin und andere), Metoprolol (Beloc, Seloken und viele andere) und Propanolol (Inderal, Dociton und andere). Häufige Nebenwirkungen der Betablocker sind Müdigkeit, Krämpfe der Atemwege (daher sollten Asthmatiker vorsichtig sein), Schwindel, Erektionsstörungen und ein niedriger Blutzuckerspiegel. Vor allem Metoprolol und Propanolol können Schlafstörungen und lebhafte Träume verursachen. Carvedilol kann zu Ödemen (Wassereinlagerung in den Beinen) führen. Neuere Studien lassen darauf schließen, dass Betablocker bei den meisten Menschen wahrscheinlich *nicht* die beste erste Wahl für die Behandlung von Bluthochdruck sind[166].

Alpha-2-Agonisten

Diese Medikamente stimulieren die Alpha-2-Rezeptoren im Nervensystem und senken dadurch den Tonus des sympathischen Nervensystems. Viele, aber nicht alle, haben Namen, die auf »-idin« enden. Das bekannteste Beispiel für Alpha-2-Agonisten ist Clonidin (Catapresan und andere). Alle haben einige Nebenwirkungen, am häufigsten Sedierung, Mundtrockenheit, Angst, Verstopfung, Übelkeit und Erbrechen. Mehr als andere Blutdrucksenker können sie außerdem einen drastischen Blutdruckabfall bewirken, wenn der Patient die Position wechselt, zum Beispiel wenn er aus dem Sitzen aufsteht – das wird orthostatische Hypotension genannt. Schwindel und Ohnmacht sind oft die Folge einer orthostatischen Hypotension.

Alpha-1-Blocker

Auch die Blockade der Alpha-1-Rezeptoren senkt den Blutdruck. Die meisten Medikamente dieser Gruppe tragen Namen, die auf »-osin« enden, zum Beispiel Doxazosin (Cardular PP, Adoxa, Cardura und viele andere) und Tamsulosin (Alna, Omnix und viele andere). Wie die Alpha-2-Agonisten können diese Medikamente zu orthostatischer Hypotension führen, vor allem wenn Patienten die erste Dosis einnehmen. (Diese Medikamente werden auch bei Prostatavergrößerung verwendet; deshalb wurde Don Tamsulosin verordnet.) Nebenwirkungen sind unter anderem niedrige Herzfrequenz, Ödeme, Schwindel, Kopfschmerzen, Müdigkeit, Angst, Magen-Darm-Beschwerden und Harndrang. Alpha-1-Blocker werden bei Bluthochdruck in der Regel nicht als Mittel der ersten Wahl verwendet.

Kalziumkanalblocker (KKB)

Damit Muskelzellen kontrahieren können, müssen Kalziumionen in sie eindringen. KKB verhindern, dass Kalziumionen in die Muskelzellen in den Arterienwänden gelangen, und schwächen daher die Kontraktionen dieser Muskelzellen. Wenn die Blutgefäße entspannt sind, sinkt der Blutdruck. Diese Präparate gelten als Medikamente der ersten Wahl bei Bluthochdruck. Die ersten KKB waren Verapamil (Isoptin und viele andere) und Nifedipin (Adalat und viele andere), die 1977 entwickelt wurden. Amlodipin (Norvasc und andere) wird heute häufig verwendet. KKB wirken gut, wenn große Blutgefäße steif sind, zum Beispiel bei älteren Patienten. Mögliche Nebenwirkungen sind unter anderem Verstopfung, Übelkeit, Schwindel, Ausschlag, geschwollene Beine und Füße und Benommenheit.

Medikamente, die das Renin-Angiotensin-System beeinflussen

Das Renin-Angiotensin-System (RAS) reguliert den Blutdruck über das Hormonsystem. Wenn die Nieren merken, dass die Durchblutung abnimmt, setzen sie das Enzym Renin frei, das die Menge des inaktiven Vorläufers Angiotensin-I im Blut erhöht. Ein anderes Enzym (das Angiotensin-Konversionsenzym oder ACE) wird in den Lungen gebildet und wandelt Angiotensin I in Angiotensin II um, ein aktives Hormon, das den Blutdruck erhöht, indem es die Blutgefäße verengt. Medikamente können auf verschiedene Weise in dieses komplexe System eingreifen.

ACE-Hemmer

Wie ihr Name vermuten lässt, verhindern ACE-Hemmer, dass ACE in den Lungen freigesetzt wird, sodass es Angiotensin I nicht in Agiotensin II umwandeln kann. Die Namen dieser Medikamente enden alle auf »-pril«: Lisinopril (Acerbon, Acemin, Prinil und viele andere), Enalapril (Xanef, Alapril, Elpradil und viele andere) und Captopril (Captosol, Cortensobon, Debax und viele andere). Wie Diuretika und KKB gelten sie als Medikamente der ersten Wahl bei Bluthochdruck. Sie sind besonders nützlich für Diabetiker, weil sie auch die Nierenfunktion schützen. (Nierenschäden sind eine ernste langfristige Komplikation bei Diabetes.) Zudem spielen ACE-Hemmer eine wichtige Rolle bei der Behandlung von Herzschwäche. Bei 5 bis 25 Prozent der Patienten lösen sie allerdings einen chronischen trockenen Husten aus. Weitere mögliche Nebenwirkungen sind Ausschlag, Durchfall, Benommenheit, Kopfschmerzen, Schwäche, ein erhöhter Blutkaliumspiegel und abnorme Geschmacksempfindungen. Eine seltenere Nebenwirkung ist das Angioödem, eine Schwellung der Lippen, des Mundes und der Zunge, die in manchen Fällen gefährlich ist.

Angiotensin-Rezeptorenblocker

Eine weitere Möglichkeit, die Wirkungen von Angiotensin II zu verringern, besteht darin, es daran zu hindern, sich an Rezeptoren in den Blutgefäßwänden zu binden. Genau das tun die Angiotensin-Rezeptorenblocker (ARB). Die Namen dieser Medikamente enden auf »-sartan«, zum Beispiel Losartan (Lorzaar, Cosaar und viele andere), Candesartan (Atacand, Blopress und viele andere) und Irbesartan (Aprovel, Karvea, Irbepress und viele andere). Sie werden oft verwendet, wenn ein Patient einen ACE-Hemmer wegen des Hustens oder der Angioödeme nicht verträgt. Sie können jedoch die gleichen Nebenwirkungen verursachen, wenn auch seltener. Häufigere Nebenwirkungen sind unter anderem orthostatische Hypotension nach der ersten Dosis, Muskelkrämpfe, Schlafstörungen, abnorme Leberfunktion und Mangel an weißen Blutkörperchen.

Reninhemmer

Diese Medikamente einer relativ neuen Gruppe binden sich an Renin, sodass es kein Angiotensin I bilden kann. Aliskiren (Rasilez) ist das wichtigste Mittel dieses Typs. Man sollte es nicht zusammen mit einem ACE-Hemmer oder einem ARB einnehmen und es hat ähnliche Nebenwirkungen wie diese beiden Medikamentengruppen. Außerdem kann es Gichtanfälle auslösen und die Bildung von Nierensteinen verursachen.

Methoden der integrativen Medizin für die Senkung eines Bluthochdrucks

Wenn Sie erfahren, dass Ihr Blutdruck zu hoch ist, sollten Sie zunächst herausfinden, ob Ihr Blutdruck ständig erhöht ist, also auch außerhalb der Arztpraxis. Das müssen Sie selbst tun. Genaue, einfach zu bedienende und preiswerte digitale Blutdruckmonitore sind überall erhältlich. Kaufen Sie einen und beginnen Sie, ihren Blutdruck mehrere Male am Tag zu verschiedenen Zeiten zu messen. Sie werden feststellen, dass die Ergebnisse erheblich variieren. Nach einem oder zwei Monaten nehmen Sie die Aufzeichnung mit zu Ihrem Arzt, damit Sie gemeinsam entscheiden können, ob eine Behandlung notwendig ist. Solange Ihr Blutdruck extrem hoch ist (über 180/100) oder mit eindeutigen akuten Schäden an wichtigen Organen einhergeht, sollte Ihr Ziel darin bestehen, ihn langfristig zu senken. Bluthochdruck kann ein heimlicher Killer sein, aber er ist meist sehr langsam. Die Zeit reicht fast immer aus, um mit Änderungen der Lebensweise und anderen Maßnahmen zu experimentieren, bevor man mit der Einnahme von Blutdrucksenkern beginnt. Wenn diese Maßnahmen den Blutdruck nicht auf ein normales Niveau senken und Medikamente notwendig sind, sollten Sie nach Absprache mit Ihrem Arzt mit der geringsten Dosis des schwächsten Medikaments anfangen. Wenn Sie Ihre Lebensweise umstellen, weitere Maßnahmen ergreifen und Medikamente einnehmen, können Sie wahrscheinlich mit der geringsten Dosis beginnen und brauchen weniger Medikamente.

Es gibt viele Möglichkeiten, Bluthochdruck zu behandeln und ihm vorzubeugen[167]. Viele der unten beschriebenen Methoden senken den oberen und unteren Wert zumindest um ein paar Punkte, und das addiert sich, wenn Sie mehrere Maßnahmen gleichzeitig ausprobieren.

Ernährung

Solide Studien belegen, dass sowohl die DASH-Diät (Diätetische Maßnahmen zur Senkung des Bluthochdrucks) als auch die Mittelmeerkost Bluthochdruck senken können. Auch eine Gewichtsabnahme kann sehr hilfreich sein, ebenso der Verzehr von etwa 30 Gramm (g) Ballaststoffen am Tag (mindestens 14 g je 1000 Kalorien). (Beachten Sie, dass es bis zu acht Wochen dauert, bis die Ballaststoffe ihre volle Wirkung entfalten). Menschen, die mehr Obst und Gemüse essen, erkranken seltener an Bluthochdruck.

Und mehrere neuere Studien deuten darauf hin, dass ungesalzene Nüsse den Blutdruck senken können[168], vor allem Pistazien, aber auch andere Sorten. Eine Handvoll am Tag ist schon wirksam.

Polyphenole, chemische Verbindungen in vielen Pflanzen, können ebenfalls helfen. Kakao und dunkle Schokolade sind gute Quellen, ebenso Weintrauben. Das könnte der Grund dafür sein, dass Wein in kleinen Mengen (nur Rotwein und nur ein Glas am Tag, vorausgesetzt, der Wein führt nicht zu anderen Gesundheitsproblemen) einigen Studien zufolge das Risiko für Herzerkrankungen senkt. Omega-3-Fettsäuren (im Fleisch von Weidetieren, in fettem Kaltwasserfisch oder in Kapseln) sind ebenfalls nützlich.

Offenbar besteht ein Zusammenhang zwischen einem niedrigen Vitamin-D-Spiegel (vor allem unter 30 Nanogramm/Milliliter (ng/ml)) und höherem Blutdruck. Lassen Sie Ihren Vitamin-D-Spiegel messen und nehmen Sie bei Bedarf Ergänzungsmittel ein.

Natrium wird seit Langem mit Bluthochdruck in Verbindung gebracht. Eine Übersichtsarbeit stellte 2013 fest, dass eine Reduzierung des Natriumkonsums von 9 bis 12 g täglich auf 5 oder 6 g am Tag eine signifikante positive Wirkung hat[169] – 3 g wären vielleicht noch besser. Das ist am einfachsten zu erreichen, wenn Sie auf Fabriknahrung verzichten. Natrium hat im Vergleich zu Kalium die gegenteilige Wirkung und Sie können Ihre Kaliumzufuhr leicht erhöhen, wenn Sie mehr Obst und Gemüse essen. Allerdings deuten einige Studien darauf hin – und einige Experten bestätigen es –, dass Natrium keinen so großen Einfluss auf den Blutdruck hat, wie man früher glaubte.

Andere Maßnahmen

Mehrere Aspekte der Lebensweise beeinflussen den Blutdruck positiv[170]. Vernünftige körperliche Bewegung ist bei fast allen Krankheiten hilfreich und Bluthochdruck ist keine Ausnahme. Yoga ist vielversprechend, obwohl es nur wenige Studien dazu gibt[171], ebenso Tai-Chi[172]. Ausreichender Schlaf ist ebenfalls wichtig. Wir wissen, dass ein zu kurzer Schlaf und Schlafstörungen das Bluthochdruckrisiko erhöhen. Der Verzicht aufs Rauchen ist eine der besten Maßnahmen, die ein Patient treffen kann, um seinen Blutdruck zu senken (und die Gesundheit insgesamt zu verbessern). Jede Zigarette zählt, darum hat der Verzicht auf eine Zigarette am Tag bereits eine kleine Wirkung.

Entspannung und soziale Beziehungen

Entspannungstraining, zum Beispiel Atemübungen, Meditation oder Biofeedback, senkt den Blutdruck[173], indem es die Aktivität des Parasympathikus steigert. Diese Maßnahmen können den oberen Blutdruckwert um zehn und den unteren um sieben Punkte senken, wenn man sie regelmäßig anwendet. Studien lassen darauf schließen, dass Menschen, die weniger einsam sind und mehr Kontakte haben, seltener an Bluthochdruck erkranken[174].

Andere nichtmedikamentöse Therapien

Einige Ergänzungsmittel können nachweislich den Blutdruck senken[175], zum Beispiel Hibiskus, Coenzym Q10, Knoblauch, Magnesium und die Aminosäure L-Arginin. Therapeuten, die mit Ayurveda oder mit der traditionellen chinesischen Medizin arbeiten, behandeln oft Menschen mit Bluthochdruck und berichten über Erfolge.

Fazit

Wer Bluthochdruck behandelt, muss unbedingt die Einzigartigkeit jedes Menschen berücksichtigen. Ein Arzt, der in integrativer Medizin ausgebildet ist, nimmt eine detaillierte Krankengeschichte auf, die vielleicht schon andeutet, wie man eine dauerhaftere Besserung der Gesundheit erreichen kann als mit Tabletten. Welchen Einfluss hat Stress? Ist aufgestaute Wut beteiligt? Lebt der Patient ständig im Kampf-oder-Flucht-Modus? Wie ernährt er sich? Wie gut schläft er? Muss man nach anderen körperlichen Faktoren forschen, etwa nach rezeptfreien Medikamenten oder Ergänzungsmitteln, die den Blutdruck erhöhen? Verdächtig sind vor allem Erkältungsmittel und Energiespender, die stimulierende Substanzen (Phenylephrin) und Kräuter (Guarana, Ephedra) enthalten.

Denken Sie daran, dass der Blutdruck nur einer von vielen Risikofaktoren für Herzkrankheiten, Schlaganfall und andere schwere Gesundheitsprobleme ist. Es ist zwar wichtig, Bluthochdruck zu behandeln, aber Fettleibigkeit, Diabetes, Tabaksucht, Depression und andere Faktoren müssen ebenfalls berücksichtigt werden. Medikamente können die allgemeine Gesundheit nicht so nachhaltig bessern wie ein maßgeschneiderter, gut durchdachter und umfassender Behandlungsplan. Die integrative Therapie kann Medikamente einschließen, sollte sich jedoch nicht auf sie beschränken.

14

Medikamente bei Diabetes

Darla ist 42 Jahre alt und kämpft um ihr Leben – aber nicht so, wie Sie vielleicht glauben. Sie ist nicht in einer Intensivstation an Röhren und Infusionen angeschlossen. Nein, sie ist auf einen Rollstuhl angewiesen.

Darla weiß, dass es nicht so hätte kommen müssen. Als sie zu Beginn ihres Erwachsenenalters zuzunehmen begann, kroch ihr Blutzuckerspiegel nach oben. Und als bei ihr Diabetes diagnostiziert wurde, machte sie sich Sorgen darüber, wie er ihr Leben verändern werde – aber nicht allzu sehr. Sie war immer beschäftigt und hatte einen stressigen Job, kleine Kinder und Eheprobleme. Die Gesundheit hatte bei ihr nie Priorität. Sie nahm ein Medikament nach dem anderen ein, aber keines änderte etwas an der Situation. Manche machten sie müde, andere verursachten Gewichtszunahme oder Schwellungen. Die meisten waren teuer.

Nachdem sie ihren Diabetes mit dem letzten oralen Medikament nicht in den Griff bekommen hatte, verschrieb ihr Arzt ihr Insulin. Es war schwierig, mit den Spritzen und Fläschchen umzugehen und sie vergaß manchmal, wann sie sich das Insulin injizieren sollte. Sie gab sich wirklich Mühe, aber es ging ihr immer schlechter. Ihre Fußgelenke (die Charcot-Gelenke) waren schwer geschädigt, weil der zu hohe Blutzuckerspiegel ihre Berührungsempfindung so abstumpfte, dass sie nichts spürte, wenn sie mit den Füßen irgendwo anstieß. Das Einzige, was ihr half, war vollständige Ruhe. Früher war sie voller Energie gewesen und hatte oft mit ihren Kindern Fangen gespielt; nun sagten ihr die Ärzte, sie müsse drei Monate lang im Rollstuhl sitzen. Dann waren es sechs Monate, dann eine unbestimmte Zeit.

Eines Nachmittags, kurz nach ihrem 40. Geburtstag, spürte sie einen Druck im Brustkorb. Sie ließ die Kinder spielen und erledigte einen oder zwei Einkäufe – aber irgendetwas stimmte nicht mit ihr. In der Notaufnahme erfuhr sie, dass sie einen Herzanfall gehabt habe. Man brachte sie rasch ins Herzkatheterlabor, wo man ihr lebensrettende Stents ins Herz einsetzte. Als sie das Krankenhaus verließ, standen vier neue Medikamente auf ihrer Liste.

Sie wollte unbedingt wieder gehen und ihren Diabetes heilen. Inzwischen nahm sie Insulin in hohen Dosen, wodurch sie müde wurde und noch mehr zunahm. Bei jedem Arztbesuch bekam sie zu hören, sie solle noch mehr Insulin spritzen, obwohl ihre Werte sich kaum verbesserten. Sie fragte sich, warum alles so schiefgelaufen war und was sie hätte anders machen können.

Was ist Diabetes?

Beim Diabetes mellitus* ist der Blutzuckerspiegel erhöht, was verschiedene Folgen für den Stoffwechsel hat. Diese Krankheit ist seit Jahrhunderten bekannt. Im Mittelpunkt des Diabetes stehen Probleme mit dem Insulin, einem Hormon, das in der Bauchspeicheldrüse gebildet wird und den Transport und den Stoffwechsel des Zuckers im Blut und im ganzen Körper reguliert. Die moderne Medizin kennt zwei Diabetestypen. Beim Typ 1, einer Autoimmunkrankheit, die man früher »Jugenddiabetes« nannte, besteht ein Insulinmangel. Deshalb sind regelmäßige Injektionen dieses Hormons lebensrettend und notwendig.

Beim viel häufigeren Typ-2-Diabetes entwickelt sich bei genetisch anfälligen Menschen – es gibt viele davon – eine Insulinresistenz, weil sie sich falsch ernähren, zu viel essen und sich zu wenig bewegen. Es gibt mehrere Möglichkeiten, die Krankheit zu lindern und sogar zu heilen. Wenn der Typ-2-Diabetes früh erkannt wird, vor allem wenn er noch ein »Prädiabetes« ist, behandelt man ihn am besten, indem man seine Lebensweise umstellt. Wichtig dabei sind Ernährung, Bewegung und Stressabbau. Leider wissen die weitaus meisten Typ-2-Diabetiker nicht, dass bei ihnen ein Risiko besteht, bis die Krankheit schon fortgeschritten ist und sie Medikamente brauchen.

---

* Der Begriff hat griechische Wurzeln und bedeutet »honigsüßer Durchfluss« von Urin, im Gegensatz zum viel selteneren Diabetes insipidus, bei dem der Urin geschmacklos ist. Letzterer hat nichts mit Insulin zu tun; seine Ursache ist ein Mangel an einem Hypophysenhormon.

Es ist nicht übertrieben zu sagen, dass Diabetes vom Typ 2 heute eine Epidemie ist. Die Zahl der Diabetiker hat sich in den letzten 30 Jahren vervierfacht. Heute ist einer von vier erwachsenen Amerikanern über 65 Jahren Diabetiker. Auch in Deutschland hat sich die Zahl der Diabetiker seit den frühesten Erhebungen in den 1960er-Jahren ständig erhöht. Heute liegt der Wert bei etwa 10 Prozent der Bevölkerung. Das bedeutet 8 Millionen Diabetes-Kranke. Im Jahr 2000 gab es auf der ganzen Welt 171 Millionen Diabetiker und die Weltgesundheitsorganisation sagt voraus, dass die Zahl bis 2030 auf 366 Millionen steigen wird. Die Kosten des Diabetes wurden 2007 auf 174 Milliarden Dollar geschätzt, und sie steigen[176]. Wenn Sie noch niemanden kennen, der an Typ-2-Diabetes leidet, werden Sie wahrscheinlich bald jemanden kennenlernen.

Diabetes ist eine enorme Belastung für die Betroffenen und oft auch für die Familie. Er hat Auswirkungen auf das ganze Leben und verlangt oft Medikamente, die mehrere Male am Tag genommen werden müssen. Und man muss genau darauf achten, was man isst und wie man lebt. Schlimmer noch, wenn der Diabetes schlecht eingestellt ist, kann er zu chronischen Schmerzen, geringerer Widerstandskraft gegen Infektionen, Erblindung, Herzkrankheiten, Nierenversagen und anderen schweren Komplikationen führen.

Deshalb nimmt die Medizin die Diabetestherapie ernst. Versicherungen und Kostenträger bewerten die Leistung der Ärzte oft danach, wie gut sie ihre diabetischen Patienten versorgen, und machen die Kostenerstattung davon abhängig. Behandlungspläne werden an Ärzte, Krankenschwestern und andere Angehörige der Heilberufe verteilt, um die Behandlung zu optimieren[177]. Das Fortschreiten und die Schwere eines Diabetes werden auf verschiedene Weise gemessen; man kann zum Beispiel Anzeichen und Symptome überwachen, um Komplikationen zu entdecken. Großen Wert legen Ärzte auf einen Bluttest, der das Hämoglobin A_{1c} (HbA_{1c}) misst und Auskunft über die durchschnittlichen Blutzuckerwerte in den letzten drei Monaten gibt. Bei den meisten Patienten liegt der Zielwert unter 7 Prozent. Ein Wert unter 5,7 Prozent ist normal. Jeder Anstieg um 0,1 Prozent ist bedeutsam.

Diabetes-Medikamente – und die Probleme mit ihnen

Sobald ein Diabetes diagnostiziert wurde, wird oft der Rezeptblock gezückt, ehe man über Änderungen der Lebensweise spricht. Hier sind einige der üblichen Medikamente mit ihren Vorteilen und Nachteilen.

Metformin

Das Medikament der ersten Wahl für die meisten Diabetiker und sogar für Prädiabetiker ist Metformin (Glucophage und viele andere). Dieses Mittel, das Einzige in seiner Gruppe, verringert die Produktion und Freisetzung von Zucker in der Leber. Normalerweise schützt uns diese Zuckerfreisetzung vor einer gefährlichen Unterzuckerung (Hypoglykämie). Außerdem macht Metformin die Gewebe empfindlicher, sodass sie besser und effektiver auf Insulin reagieren. Da es nicht die Insulinsekretion reduziert, löst es keine Hypoglykämie aus, was bei anderen Diabetes-Medikamenten möglich ist. Metformin wird häufig gebraucht und ist relativ preiswert.

Fast jeder Patient erlebt Nebenwirkungen, wenn er Metformin einzunehmen beginnt, wenn auch selten schwere. Magen-Darm-Störungen mit leichtem Unbehagen und dünnem Stuhl kommen fast immer vor, wenn man anfängt, Metformin einzunehmen oder die Dosis erhöht. Nach einigen Tagen klingen diese Symptome meist ab. Eine seltenere, aber ernstere Nebenwirkung ist Laktatazidose, die Ansammlung überschüssiger Säure im Körper. Das geschieht höchstwahrscheinlich, wenn die Nieren geschädigt sind oder unter einem Toxin leiden, zum Beispiel unter dem Kontrastmittel, das bei Tomografien und anderen bildgebenden Verfahren benutzt wird. Deshalb wird Metformin oft abgesetzt, wenn ein Patient ins Krankenhaus kommt. Wenn er es nach der Entlassung wieder einnimmt, kehren die Magen-Darm-Beschwerden wahrscheinlich zurück.

Viele Ärzte wissen nicht, dass Metformin bei fast einem Drittel der Patienten zu einem Vitamin-B_{12}-Mangel führt. Wer dieses Mittel einnimmt, sollte seinen Vitamin-B_{12}-Blutspiegel regelmäßig prüfen lassen. Die Einnahme von Vitamin-B_{12}-Tabletten ist eine gute Idee, vor allem weil dieses Vitamin selbst bei hohen Dosen kaum giftig ist.

Sulfonylharnstoffe

Diese Medikamente steigern die Freisetzung von körpereigenem Insulin aus der Bauchspeicheldrüse. Eine häufige Nebenwirkung ist Hypoglykämie. Jede Zunahme des zirkulierenden Insulins geht mit Gewichtszunahme einher. Sulfonylharnstoffe werden häufig verordnet und sind relativ preiswert. Zu diesen Medikamenten gehören Glibenclamid (Daonil, Euglucon, Maninil und viele andere) und Glipizid (Glibenese, Minidiab).

Sulfonylharnstoffe sind jedoch bisweilen schwierig anzuwenden. Sie verursachen Gewichtszunahme und die individuellen Reaktionen darauf sind uneinheitlich. Ernster ist das Risiko für eine Erschöpfung der Bauchspeicheldrüse, die ständig gezwungen wird, mehr und mehr Insulin freizusetzen, über den physiologischen Bedarf hinaus. Außerdem kommt es zwischen diesen Medikamenten und anderen Blutzuckersenkern (auch Kräutern) zu ausgeprägten Wechselwirkungen. Ärzte und Patienten sollten sich dieser Risiken bewusst sein.

Thiazolidindione

Thiazolidindione (TZD), auch Glitazone genannt, sind für die Behandlung von Diabetes und für die Vorbeugung zugelassen. Die beiden wichtigsten sind Rosiglitazon (Avandia) und Pioglitazon (Actos). Sie steigern die Insulin-Sensitivität und verringern die zirkulierenden freien Fettsäuren, die unmittelbar den Glucose-Stoffwechsel beeinflussen. Früher wurden sie häufig verordnet, bis sie wegen ernster Nebenwirkungen in Ungnade fielen.

Die Geschichte der TZD sollte uns eine Warnung sein. Bald nach ihrer Einführung wurden sie mit Schwellungen in den Beinen und erhöhtem Risiko bei Herzinsuffizienz, einer ernsten Erkrankung, in Verbindung gebracht. Bei Herzinsuffizienz ist die Pumpleistung des Herzens reduziert. Dann stellte man bei Patienten, die diese Medikamente einnahmen, ein erhöhtes Blasenkrebsrisiko fest.

Aber es sollte noch schlimmer kommen. Eine Zusammenfassung der wissenschaftlichen Befunde über die Sicherheit von Rosiglitazon verblüffte 2007 die Mediziner[178]. Bei Diabetikern ist das Risiko für Herzerkrankungen erhöht und dieser Übersichtsartikel deutete an, dass die Einnahme von Rosiglitazon das Risiko für Herzanfälle weiter vergrößerte. Angesichts dieser schwerwiegenden Befunde scheuten Ärzte und Patienten vor TZD zurück. In Europa nahm die Europäische Arzneimittelagentur, die mit der amerikanischen FDA vergleichbar ist, diese Medikamente vom Markt. Nachfolgende Studien lassen darauf schließen, dass dieses Risiko geringer ist, als anfangs berichtet wurde; aber Zweifel bleiben bestehen und der Gebrauch von Rosiglitazon ist stark zurückgegangen.

Inkretine

Diese Medikamentengruppe ist neu auf dem Markt. Inkretine stimulieren die Freisetzung des körpereigenen Insulins, aber nur als Reaktion auf den Verzehr von Essen mit hoher glykämischer Last, also mit reichlich Stärke oder Zucker, die schnell verdaut werden. Zudem verlangsamen sie die Entleerung des Magens und senken die Freisetzung von Glucagon, einem anderen Hormon der Bauchspeicheldrüse, das dem Insulin entgegenwirkt und den Blutzuckerspiegel erhöht. Inkretine werden häufig verordnet, weil die Ärzte die Sulfonylharnstoffe (die die Bauchspeicheldrüse erschöpfen) und die potenziell giftigen TZD jetzt meiden. Zu den Medikamenten in dieser Gruppe gehören Sitagliptin (Januvia, Xelevia und andere), Saxagliptin (Onglyza), Exenatid (Bydureon, Byetta) und Liraglutid (Victoza, Saxenda).

Die anfängliche und wichtigste Nebenwirkung dieser Medikamente ist Gewichtsabnahme – nicht unwillkommen bei den meist übergewichtigen oder fettleibigen Diabetikern. Das klingt zu schön, um wahr zu sein? Stimmt. Inkretine verursachen auch Übelkeit und Durchfall sowie Hypoglykämie, vor allem wenn man sie mit anderen Blutzuckersenkern kombiniert. Bedenklicher ist Pankreatitis, eine potenziell lebensbedrohende Entzündung der Bauchspeicheldrüse. Für einen Zusammenhang mit Bauchspeicheldrüsenkrebs gibt es ebenfalls Hinweise; allerdings weisen die Befürworter der Inkretine darauf hin, dass Diabetes selbst das Krebsrisiko erhöht. Einige dieser Medikamente wurden im Tiermodell mit Schilddrüsenkrebs in Verbindung gebracht.

Trotz der bekannten Nebenwirkungen und Risiken sind Inkretine derzeit die bevorzugten Medikamente vor einer Insulinersatztherapie bei Patienten, die ihren Blutzucker mit Metformin nicht hinreichend in den Griff bekommen.

Insulin

Insulin wurde Anfang des 20. Jahrhunderts isoliert. Kurze Zeit später erhielten zwei Wissenschaftler, Frederick Banting und John Macleod, den Nobelpreis für Medizin für die Entdeckung des therapeutischen Nutzens dieser

Substanz – sie kann Diabetikern vom Typ 1 (die an Insulinmangel leiden) das Leben retten. Bis zu diesem Zeitpunkt war Typ-1-Diabetes tödlich.

Insulin wird heute häufig verwendet, um Diabetes vom Typ 2 zu behandeln, wenn die oben genannten Medikamente versagen. Die Kosten sind unterschiedlich, weil Insulin in vielen Formen angeboten wird: ultralangwirkend, langwirkend, normalwirkend, kurzwirkend und ultrakurzwirkend. Insulin wird injiziert oder durch eine Pumpe verabreicht, die mit einer Nadel verbunden ist. Diese Nadel bleibt den ganzen Tag an Ort und Stelle. Man kann Insulin in vielen Ländern ohne Rezept kaufen; meist – wie auch in Deutschland - wird jedoch ein Rezept verlangt. In der Regel wird es so dosiert, dass es der natürlichen Fluktuation der Insulinausschüttung als Reaktion auf Essen und körperliche Bewegung entspricht.

Patienten, die Insulin verwenden, müssen ihren Blutzuckerspiegel den ganzen Tag lang genau überwachen. Nebenwirkungen sind unter anderem schwere, potenziell tödliche Hypoglykämie, wenn die Dosis zu hoch ist. Alle Patienten, die mit Insulin behandelt werden, nehmen zu – und das bedeutet ironischerweise, dass sie dann mehr Insulin brauchen. Es ist nicht ungewöhnlich, dass insulinabhängige Diabetiker in einen ewigen Kreislauf aus Insulin, Gewichtszunahme, mehr Insulin, mehr Gewichtszunahme geraten. Die Folgen sind Entmutigung und Enttäuschung.

Methoden der integrativen Medizin für die Behandlung von Diabetes

Angesichts der Nachteile aller verfügbarer Medikamente ziehen es viele Diabetiker vor, keine Medikamente zu nehmen, und fragen sich, ob das eine Option ist.

In der Tat ist es durchaus möglich, Typ-2-Diabetes zu heilen – wenn er nicht zu weit fortgeschritten ist. Jeder Diabetiker sollte sich um eine gesunde Ernährung bemühen. Die tägliche Kost sollte wenig Süßigkeiten und Süßstoffe und reichlich Ballaststoffe und Gemüse enthalten. Außerdem sollte ein Diabetiker ein optimales Gewicht anstreben, weil Übergewicht und Fettleibigkeit die Einstellung des Blutzuckerspiegels erschweren. Heute wird empfohlen, Mahlzeiten mit niedriger glykämischer Last zu essen, also Nahrungsmittel zu meiden, die den Blutzuckerspiegel nach dem Verzehr jäh ansteigen lassen. Das setzt voraus, dass ein Diabetiker die glykämischen Indices verschiedener Nahrungsmittel kennt. (Es gibt viele Bücher und Internetseiten, die über den glykämischen Index und die glykämische Last informieren, zum Beispiel *LOGI-Guide: Tabellen mit über 500 Lebensmitteln, bewertet nach ihrem glykämischen Index und ihrer glykämischen Last* von Franca Mangiameli und Nicolai Worm sowie https://jumk.de/glyx/).

Regelmäßige körperliche Bewegung ist für uns alle gut, und für Diabetiker ist sie besonders wichtig. Sie hilft ihnen nicht nur, den Blutzuckerspiegel zu normalisieren, sondern senkt auch das Risiko für einige der ernsten Komplikationen der Krankheit, vor allem für Herzkrankheiten. Das Mindestziel sind wöchentlich zweieinhalb Stunden moderater aerober Sport. Das bedeutet, Sie sollten sich so anstrengen, dass Sie dabei nur schwer ein Gespräch führen können. Unsportliche Menschen fangen am besten langsam an, vielleicht mit Hilfe eines Trainers oder Gesundheits-Coaches. Es ist sinnvoll, die aerobe Bewegung durch sanftere Bewegungsformen wie Tai-Chi und Yoga zu ergänzen.

Wenn die Ernährung und die Bewegung optimiert sind, könnten Ergänzungsmittel und Pflanzenarzneien der nächste Schritt sein. Einige von ihnen senken nachweislich den Blutzuckerspiegel oder lindern Diabetes-Komplikationen. Am besten erforscht und am vielversprechendsten sind unter anderem:

- Alpha-Liponsäure: Sie senkt zwar nicht unmittelbar den Blutzuckerspiegel, aber sie hilft, die Insulinsensitivität wiederherzustellen und eine häufige Komplikation zu lindern: die periphere Neuropathie – Schmerzen und Taubheit, meist in den Füßen und Beinen
- Capsaicin: Ein topisches Präparat mit dieser Verbindung, aus Chilischoten extrahiert, lindert ebenfalls Neuropathie. Man muss es regelmäßig vier Mal am Tag auftragen
- Berberin: Diese Substanz, die in verschiedenen Pflanzen enthalten ist, zum Beispiel in der Mahonie (*Mahonia aquifolium*), senkt den Blutzuckerspiegel und lindert die Retinopathie – die Veränderungen in den Augen beim Diabetes, die zur Erblindung führen kann. Man nimmt 200 bis 300 mg zwei bis vier Mal am Tag, nachdem Wechselwirkungen mit Medikamenten ausgeschlossen wurden. Nicht in der Schwangerschaft nehmen

- Chrom: Dieses Mineral senkt den Blutdruck und reduziert HbA_{1c} um etwa 0,6 Prozent. Die empfohlene Dosis sind täglich 1000 Mikrogramm Chrom GTF (Glucose-Toleranz-Faktor). Höhere Dosen können die Nieren und die Leber schädigen
- Zimt: Dieses Gewürz senkt den Blutzuckerspiegel. Man nimmt drei Mal täglich 1 g
- Magnesium: Diabetiker sind mit diesem wichtigen Mineral oft unterversorgt. Es senkt den Blutdruck und den Blutzuckerspiegel. Man beginnt mit 300 bis 600 mg Magnesiumglycinat oder -chelat am Tag, die seltener dünnen Stuhl verursachen
- Bittermelone: Extrakte aus dieser unreifen Frucht (*Momordica charantia*), die in der indischen, chinesischen und südostasiatischen Küche oft verwendet wird, senken den Blutzuckerspiegel
- Kaktusfeige (*Opuntia spp.*): Extrakte aus Früchten und Trieben dieser Kakteenart werden in der mexikanischen Volksheilkunde verwendet, um Diabetes zu behandeln. Auch sie senken den Blutzuckerspiegel

Zur integrativen Diabetestherapie gehören auch Stressabbau durch progressive Muskelentspannung, geführtes Imaginieren, Achtsamkeitsmeditation und Hypnose.

Traditionelle Heilweisen wie die chinesische Medizin und der Ayurveda haben für die Behandlung des Diabetes ebenfalls vieles zu bieten, da er schon vor langer Zeit als Krankheit erkannt wurde.

Fazit

Diabetes vom Typ 2 kann verheerende Folgen haben. Das ist bedauerlich, wenn man bedenkt, dass man dieser Krankheit gut vorbeugen kann. Unsere übliche Kost mit vielen Fabriknahrungsmitteln und unsere sitzende Lebensweise vergrößern die Wahrscheinlichkeit, dass es in Zukunft immer mehr Diabetiker geben wird.

Medikamente für Diabetes werden immer notwendig sein, aber sie haben eine Menge Nebenwirkungen und sind teuer. Beides könnten wir durch geeignete Änderungen der Lebensweise vermeiden. Unser Gesundheitssystem und unsere Gesellschaft sollten zu einer gesünderen Lebensweise ermuntern und sie unterstützen, zum Beispiel indem wir Obst und Gemüse subventionieren statt Massenprodukte für den Rohstoffmarkt. Durch gesündere Ernährung, mehr körperliche Bewegung, Stressabbau und natürliche Arzneimittel können die meisten Menschen mit Diabetes im Frühstadium oder mit leichtem Diabetes die Krankheit vollständig heilen und viele andere können die Dosis ihrer Medikamente auf ein Minimum senken.

15

Medikamente bei Osteopenie und anderen Knochenerkrankungen

Das »Krankheitsvorstadium« ist ein relativ neues medizinisches Konzept, das den Markt für die Pharmakonzerne erweitert und die Zahl der Menschen, die Medikamente einnehmen, erheblich vergrößert hat. Die Diagnose dieser Vorstadien stützt sich auf abnorme Resultate medizinischer Tests, die angeblich die künftige Entwicklung einer ernsten Krankheit voraussagen, sofern nicht mit einer Behandlung begonnen wird – natürlich mit Medikamenten. Viele Menschen lassen sich heute Medikamente für Prähypertonie, Prädiabetes und Osteopenie (ein neu geprägter Begriff für »Präosteoporose«) verschreiben. Aber wie legitim sind diese Diagnosen und die Behauptung, dass solche Vorstadien sich ohne pharmakologische Intervention unweigerlich verschlimmern werden?

Cecilias Gesundheitsprobleme begannen, als sie 42 war und vorzeitig in die Menopause eintrat. Mehrere Jahre später, als sie 47 war, stellte sich bei einer Knochenszintigrafie heraus, dass sie eine geringe Knochenmasse hatte. Knochenschwund geht manchmal einer Osteoporose voraus. Bei Menschen mit Osteoporose ist das Risiko für Handgelenks-, Wirbelsäulen- und Hüftfrakturen erhöht. Cecilias Knochen waren zwar nicht so brüchig wie bei einer Osteoporose, aber die Knochendichte war unterdurchschnittlich. Ihr damaliger Arzt riet ihr, ihre Hormonersatztherapie fortzusetzen, um einem weiteren Knochenabbau vorzubeugen. Ein paar Jahre später setzte sie die Hormone jedoch ab, weil die Women's-Health-Initiative Studien veröffentlichte, die belegten, dass diese Therapie das Krankheitsrisiko erhöhte.

Ihr Arzt stellte sie auf Alendronat (Fosamax, Tevanate und andere) um, ein Medikament, das zur Gruppe der Bisphosphonate gehört. Es verringerte den Knochenabbau, doch ein paar Jahre später, nachdem Cecilia zugenommen hatte, traten Probleme auf. Anfangs war es nur gelegentliche Übelkeit. Doch nach einiger Zeit litt sie ständig an Übelkeit und Sodbrennen, obwohl sie das Medikament wie verordnet mit einem ganzen Glas Wasser einnahm und mehr als 30 Minuten in aufrechter Haltung wartete, bevor sie frühstückte. Das Brennen hinter dem Brustbein verschwand auch nicht, wenn sie das Mittel weniger oft einnahm oder durch rezeptfreie Säureblocker ersetzte. Deshalb verschrieb der Arzt ihr ein anderes Bisphosphonat. Dennoch wurden die Symptome schlimmer. Schließlich wurden bei einer Endoskopie Entzündungen und Geschwüre in ihrer Speiseröhre festgestellt. Cecilia setzte das Bisphosphonat ab, damit die Speiseröhre heilen konnte. Jetzt riet ihr der Arzt, ein anderes Medikament gegen Osteoporose einzunehmen, entweder Raloxifen (Evista, Optruma) oder ein intravenöses Bisphosphonat. Als sie erfuhr, dass auch diese Mittel die Gesundheit erheblich gefährden, konsultierte sie einen integrativen Allgemeinarzt, um mit ihm über Alternativen zu sprechen.

Der neue Arzt forschte nach der eigentlichen Ursache für den Knochenschwund. Wie sich herausstellte, waren der Vitamin-D- und der Magnesiumblutspiegel sehr niedrig und Cecilia nahm zu wenig Kalzium zu sich. Der Arzt empfahl ihr, mehr grünes Blattgemüse, Nüsse, Bohnen, ganze Sojaprodukte (Sojamilch, Sojanüsse, Edamame, Tofu, Tempeh), Joghurt und hochwertigen Käse zu essen. Zudem nahm sie Magnesium- und Vitamin-D-Tabletten ein. Die Blutwerte normalisierten sich. Sie trank weniger Wein, weil mehr als zwei Gläser am Tag bei Frauen den Knochen schaden können. Und sie begann mit einem Belastungs- und Krafttraining. In den folgenden Monaten stabilisierte sich die Szintigrafie und die Osteoporose ist bis heute nicht weiter fortgeschritten.

Häufige Krankheitsvorstufen, die mit Medikamenten behandelt werden

Ein wichtiger Aspekt in Cecilias Geschichte ist, dass Osteopenie keine echte Krankheit ist, sondern ein Vorstadium. Die Weltgesundheitsorganisation definiert sie als Knochendichte zwischen 1,0 und 2,5 Standardabweichungen unter dem Durchschnitt für junge Erwachsene zwischen 18 und 35. Die Messungen werden meist an der Hüfte und an der Wirbelsäule vorgenommen, und zwar mit Dual-Röntgen-Absorptiometrie (DEXA oder DXA).

Nach dieser Definition leiden mehr als die Hälfte der Frauen und ein Drittel der Männer über 50 in den USA angeblich an Osteopenie[179]. In Deutschland wird der Osteopenie bei Weitem nicht die Aufmerksamkeit gewidmet, die sie in den USA erfährt.

Manche Menschen mit Osteopenie erkranken an Osteoporose, andere nicht. Osteoporose ist eine echte Krankheit, bei der die Knochenmasse sehr gering ist: mehr als 2,5 Standardabweichungen unter der Norm für junge Erwachsene. Osteoporose-Patienten haben schwache Knochen und sind anfällig für Brüche, die zu invalidisierenden Schmerzen, Größenabnahme und vorzeitigem Tod führen können. In Deutschland leiden etwa 5,2 Millionen Frauen und 1,1 Millionen Männer über 50 an der Krankheit. Mit etwa 10 Milliarden Euro pro Jahr an direkten und indirekten Kosten hat die finanzielle Belastung durch diese Krankheit in Deutschland, aber auch in anderen Industrienationen eine volkswirtschaftliche Dimension*.

Sowohl Osteopenie als auch Osteoporose werden anhand der Knochendichte definiert. Doch das Frakturrisiko hängt nicht nur vom Mineralstoffgehalt ab, sondern auch von der Stärke, der Elastizität und anderen Faktoren. Ein aussagekräftigeres Messverfahren ist das Fracture Risk Assessment Tool oder FRAX (shef.ac.uk/frax), das die Weltgesundheitsorganisation eingeführt hat, um das Risiko eines Menschen für Knochenbrüche in den folgenden zehn Jahren einschätzen zu können. Neben der Knochendichte berücksichtigt es Alter, Geschlecht, Gewicht, die Familienanamnese, Rauchen, Alkohol, Medikamente, frühere Frakturen und andere Gesundheitsprobleme.

Im Gegensatz zu Menschen mit Osteoporose haben diejenigen mit Osteopenie meist einen FRAX-Wert der auf ein geringes Frakturrisiko hindeutet, und häufig gibt es keine Hinweise auf fortschreitenden Knochenabbau. Trotzdem werden ihnen meist starke Medikamente mit schweren potenziellen Nebenwirkungen verordnet. Warum? Das ist eine gute Frage, vor allem weil es Alternativen gibt, die viel sicherer und sehr wirksam sind.

Und Osteopenie ist nicht einzigartig.

Starke Medikamente werden auch bei einigen anderen Krankheitsvorstufen oft als Mittel der ersten Wahl eingesetzt. In den USA enthält diese Liste Prähypertonie (Blutdruck an der Grenze zum Hochdruck), die heute bei einem von drei Amerikanern diagnostiziert und oft zuerst mit Blutdruck-

* Online: https://www.osteoporose-deutschland.de/osteoporose/daten-und-fakten/

senkern behandelt wird, und Prädiabetes, von dem 79 Millionen Amerikaner betroffen sind, bei denen der Blutzuckerspiegel höher ist als normal, aber nicht so hoch wie beim Diabetes. In Deutschland gibt es bei diesen leichten Grenzwertverletzungen zumeist die Empfehlung, den Lebensstil zu ändern: mehr Bewegung oder besser noch Sport, gesündere Ernährung und weniger Stress. Doch auch hier gibt es Bestrebungen, die Grenzwerte weiter zu senken, um den Umsatz der Medikamente anzukurbeln. Noch einmal: Verschreiben wir zu viele Medikamente?

Um diese Frage zu beantworten, wollen wir uns die Medikamente, mit denen Osteopenie behandelt wird, einmal genauer ansehen. Die Medikamente, die bei Prähypertonie und Prädiabetes verordnet werden, sind im Wesentlichen die gleichen, die man bei Bluthochdruck und Diabetes anwendet und die wir bereits in Kapitel 13 und 14 besprochen haben. In den beiden letzten Abschnitten dieses Kapitels komme ich auf Therapien bei Prähypertonie und Prädiabetes kurz zurück.

Die Behandlung der Osteopenie mit Bisphosphonaten

Mehrere Medikamente werden eingesetzt, um Osteopenie zu behandeln und der Osteoporose vorzubeugen. Bisphosphonate gelten als wirksame Mittel der ersten Wahl und sind bei Weitem die meist empfohlenen Medikamente bei Osteopenie. Andere Medikamente sind unter anderem die selektiven Östrogenrezeptor-Modulatoren und das Östrogen selbst.

Bisphosphonate wurden Ende des 19. Jahrhunderts zum ersten Mal synthetisiert. Anfangs verwendete sie die Industrie, um Textilien herzustellen, Wasser weicher zu machen und Kalziumablagerungen in Wassersystemen zu verhindern. Als Medikamente wurden sie erst in den 1960er-Jahren häufig angewandt, als Wissenschaftler eines von ihnen – Etidronsäure (Etidronat, damals Didronel) – untersuchten, um herauszufinden, ob es Zahnplaque verhinderte. Es wurde zwar nie häufig zu diesem Zweck benutzt, aber man entdeckte bald andere medizinische Anwendungsmöglichkeiten. Studien zeigten, dass Bisphosphonate bei mehreren Knochenerkrankungen wirkten, und später wurden sie bei Morbus Paget, beim multiplen Myelom und bei metastasierendem Knochenkrebs eingesetzt. Mitte der 1980er-Jahre testete man sie als Mittel gegen Osteoporose bei Frauen nach der Menopause, und man stellte fest, dass sie bei diesen Patientinnen die Knochendichte erhöhten und das Frakturrisiko senkten. Als weitere Bisphosphonat-Medikamente entwickelt wurden, behandelte man damit auch Männer mit Osteoporose, Patienten mit hohem Blutkalziumspiegel und Patienten, die knochenverdünnende Kortikosteroide erhielten. Heute werden diese Medikamente auch Kindern verbreicht, die an erblichen Skelettschäden leiden, zum Beispiel an Osteogenesis imperfecta (»Glasknochenkrankheit«)[180].

Allen diesen Krankheiten ist ein zu starker Knochenabbau gemeinsam. Knochen enthalten Osteoplasten, spezialisierte Zellen, die neue Knochensubstanz aufbauen, und Osteoklasten, die alte Knochensubstanz abbauen und resorbieren, damit sich neue bilden kann. Damit die Knochen gesund bleiben, muss zwischen dem Aufbau und dem Abbau ein Gleichgewicht bestehen. Jahrzehntelange Forschungen haben nachgewiesen, dass Bisphosphonate im Körper die Resorption der Knochenmasse hemmen[181]. Bei Patienten mit exzessiver Resorption hemmen sie die Tätigkeit der Osteoklasten, indem sie sich an die Bindungsstellen auf den Knochen heften. Wenn der Körper dann versucht, Knochenmasse abzubauen, die das Medikament enthält, sickert das Bisphosphonat hinaus und hemmt die Fähigkeit der Osteoklasten, die Resorption von Knochensubstanz fortzusetzen.

Bisphosphonate werden heute sehr häufig als Mittel der ersten Wahl verordnet, um Osteopenie und Osteoporose zu behandeln. Zahlreiche Studien haben nachgewiesen, dass Alendronat (Fosamax, Tevanate und andere) und Risedrosäure (Actonel) – täglich, wöchentlich oder monatlich oral eingenommen – das Risiko für Wirbelsäulen- und Hüftfrakturen senken. Dagegen senkt Ibandronsäure (Bondronat, Bonviva und andere), täglich oder monatlich oral eingenommen oder alle drei Monate intravenös verabreicht, nur das Risiko für Wirbelsäulenbrüche. Ein anderes Bisphosphonat, Zoledronsäure (Aclasta, Zometa), wird alle ein bis zwei Jahre intravenös verabreicht, um Wirbelsäulen- und Hüftfrakturen vorzubeugen. Die Kosten reichen von 600 bis 2400 Dollar im Jahr für orale und 1000 bis 2000 Dollar im Jahr für intravenöse Medikamente.

Die Probleme mit Bisphosphonaten

Nebenwirkungen sind bei diesen Medikamenten ein großes Problem. Magen-Darm-Störungen wie Übelkeit, Bauchschmerzen, Magenverstimmung, Sodbrennen und Entzündungen oder Geschwüre in der Speiseröhre kommen bei Patienten häufig vor, die Bisphosphonate oral einnehmen. Um das zu vermeiden, muss man sie mit einem vollen Glas Wasser auf leeren Magen einnehmen und darf sich 30 Minuten lang nicht hinlegen und in dieser Zeit nichts essen. Manchmal werden diese Medikamente wöchentlich oder monatlich oder intravenös verabreicht, um solchen Nebenwirkungen vorzubeugen. Weitere mögliche Nebenwirkungen sind ein niedriger Kalziumblutspiegel, Nierenstörungen und Sehtrübung oder Augenschmerzen. Knochen- oder Muskelschmerzen können ebenfalls vorkommen und sie legen sich nicht immer. Manche Patienten bekommen mehrere Tage lang Fieber und grippeähnliche Symptome, nachdem ihnen ein Bisphosphonat injiziert wurde. Die Medikamente werden zudem mit einem erhöhten Risiko für Speiseröhrenkrebs und Vorhofflimmern (einem abnormen Herzrhythmus) in Verbindung gebracht*.

Zu den vielen Nebenwirkungen dieser Medikamente gehören auch atypische Brüche der Oberschenkelknochen[182]. Ja, es stimmt: Bisphosphonate können ebendie Frakturen verursachen, denen sie vorbeugen sollen. Wie ist das möglich? Studien zeigen, dass eine langfristige Bisphosphonat-Therapie zu einer reduzierten Knochenbildung und zu »Knochenstarre« führen kann. Normalerweise hängt die Knochenbildung mit der Knochenresorption zusammen. Deshalb kann alles, was die Resorption hemmt, auch die Knochenbildung verringern. Genau das bewirken Bisphosphonate: Sie reduzieren die Knochenresorption und gleichzeitig die Knochenbildung als Nebenwirkung. Dann können die Knochen sich nicht mehr ausreichend selbst reparieren; sie werden schwächer und spröder und das Bruchrisiko steigt. Meist verlaufen die Brüche waagerecht quer über den Oberschenkelknochen, und zwar dort, wo die Kortikalis (die äußere Knochenschicht) verdickt ist. Dieses Muster ist typischerweise bei Frakturen zu sehen, deren Ursache Bisphosphonate sind; bei anderen Brüchen tritt es nicht auf. Oft heilen diese atypischen Frakturen schlecht oder gar nicht, sodass häufig eine Operation notwendig ist.

Die oben erwähnte »Knochenstarre« kann auch eine wirklich furchterregende Folge haben: Osteonekrose des Kiefers[183]. Dabei stirbt ein Teil des Knochens im Mund ab und es kommt zu Schmerzen und Schwellungen, manchmal zu Infektionen und Brüchen des Kiefers. Diese hartnäckigen Pro-

* Ergebnis der randomisierten HORIZON-Studie: Once-Yearly Zoledronic Acid for Treatment of Postmenopausal Osteoporosis. In: New England Journal of Medicine. Band 356, 2007, S. 1809–1822, doi:10.1056/NEJMoa067312. Hier zitiert nach: Deutsches Ärzteblatt. 3. Mai 2007 (online)

bleme sind schwer zu behandeln. Bei Patienten, die Bisphosphonate oral einnehmen, kommt diese schlimme Komplikation selten vor, aber bei Krebspatienten, denen Bisphosphonate langfristig und in hohen Dosen injiziert werden, sind bis zu 10 Prozent der Kranken betroffen. Andere Faktoren, die das Risiko für Osteonekrose des Kiefers erhöhen, sind unter anderem Zahnerkrankungen, Zahnextraktionen und -implantate, schlecht angepasste Füllungen, die Einnahme von Kortikosteroiden und Rauchen. Im Lichte dieser potenziell schweren Nebenwirkungen empfehlen viele Experten, die Bisphosphonat-Therapie auf drei bis fünf Jahre zu begrenzen. Nach einer Pause beginnen manche Patienten wieder mit der Therapie. Jeder, der Bisphosphonate einnimmt, muss auf Wechselwirkungen mit anderen Medikamenten achten. Bisphosphonate können mit vielen rezeptpflichtigen Arzneimitteln negativ wechselwirken, ebenso mit Multivitaminpräparaten, mit Ergänzungsmitteln, die Kalzium, Magnesium oder Eisen enthalten, aber auch mit vielen Nahrungsmitteln und Getränken.

Schließlich ist auch das Konzept »Anzahl der notwendigen Behandlungen« entlarvend. Damit ist die Zahl der Patienten gemeint, die für eine festgelegte Zeit eine Therapie benötigen, um ein bestimmtes Ziel zu erreichen. Wenn wir Strategien der Frakturprävention miteinander vergleichen, beträgt die Zahl der Osteoporose-Patienten, die drei Jahre lang behandelt werden müssen, um eine Hüftfraktur zu verhindern, 45 für Vitamin D, 48 für Strontiumranelat und 91 für Bisphosphonate[184]. Eine niedrigere Zahl steht für eine wirksamere Behandlung. Was die Behandlung der Krankheitsvorstufe Osteopenie mit Bisphosphonaten anbelangt, ist die Zahl derer, die behandelt werden müssen, sehr hoch. Das bedeutet, dass diese Medikamente nicht sehr wirksam sind[185].

Andere Medikamente bei Osteopenie

Neben den Bisphosphonaten werden noch ein paar andere Medikamente gegen Osteopenie verordnet. Die selektiven Östrogenrezeptor-Modulatoren verringern das Risiko für Wirbelsäulenbrüche, nicht aber das Risiko für Hüftfrakturen. Das meistverordnete Medikament dieser Gruppe, das oral eingenommene Raloxifen (Evista, Optruma), hat hormonähnliche Wirkungen, die den Knochenabbau verringern. Zudem verringert es bei Frauen das Brustkrebsrisiko. Mögliche Nebenwirkungen sind unter anderem Hitzewallungen, Blutgerinnsel und ein erhöhtes Schlaganfallrisiko. Raloxifen kostet etwa so viel wie oral eingenommene Bisphosphonate. Ein anderes Medikament, das seit vielen Jahren verschrieben wird, um Osteoporose zu verhindern, ist das weibliche Hormon Östrogen. Es senkt zwar das Risiko für Wirbelsäulen- und Hüftfrakturen, aber Studien der Women's-Health-Initiative stellten fest, dass die schädlichen Wirkungen des Hormons – vor allem das erhöhte Risiko für Blutgerinnsel und Schlaganfälle – seinen Nutzen überwiegen. Deshalb verordnen viele Ärzte Östrogen nicht allein gegen Osteoporose; sie wenden es vielleicht an, wenn eine Frau an weiteren Symptomen der Wechseljahre leidet, etwa an Hitzewallungen. Wenn Hormone angebracht sind, verursacht die transdermale Anwendung von bioidentischen Präparaten (sie haben die gleiche chemische Struktur wie die körpereigenen Hormone) möglicherweise weniger Nebenwirkungen und ihr Risikoprofil ist etwas niedriger als das anderer Östrogenformen[186]. In Deutschland ist – wie oben schon erwähnt – Osteopenie kaum ein Thema. Doch prinzipiell gibt es auch hierzulande die Tendenz, Vorstufen von Krankheiten zu behandeln. Auch wenn selten der Nachweis geführt wird, dass das Nutzen-Schadensverhältnis bei diesen frühen Eingriffen für die Behandelten positiv ist. Für die Pharmaindustrie ist diese Ausweitung des Geschäftsfeldes natürlich immer willkommen. Und auch die entsprechenden Fachgesellschaften freuen sich über mehr Kranke, erhalten sie doch durch mehr Kranke mehr Aufmerksamkeit und Bedeutung.

Methoden der integrativen Medizin für die Behandlung von Osteopenie

Da die Osteopenie der echten Krankheit vorausgeht und nicht unbedingt zu weiterem Knochenabbau führt, setzen integrative Ärzte nicht automatisch von Anfang an Medikamente ein. Einige Alternativen, zum Beispiel eine Änderung der Lebensweise und Ergänzungsmittel, können einer Osteoporose ebenfalls vorbeugen.

Eine ausgewogene Ernährung ist der Schlüssel zum Erhalt der Knochensubstanz. Essen Sie jeden Tag mindestens vier oder fünf Portionen Gemüse und drei bis vier Portionen Obst. Beide sind vollgepackt mit Nährstoffen wie Kalzium, Magnesium, Kalium und den Vitaminen B, C und K, die den Knochenaufbau fördern. Außerdem brauchen die Knochen ausreichend Eiweiß, damit sie stark bleiben und sich reparieren können. Sie können mehrere tierische Produkte wie Geflügel, Eier, Milchprodukte, Fisch und mageres Fleisch kombinieren, aber auch pflanzliche Produkte wie Soja, andere Hülsenfrüchte, Nüsse, Kerne und Vollkorngetreide. Ganze Sojaprodukte haben eine wohlbekannte positive Wirkung auf die Knochendichte.

Kalzium ist ein wichtiges Mineral für die Gesundheit der Knochen. Ein Mangel kann den Knochenabbau beschleunigen. Führen Sie sich, wenn möglich, Kalzium mit dem Essen zu. Die besten Quellen sind Milchprodukte, grünes Blattgemüse, Algen, Dosenfisch mit Gräten, Nüsse, Kerne und Bohnen. Fragen Sie Ihren Arzt, bevor Sie Ergänzungsmittel einnehmen. Kalziumcitrat wird am besten resorbiert, vor allem von älteren Menschen. Wer wenig Magensäure hat oder säurehemmende Medikamente einnimmt, sollte das Citrat ebenfalls bevorzugen. Der Vitamin-D-Blutspiegel muss optimal sein, damit Kalzium ausreichend resorbiert wird.

Vergessen Sie auch Magnesium nicht. Dieses Mineral ist einer der Hauptbestandteile der Knochen und die meisten Menschen nehmen nicht genug davon zu sich. Spurenelemente wie Bor, Mangan, Selen und Silizium sind für die Gesundheit der Knochen ebenfalls wichtig. Sie sind in grünem Blattgemüse, Vollkornprodukten, Nüssen, Kernen und Bohnen enthalten und als Ergänzungsmittel erhältlich. Studien lassen darauf schließen, dass das Spurenelement Strontium die Knochenbildung anregt und den Knochenabbau hemmt[187]. Die am meisten untersuchte Form, Strontiumranelat, kann möglicherweise das Risiko für Herz- und Gefäßkrankheiten geringfügig erhöhen. In den USA ist es nicht erhältlich, im Gegensatz zu anderen Strontiumverbindungen, deren Unbedenklichkeit und Wirksamkeit aber noch nicht bestätigt wurden.

Bei Menschen mit Osteopenie liegt oft ein Mangel an mehreren Vitaminen vor. Vitamin C in Zitrusfrüchten und Tomaten hilft, das Eiweiß Kollagen aufzubauen, das den Knochen als »Gerüst« dient. Viele Studien haben nachgewiesen, dass Vitamin D für die Gesundheit der Knochen eine Schlüsselrolle spielt. Eine ausreichende Zufuhr ist unerlässlich für die Resorption von Kalzium im Darm. Dieser Mikronährstoff hilft älteren Menschen zudem, Stürzen vorzubeugen, vorausgesetzt, dass er nicht in zu hoher Dosis zugeführt wird. Ein Bluttest ist der beste Weg, den Vitamin-D-Status zu ermitteln. Wenn ein Mangel vorliegt, sollten Sie Ihren Arzt fragen, ob Sie Vitamin-D_3-Tabletten

(Cholecalciferol) brauchen. Wenn Sie jeden Tag ohne Sonnenschutz 15 Minuten lang ein Sonnenbad nehmen, bildet die Haut Cholecalciferol. Vitamin K_2 (Menaquinon) holt Kalzium aus den Arterien und bringt es in die Knochen. Zwar bilden auch die Darmmikroben etwas Vitamin K, aber diese Produktion sinkt, wenn wir älter werden. Die besten Quellen sind fermentierte Milchprodukte und ganze Sojaprodukte sowie Ergänzungsmittel.

Neben einer gesunden Ernährung brauchen die Knochen körperliche Bewegung. Studien belegen, dass Gehen die Knochendichte der Hüften und der Wirbelsäule erhöht[188]. Kraftübungen wie Gewichtheben oder Übungen mit dem eigenen Körpergewicht regen den Knochenaufbau ebenfalls an. Um das Sturzrisiko zu verringern, sollte man Stolperfallen im Haus entfernen und Gleichgewichtsübungen machen, zum Beispiel Tai-Chi oder Yoga, oder einfach auf einem Bein balancieren.

Achten Sie auch auf Toxine im Haus, die den Knochen schaden. Tabakrauch ist der schlimmste Sünder. Wenn Sie rauchen, sollten Sie mit Ihrem Arzt darüber sprechen, wie Sie damit aufhören können. Zu viel Alkohol schadet den Knochen ebenfalls sehr. Bei Frauen, die mehr als zwei Gläser alkoholischer Getränke am Tag zu sich nehmen, und bei Männern, die mehr als vier Gläser trinken, ist das Risiko für osteoporotische Frakturen erhöht. Getränke, die Koffein enthalten, sind ebenfalls gefährlich. Wenn Sie mehr als zweieinhalb Tassen Kaffee oder mehr als fünf Tassen koffeinhaltigen Tee am Tag trinken, sind Sie stärker gefährdet. Und schließlich sollten Sie Ihren Arzt fragen, ob rezeptpflichtige Medikamente, die Sie einnehmen, den Knochenabbau fördern. In Betracht kommen Kortikosteroide, Phenytoin (Epanutin, Epilan, Phenhydan und andere), Lithium, Protonenpumpenhemmer, Tamoxifen (Kessar und andere) und Schilddrüsenhormone in zu hohen Dosen.

Methoden der integrativen Medizin für die Behandlung von anderen Krankheitsvorstufen

Die integrative Medizin bietet nicht nur Lösungen für Osteopenie an, sondern auch für andere Krankheitsvorstufen. Bei Prähypertonie, einem Zustand an der Grenze zum Bluthochdruck, von dem Millionen Amerikaner betroffen sind, helfen Gewichtsabnahme, moderater Sport, gesündere Ernährung, Entspannungsmethoden und bestimmte Ergänzungsmittel. Bei

Patienten mit Prädiabetes ist der Blutzuckerspiegel höher als normal, aber nicht so hoch wie bei Diabetes. Studien belegen, dass gesunde Ernährung und Sport doppelt so wirksam sind wie das Medikament Metformin (Glucophage und viele andere)[189]: Veränderungen der Lebensweise senken das Diabetesrisiko um 58 Prozent, Metformin senkt es nur um 31 Prozent. Ergänzungsmittel wie Chrom, Magnesium, Berberin und Alpha-Liponsäure können nützlich sein, ebenso Pflanzen wie Bittermelone und Kaktusfeige, die den Blutzuckerspiegel senken. Details über integrative Therapien bei diesen Krankheiten finden Sie in Kapitel 13 und 14.

Fazit

Unser Gesundheitssystem hat eine Tablette für jedes Wehwehchen. Medikamente werden gegen voll ausgebrochene Krankheiten ebenso verordnet wie gegen Beschwerden, die noch keine Krankheiten sind, sich aber dazu entwickeln können – oder auch nicht. Pharmaunternehmen werben bei Patienten und Ärzten intensiv für die Behandlung von Krankheitsvorstufen mit Medikamenten, um ihre Umsätze zu steigern.

Die meisten Menschen mit Osteopenie haben einen FRAX-Wert, der ein geringes Frakturrisiko anzeigt. Sie brauchen keine Medikamente, weil die Risiken größer sind als der Nutzen. Vorbeugende Medikamente bei Osteopenie ziehe ich nur in Betracht, wenn Patienten die höchsten FRAX-Werte aufweisen oder bereits Knochenbrüche hinter sich haben; bei ihnen ist das Frakturrisiko am größten.

Zu guter Letzt können unnötige Sorgen die Folge sein, wenn Ärzte ein »Krankheitsvorstadium« diagnostizieren. Ich treffe viele Patienten, die wegen ihrer »Osteopenie« oder wegen ihres »Prädiabetes« Angst haben, anstatt etwas Vernünftiges für ihre Gesundheit zu tun. Wenn Sie Hilfe brauchen, um Gesundheitsziele zu erreichen, empfehle ich einen Arzt, der in Vorbeugung ausgebildet ist. Und denken Sie daran: Selbst wenn bei Ihnen eine Krankheitsvorstufe diagnostiziert wurde, sind Sie nicht dazu verurteilt, eine Krankheit zu bekommen, die eine lebenslange Behandlung mit Medikamenten erfordert. Die meisten Menschen mit Symptomen einer Krankheitsvorstufe können diese mit einfachen Änderungen ihrer Lebensweise bessern oder beseitigen.

16

Übermedikation bei Kindern

Das Robert Koch-Institut (RKI) hat in einer Studie zur Gesundheit von Kindern und Jugendlichen 17000 Kinder und Jugendliche zur Einnahme von Medikamenten befragt. Dabei gaben 9000 der Befragten an, in den letzten sieben Tagen eines oder mehrere Medikamente erhalten zu haben*. Das sind mehr als 50 Prozent – eine Zahl, die viele Kritiker auf den Plan ruft. Lassen Sie mich in diesem Kapitel die Geschichten von zwei jungen Patienten erzählen, die typisch für die Fallstricke dieser Übermedikation sind.

Kim

Die Großmutter brachte die zwei Jahre alte Kim in die pädiatrische Notaufnahme. Die Kleine war seit sechs Stunden unruhig und weinte unablässig. Ihre Großmutter war mit ihrem Latein am Ende. Kims Eltern waren am Morgen verreist und nicht erreichbar. Über einen Missbrauch oder Traumen war nichts bekannt, und die Großmutter hatte sich den ganzen Tag lang um das Kind gekümmert. Kim nahm Amoxicillin wegen einer Erkrankung der oberen Atemwege, war jedoch ansonsten gesund. Die körperliche Untersuchung blieb unauffällig, abgesehen von extremer Unruhe. Die Ergebnisse der Bluttests der Röntgenaufnahmen und eines Gehirnscans waren normal, ebenso eine Lumbalpunktion, die vorgenommen wurde, um eine schwere Infektion und ein Trauma auszuschließen. Aber im Urin wurden Guaifenesin (ein schleimlösendes Mittel), Dextromethorphan (ein Hustenstiller), Phenylephrin (ein Stimulans und abschwellendes Nasenspray) und Acetaminophen (Paracetamol) gefunden. Über die Nebenwirkungen und Risiken dieser

* Online: https://www.rki.de/DE/Content/Gesundheitsmonitoring/Studien/Kiggs/kiggs_node.html

Medikamente können Sie in Kapitel 5 nachlesen. Wie sich herausstellte, hatten Kims Eltern ihr eine großzügige Dosis eines rezeptfreien Husten- und Erkältungsmittels gegeben, bevor sie das Kind zur Großmutter brachten. Kim wurde zur Beobachtung in die pädiatrische Station gebracht. Sie litt unter der versehentlichen Überdosis und war übererregt. Die Symptome legten sich erst nach 24 Stunden.

Übermedikation mit Erkältungsmitteln

Jedes Medikament, das in Kims Körper gefunden wurde, ist ein üblicher Bestandteil von rezeptfreien Husten- und Erkältungsmitteln. Diese Produkte sind meist Mischungen aus Medikamenten, Alkohol, Zucker und künstlichen Farbstoffen. Jedes Jahr werden solche Mittel im Wert von Millionen Euro für die Anwendung bei Kindern gekauft.

Eltern greifen meist zu diesen Medikamenten, um eine verstopfte Nase zu befreien, Husten zu stillen und Fieber zu senken. Die leichte Verfügbarkeit und die farbenprächtige Präsentation in den Apotheken suggerieren Unbedenklichkeit. Trotzdem zählt der Jahresbericht der amerikanischen Gesellschaft für die Überwachung von Giften für das Jahr 2012 Husten- und Erkältungsmittel zu den drei Produkten, die bei Kindern unter fünf Jahren am häufigsten zum Tod führen[190].

Die Häufigkeit von Erkältungen bei Kindern und die potenzielle Giftigkeit der häufig eingenommenen rezeptfreien Medikamente sollten uns veranlassen, nichtpharmakologische Alternativen zu erforschen. Zuerst muss man uns über die Bestandteile dieser Medikamente informieren. Wie in Kapitel 5 erwähnt, ist Guaifenesin unwirksam: Große randomisierte Studien belegen, dass es keine messbare Wirkung hat[191]. Die Wirkung von Phenylephrin ist ebenfalls unbewiesen und es gibt keine Studien über seine Unbedenklichkeit bei Kindern[192]. Die klinischen Grundsatzerklärungen der American Academy of Pediatrics (AAP) aus dem Jahr 1997 verzeichnen keine Studien, die die Unbedenklichkeit oder Wirksamkeit von Dextromethorphan in der Pädiatrie bestätigen, und keine Indikationen für diese Substanz[193]. Husten ist bei kleinen Kindern ein wichtiger Schutzmechanismus für die Reinigung enger Atemwege; deshalb ist es gefährlich, ihn zu unterdrücken. Paracetamol wird Husten- und Erkältungssirups für Kinder hinzugefügt, um Fieber und Schmerzen zu lindern. Überdosierungen kommen häufig vor und können giftig sein.

Die Dosierung von Medikamenten für Kinder ist unsicher; sie wird oft auf der Grundlage von Studien über Erwachsene geschätzt. Mögliche Wechselwirkungen mit anderen Medikamenten oder mit Ergänzungsmitteln sind ein Anlass zur Sorge.

Das müssen wir berücksichtigen, wenn wir über rezeptfreie Medikamente für Kinder nachdenken. Schwere Nebenwirkungen und versehentliche Überdosen werden von jedem Mittel berichtet, das Kim eingenommen hat. Die Wechselwirkungen dieser Medikamente waren für Kim sehr gefährlich.

Methoden der integrativen Medizin für die Behandlung von Krankheiten der oberen Atemwege bei Kindern

In weniger dringlichen Fällen kann eine integrative Therapie bei einer Erkältung ziemlich wirksam sein. Folgende Therapien sind bei Erkältungen nachweislich wirksam:

- Nasenspülung mit Salzwasser; ein Luftbefeuchter im Schlafzimmer des Kindes
- Warme Getränke, um den Schleim zu verdünnen
- Für Kinder über einem Jahr: Buchweizen mit (dunklem) Honig, um nächtlichen Husten zu lindern[194]
- Einreiben der Brust mit Menthol, um die Atemwege zu befreien
- Zinksulfat (oral) bei Kindern, die älter als ein Jahr sind
- Ein homöopathischer Extrakt aus *Pelargonium sidoides* (Umckaloabo oder Kapland-Pelargonie); einige Studien bestätigen die Wirksamkeit bei Kindern
- Holunderbeerensirup; Studien bestätigen, dass er Grippe bei Kindern lindert. Er wird bei Kindern, die älter als ein Jahr sind, seit langer Zeit angewandt

Zu den Therapien für Kinder mit Krankheiten der oberen Atemwege, für deren Wirksamkeit es derzeit keine Belege gibt, gehören unter anderem Antibiotika, rezeptfreie Husten- und Erkältungsmittel, Echinacea und Vitamin C.

Paracetamol und nichtsteroidale Entzündungshemmer (NSAID) sind möglicherweise hilfreich, wenn man damit umsichtig Fieber und Schmerzen behandelt. Alle haben jedoch ihre eigenen Risiken (siehe Kapitel 8). Die genaue Dosierung dieser Medikamente ist sehr wichtig, vor allem bei Kindern und Kleinkindern.

Präventivmaßnahmen sind unter anderem die üblichen Impfungen, die jährliche Grippeimpfung (sofern es keine Kontraindikationen gibt), regelmäßiges Händewaschen mit Wasser und Seife, das Meiden von Menschenmengen und der Verzicht auf Schulbesuch, wenn das Kind krank ist und Ruhe braucht, um zu genesen. Immer mehr Studien lassen darauf schließen, dass Probiotika einen gewissen Nutzen haben, um akuten Atemwegserkrankungen bei Kindern vorzubeugen. Bei den Studien wurden mehrere probiotische Bakterienstämme drei Monate lang oder länger verabreicht. Zink in Form von Tabletten, Saft oder Lutschtabletten verringert das Erkältungsrisiko bei Kindern[195].

Das Fazit lautet: Obwohl Ärzte sich oft von Eltern unter Druck gesetzt fühlen, bei Krankheiten der oberen Atemwege ein Rezept auszustellen oder rezeptfreie Mittel zu empfehlen, sollten sie sich Zeit nehmen, um über nichtmedikamentöse Alternativen zu reden. Das ist mindestens ebenso wichtig und für die Kinder wahrscheinlich viel weniger gefährlich. Es ist sehr gut möglich, dass Kim der Besuch in der Notaufnahme samt dem damit verbundenen Stress und den Kosten erspart geblieben wäre, wenn die Eltern von Anfang an nichtmedikamentöse Verfahren angewandt hätten, um Kims Erkältungssymptome zu lindern.

Luis

Beim 13-jährigen Luis wurde ein metabolisches Syndrom (Insulinresistenz, erhöhter Blutzuckerspiegel, Bluthochdruck, Fettleibigkeit im Unterbauch, abnorme Blutfettwerte) diagnostiziert. Er wurde in die pädiatrische Notaufnahme gebracht, nachdem er im Sportunterricht während der ersten Runde eines 1500-Meter-Laufs ohnmächtig geworden war. Mitschüler hatten beobachtet, dass er kurz vor Unterrichtsbeginn einen Energydrink getrunken hatte. In der Notaufnahme war er wach, aber er zitterte und hatte Angst. Ein EKG schloss ein ernstes Herzproblem rasch aus. Sein Puls war hoch, sein Blutdruck leicht erhöht. Auf Fragen gab er zu, etwa 1 l Energydrink getrunken zu haben, weil er beim Lauf eine gute Zeit erreichen wollte.

Luis wusste nicht, dass die meisten Energydrinks durchschnittlich 70 bis 240 mg Koffein und 54 bis 62 g Zucker (13 bis 15 Teelöffel) je 500 ml enthalten. Im Vergleich dazu enthält eine typische 0,5-Liter-Flasche koffeinhaltiger Limonade wie Cola etwa 45 mg Koffein und 50 g (12 Teelöffel) Zucker. Luis Ohnmacht wegen Überbelastung, das Zittern und der Bluthochdruck sind klassische Symptome, die auftreten, wenn jemand zu viel Energydrinks trinkt. Energydrinks und Energyshots, für die bei Jugendlichen und jungen Erwachsenen intensiv geworben wird, brachten in Deutschland im Jahr 2015 einen Umsatz von mehr als 820 Millionen Euro. Dabei sind diese Getränke alles andere als ungefährlich. Es gibt Berichte über Herz-Kreislauf-Probleme, Schlaf- und Verhaltensstörungen, Bluthochdruck, Krampfanfälle und Todesfälle nach dem Genuss dieser Getränke, vor allem wenn sie zusammen mit Alkohol getrunken werden, was bei jungen Erwachsenen üblich ist.

Eine Analyse der Krankengeschichte zeigte, dass Luis seit seinem neunten Lebensjahr schnell zugenommen hatte. Er hatte bereits eine rezeptfreie Version von Orlistat (Alli) probiert, ein Medikament gegen Übergewicht, das die Fettresorption im Darm blockiert; aber er hatte es wegen unangenehmer Nebenwirkungen (Blähungen und Durchfall) abgesetzt. Die Eltern erklärten, Luis' Kinderarzt habe ihm vor Kurzem Rezepte für drei Medikamente gegeben: eines, um den Blutzuckerspiegel zu senken, ein Zweites, um den Cholesterinspiegel zu senken, und ein Drittes gegen Depressionen. Er habe überlegt, Luis ein viertes Medikament zu verschreiben, um den Blutdruck zu senken. Die Eltern besorgten die Medikamente, machten sich aber Sorgen wegen der Liste möglicher Nebenwirkungen und suchten Hilfe, um Luis von den Medikamenten zu befreien.

Ein Blick auf die Lebensweise des Jungen zeigte, dass er oft Fabriknahrungsmittel konsumierte, die viel Zucker und Mehl enthielten, außerdem Fleischprodukte, zuckerhaltige Getränke und Energydrinks, die ihm »beim Lernen helfen« oder ihm »Energie geben« sollten. Er verbrachte durchschnittlich sechs Stunden am Tag mit Videospielen, schlief nur etwa sieben Stunden und ging selten ins Freie. Außerhalb des Sportunterrichts (zwei Mal in der Woche) trieb Luis nicht regelmäßig Sport. Er räumte ein, dass er sich deprimiert fühlte, weil andere Kinder ihn schikanierten, aber er bestritt, dass er sich oder anderen schaden wollte.

Übermedikation bei fettleibigen Kindern

Laut einer Studie des Robert Koch-Instituts ist in Deutschland fast jedes siebte Kind im Alter von drei bis 17 Jahren übergewichtig*. In Nordamerika ist es sogar eines von drei Kindern in der Vorschule und in der Grundschule.

- Fettleibigkeit in der Kindheit bleibt meist bis ins Erwachsenenalter bestehen
- Die meisten dieser Kinder leiden an mindestens einer Krankheit, die mit Übergewicht zusammenhängt und möglicherweise mit Medikamenten behandelt werden muss, zum Beispiel an hohem Blutdruck
- Psychische Probleme wie Angst, Depression, sozialer Rückzug, Mobbing, Esssucht und ein niedriges Selbstwertgefühl kommen bei diesen übergewichtigen Kindern häufig vor und werden oft mit rezeptpflichtigen Medikamenten behandelt
- Schlafmangel wird ebenfalls mit Übergewicht und Fettleibigkeit bei Kindern in Zusammenhang gebracht und wird manchmal mit verschreibungspflichtigen oder rezeptfreien Medikamenten behandelt[196]. (Mehr über Schlafmittel lesen Sie in Kapitel 6)

Die Medikamente, die Luis verordnet wurden, werden fettleibigen Kindern routinemäßig empfohlen.

Metformin

Mit Metformin (Glucophage und viele andere) wird Insulinresistenz behandelt, die häufig mit Fettleibigkeit einhergeht. Außerdem wird es zulassungsüberschreitend eingesetzt, um bei manchen fettleibigen Kindern die Gewichtsabnahme zu fördern. (Mehr über Metformin und Diabetes lesen Sie in Kapitel 14.) Seine häufigsten Nebenwirkungen sind Übelkeit, Erbrechen, Durchfall und Blähungen. Bei Erwachsenen vergrößert die langfristige Einnahme von Metformin nachweislich das Risiko für einen Vitamin-B_{12}-Mangel[197]. Langzeitstudien mit Kindern und Jugendlichen fehlen.

* https://www.ifb-adipositas.de/adipositas/entwicklungen

Antidepressiva

Gewichtszunahme ist eine ziemlich häufige Nebenwirkung von Antidepressiva. Das ist ein zusätzliches Problem für übergewichtige Jugendliche wie Luis. (Diese und andere psychiatrische Medikamente und ihren Einsatz bei Kindern bespreche ich in Kapitel 10.)

Blutdrucksenker

Fettleibige Kinder haben oft einen hohen Blutdruck; während in den USA diese Kinder standardmäßig mit den gleichen Blutdrucksenkern wie Erwachsene behandelt werden, ist das in Deutschland nur in seltenen Fällen üblich. Ärzte raten hierzulande, dringend bei Ernährung und Bewegungsverhalten umzusteuern.

Orlistat

Orlistat ist rezeptfrei als Alli erhältlich. Dieser Lipasehemmer blockiert das Enzym, das für den Abbau von Fetten benötigt wird, und verhindert ihre Resorption aus dem Essen. Die wichtigsten Nebenwirkungen sind Blähungen, fettiger, dünner Stuhl und ölige Flecke auf den Kleidern, die verständlicherweise die Einnahmetreue nicht fördern. Da Orlistat auch die Resorption fettlöslicher Vitamine hemmt, kann es das Wachstum und die Entwicklung stören. Langzeitstudien über seine Wirkungen bei Kindern und Jugendlichen fehlen[198].

Fettleibigkeit bei Kindern ist ein häufiges und komplexes Problem, das mit Medikamenten nicht lösbar ist. Deshalb wächst das Interesse an extremeren Methoden, zum Beispiel an chirurgischen Eingriffen (Magenband oder Bypass). Solche Eingriffe können zwar eine Gewichtsabnahme bewirken und Diabetes vom Typ 2 heilen, aber sie haben Vitaminmangel, chronische Resorptionsstörungen und andere erhebliche Risiken zur Folge und sollten sich auf sorgfältig ausgewählte Jugendliche mit gefährlicher Fettleibigkeit beschränken[199].

Methoden der integrativen Medizin für die Behandlung von Fettleibigkeit bei Kindern

Experten sind sich darüber einig, dass nichtmedikamentöse Methoden bei Fettleibigkeit die Therapien der ersten Wahl sein sollten. Leider sind nur wenige Kinderärzte dafür ausgebildet, Patienten bei einer umfassenden Umstellung ihrer Lebensweise zu helfen. Diese Lücke in der Ärzteausbildung ist eine gute Gelegenheit für integrative Mediziner, die eine Ausbildung in folgenden Fachgebieten haben:

- Ernährungsberatung, um gesunde, ganze Nahrung anstelle von Fabriknahrung und gezuckerten Getränken empfehlen zu können
- Motivierende Gesprächsführung, um Verhaltensänderungen bewirken und unterstützen zu können
- Psychosomatische Therapien, um Angst und Depression behandeln und die Selbststeuerung von Emotionen unterrichten zu können
- Beratung über leichte körperliche Bewegung wie Yoga und Tai-Chi
- Beratung über Schlafhygiene
- Beratung über gesunde Umweltbedingungen, um den Kontakt des Patienten mit Chemikalien zu verringern, die das endokrine System stören und mit Fettleibigkeit zusammenhängen
- Die Anwendung ausgewählter Ergänzungsmittel, um Mängel in der Ernährung zu beseitigen. Beispiele sind Omega-3-Fettsäuren, Vitamin D und Probiotika
- Unterstützung durch die Familie und die Gemeinde, um positive soziale Verbindungen zu knüpfen

Nachdem er in der Notaufnahme Angst ausgestanden hatte, war Luis fest entschlossen abzunehmen und alle Medikamente abzusetzen. Sein Kinderarzt bat eine Diätistin und einen Verhaltenstherapeuten um Hilfe. Motivierende Gesprächsführung ermöglichte es Luis, sich gesünder zu ernähren und körperliche Aktivitäten zu finden, die ihm Spaß machten. Er verzichtete auf Energydrinks. Außerdem probierte er klinische Hypnose und geführtes Imaginieren zusammen mit Atemübungen, um sein Selbstwertgefühl zu stärken und die Herausforderungen der Schule zu bewältigen. Allmählich nahm er ab und konnte die Medikamente im Laufe eines Jahres langsam absetzen. Im folgenden Jahr gewann er auf einer regionalen Wissenschaftsmesse einen Preis für ein Projekt über die schädlichen Nebenwirkungen von Medikamenten.

Fazit

Kim und Luis nahmen insgesamt acht Medikamente ein, um zwei häufige Gesundheitsprobleme zu behandeln: Guaifenesin, Dextromethorphan, Phenylephrin, Paracetamol, Amoxicillin, Metformin, ein Statin und einen SSRI. All diese Medikamente können schwere Nebenwirkungen haben. Das Koffein in Luis Energydrinks fügte der Liste ein starkes Stimulans hinzu. Kims Geschichte zeigt, wie gefährlich scheinbar unbedenkliche und ohne Rezept erhältliche Medikamente sind. Luis Geschichte illustriert, wie gefährlich es ist, Kindern stimulierende Getränke zu verkaufen, und wie sinnlos es ist, Krankheiten, die mit einer falschen Lebensweise zu tun haben, mit Medikamenten zu behandeln. Es sollte Eltern und Ärzte aufschrecken, dass Millionen Kinder mit häufigen Erkrankungen wie Asthma, ADHS, Autismus, Diabetes, Arthritis, Magen-Darm-Störungen, Angst und Depression übermäßig mit Medikamenten behandelt werden.

Die vielen Medikamente, die Kinder einnehmen, die Unvorhersehbarkeit der individuellen Reaktionen und das hohe Risiko von Überdosierungen sind zusammen ein starkes Argument dafür, junge Patienten mit Methoden der integrativen Medizin zu behandeln. Am wichtigsten sind Vorbeugung, der optimale Einsatz der Selbstheilungskräfte, weniger Medikamente und die Umstellung der Lebensweise. Meiner Meinung nach sollten diese Maßnahmen durch eine proaktive Gesundheitsreform und eine gerechte Kostenübernahme durch die Versicherungen ergänzt werden.

17

Übermedikation bei älteren Menschen

79 Jahre lang hatte Norman die Winter in Wisconsin ausgehalten, dann fand er seinen Meister in einem ungewöhnlich langen und kalten Winter. Mitten im scheinbar unaufhörlich fallenden Schneegestöber inspizierte er die vereisten Gehwege und fand, dass es wohl doch vernünftig war, auf seine täglichen Spaziergänge in der Umgebung zu verzichten und zu Hause zu bleiben.

Da ihm die körperliche Bewegung fehlte, fiel es Norman frustrierend schwer einzuschlafen. Seine Frau schlug ihm vor, das rezeptfreie Medikament Diphenhydramin (Betadorm und andere) zu probieren. Es schien zu wirken – er schlief volle acht Stunden, nachdem er es zum ersten Mal eingenommen hatte. Also nahm er es jeden Abend, sogar als Schnee und Eis geschmolzen waren und er wieder spazieren ging.

Im Frühjahr suchte Norman seinen Hausarzt auf, weil er immer größere Schwierigkeiten beim Wasserlassen hatte. Der Arzt verschrieb ihm Terazosin (Flotrin, Hytrin, Urocard und andere), ein Medikament, das die Entleerung der Blase fördert, wenn eine Prostatavergrößerung sie behindert.

Als Norman zwei Monate später von einer Parkbank aufstand, bekam er einen Schwindelanfall und stürzte; dabei brach er sich die Hüfte. Er bekam Morphin, um seine Schmerzen zu lindern. Um der potenziell schweren Verstopfung vorzubeugen, die oft eine Nebenwirkung von Opioiden ist, verordneten ihm die Chirurgen Senna-S, eine Kombination aus einem Stuhlweichmacher (Docusat) und einem abführenden Stimulans (Senna). Seine bisherigen Medikamente – Diphenhydramin und Terazosin – wurden ihm ebenfalls verabreicht, sobald er wieder Tabletten schlucken konnte.

In den folgenden Nächten im Krankenhaus wurde Norman verwirrt und versuchte immer wieder, aus dem Bett zu steigen. Um ihn zu beruhigen, verordnete ihm der Bereitschaftsarzt zusätzlich Lorazepam (Tavor und andere), ein Benzodiazepin, und Morphin. Als die Hüftfraktur so weit ausgeheilt war, dass er das Krankenhaus verlassen konnte, wurde er in eine Rehaklinik gebracht. Er nahm immer noch alle genannten Medikamente ein.

Innerhalb von wenigen Tagen nach dem Umzug traten eine Rötung und Wärme an der Operationsstelle auf. Ein Arzt vermutete eine bakterielle Infektion und verordnete ihm Amoxicillin (Amoxibeta und andere) mit Clavulansäure, ein Breitbandantibiotikum. Ein paar Tage später bekam Norman Durchfall. Der behandelnde Arzt setzte Senna-S ab und verordnete ihm Loperamid (Imodium), das die Darmbewegungen verlangsamt.

Der Durchfall legte sich schnell, aber das Abführmittel wurde ihm nicht mehr verabreicht, im Gegensatz zum Imodium. Eine Woche später klagte Norman über starke Bauchschmerzen. Wie sich herausstellte, war er total verstopft und sein Darm war besorgniserregend erweitert (toxisches Megakolon). Er wurde ins Krankenhaus zurückgebracht und operiert. Da er keine oralen Medikamente einnehmen konnte, wurde er auf intravenöses Morphin und Lorazepam umgestellt. Nun bekam er zusätzlich Omeprazol (Gastrazid), einen Protonenpumpenhemmer, um seine Magensäure zu verringern und die Bildung eines Geschwürs zu verhindern. Als sein Magen-Darm-Trakt geheilt war, wurden ihm wieder Diphenhydramin, Terazosin, Morphin, Lorazepam, ein Abführmittel und Omeprazol oral verabreicht.

Sobald man ihn für hinreichend stabil hielt, um das Krankenhaus zu verlassen, verlegte man ihn in ein gutes Pflegeheim. (Es war nicht möglich, ihn wieder in die Reha zu schicken, weil er körperlich unfähig war, vier Stunden am Tag an der Physiotherapie teilzunehmen, wie es dort verlangt wurde.) Seine Medikamentenliste aus dem Krankenhaus wurde ihm mitgegeben. Während seines Aufenthalts im Heim hatte er weiter Schmerzen in der Hüfte und im Bein und da er dem Arzt weniger dynamisch und eher niedergeschlagen vorkam, verordnete dieser ihm Amitriptylin (Saroten und viele andere), ein Antidepressivum, das auch häufig verwendet wird, um Schmerzen zu lindern. Eines Tages schickte man Norman nach Hause. Seine Frau besorgte ihm die rezeptpflichtigen Medikamente, und eine Flasche mit rezeptfreiem Diphenhydramin wartete brav auf dem Nachttisch auf ihn.

Im folgenden Jahr drängte ihn seine Frau, mit seinem Hausarzt über neue Gedächtnisstörungen und einer stärkeren Neigung zu Stürzen zu sprechen. Der Arzt stellte in der Tat einige Gedächtnisstörungen fest und bemerkte auch, dass Norman unsicher stand, vor allem kurz nach dem Aufstehen aus dem Sitzen. Blutdruckmessungen im Sitzen und Stehen bestätigten, dass er an orthostatischer Hypotonie litt, einem starken Blutdruckabfall beim Aufstehen, das zu Bewusstlosigkeit und Stürzen führen kann, was für ältere Menschen mit brüchigen Knochen sehr gefährlich ist. Der Arzt erklärte ihm die Nebenwirkungen aller seiner Medikamente und Norman beschloss, alle abzusetzen. Ein paar Monate später konnte er sicher hinaus ins Freie gehen, wenngleich er ein wenig hinkte.

Geschichten wie dieser begegnen wir bei älteren Menschen allzu häufig. Was als schlichter Versuch begann, mit einem rezeptfreien Medikament das Einschlafen zu erleichtern, endete in einem erschreckenden Szenario der Übermedikation mit erheblichen Komplikationen und Nebenwirkungen. In solchen Fällen führt die Beteiligung verschiedener Ärzte und Betreuer, die wenig miteinander kommunizieren, oft zur Anhäufung von immer mehr Medikamenten, um Symptome zu lindern, die von früheren Mitteln ausgelöst werden. Und es kommt selten vor, dass Ärzte Medikamente absetzen, die Kollegen verordnet haben.

Verschreiben von zu vielen Medikamenten

Wenn wir altern, treten mehr Beschwerden und Symptome auf, die anscheinend wie geschaffen für eine medikamentöse Behandlung sind. Medikamente wie Diphenhydramin und Kombinationen aus ihm und Paracetamol (zum Beispiel Tylenol PM) werden hergestellt (zumindest vermarktet), damit wir schneller einschlafen und länger schlafen. Für ältere Menschen sind diese rezeptfreien Medikamente besonders attraktiv, weil sie oft schlecht schlafen[200]. Diese beruhigenden Antihistamine können zwar wirksam sein, doch leider schenken sie nicht den erholsamen, natürlichen Schlaf, den der Körper und der Geist brauchen. Und sie haben zahlreiche Nebenwirkungen, die für ältere Menschen besonders gefährlich sind: verschlimmerte Harnstauung, erhöhtes Sturzrisiko, größere Wahrscheinlichkeit für Delirien und ein größeres Demenzrisiko.* Alle diese Krankheiten führen häufig dazu, dass

* Ein Delirium ist eine zeitweilige Verwirrung, meist von Fieber, Vergiftung, Medikamenten, Schmerzen oder Traumen verursacht. Demenz ist ein fortschreitender Verlust des Gedächtnisses und anderer geistiger Fähigkeiten, oft verbunden mit Alzheimer-Krankheit oder verringerter Durchblutung des Gehirns.

noch mehr Medikamente verordnet werden, von denen jedes seine eigenen Nebenwirkungen im alternden Körper und Geist hat.

Ob sich bei Norman eine Harnstauung entwickelt hätte, wenn er das Diphenhydramin nicht eingenommen hätte, wissen wir nicht. Es ist durchaus möglich, dass sein Hausarzt nicht wusste, dass Norman jeden Abend dieses rezeptfreie Medikament einnahm. Niemand dachte daran, das Schlafmittel versuchsweise abzusetzen, um herauszufinden, was seine Harnstauung verursachte.

Terazosin ist eines der Medikamente, die am häufigsten eingesetzt werden, um Harnstauung zu behandeln. Es hilft zwar in gewissem Umfang, aber es erweitert auch die Blutgefäße, sodass eine orthostatische Hypotonie droht.

Krankenhausärzte neigen dazu, der Liste der Medikamente, die ein Patient mitbringt, neue hinzuzufügen. Norman bekam weiter Diphenhydramin und Terazosin wegen seiner Schlafprobleme und wegen der Harnstauung und zusätzlich ein Opioid, um die Schmerzen in seiner Hüfte zu lindern. Opioide können bei schweren Schmerzen notwendig sein, aber sie haben ihre eigenen Nebenwirkungen, auf die man achten muss, zum Beispiel schwere Verstopfung. Außerdem vergrößern sie das Sturzrisiko und verschlimmern eine Harnstauung.

Studien mit älteren Patienten mit einer Hüftfraktur zeigen, dass es bei 16 bis 62 Prozent von ihnen zu einem Delirium kommt[201]. Mit einem Delirium zusammenhängende Schmerzen sind offenbar ein wichtiger Risikofaktor bei dieser Bevölkerungsgruppe. Vielleicht wurde Norman nicht genug Morphin verabreicht, um seine Schmerzen zu stillen (und das erhebliche Unbehagen, das eine geblähte Blase und ein blockierter Darm verursachten). Aber es ist erwähnenswert, dass Diphenhydramin bei älteren Patienten ein Delirium auslösen kann.

Lorazepam kann Unruhe rasch unterdrücken und einen streitlustigen Patienten besänftigen; aber es ist selten die ideale Lösung, weil es die eigentlichen Ursachen der Verhaltensänderung nicht beseitigt. Mehr noch, Benzodiazepine erhöhen zudem das Sturzrisiko und können sogar ein Delirium auslösen, weil Menschen davon benommen und verwirrt werden[202]. Die Amerikanische Geriatrische Gesellschaft ist so entschieden dagegen, älteren Menschen Benzodiazepine zu verabreichen[203], dass sie diese Medikamente in ihre Liste der »Fünf Dinge, die Ärzte und Patienten infrage stellen sollten« aufnahm. In Deutschland ist diese Einsicht leider bislang nur spurenweise vorhanden. Immerhin zeigt die Festlegung gesetzlicher Höchstmengen, dass prinzipiell Problembewusstsein vorhanden ist. Doch auch wenn die Verschreibungen dieser stark suchtbildenden Substanzen in den letzten zwei Jahrzehnten rückläufig sind, werden immer noch Millionen Packungen jedes Jahr verkauft. Und zwei Drittel der Patienten sind über 65 Jahre alt*.

Norman zog sich eine Infektion zu und bekam ein starkes Antibiotikum. Das kommt heutzutage in Krankenhäusern oft vor. Aber Antibiotika töten nicht nur die schädlichen Bakterien, sondern auch die nützlichen Darmbakterien. Durchfall ist die häufige Folge dieser drastischen Änderung der normalen Darmflora. Bei Krankenhauspatienten, die Antibiotika einnehmen, ist zudem die Gefahr einer schweren Darminfektion mit *Clostridium difficile* (*C. diff.*) groß. In Normans Fall vergaßen die Ärzte, Imodium abzusetzen und ihm wieder das Abführmittel zu geben, als er noch Morphin einnahm. Das führte wahrscheinlich zur Darmlähmung und zum toxischen Megakolon. Und weil sein Darm inaktiv war, verabreichten die Krankenhausärzte ihm Omeprazol, um die Säureproduktion in seinem Magen zu unterdrücken. Dieses Medikament hilft zwar, ein stark blutendes Geschwür zu behandeln, aber die Magensäure hat viele wichtige Aufgaben und wenn man sie langfristig mit Medikamenten wie Omeprazol unterdrückt, kann das ernste Folgen haben[204] (siehe Kapitel 3), unter anderem ein höheres Risiko, sich mit *C. diff.* zu infizieren.

In der Psychiatrie sind Amitriptylin und verwandte ältere (trizyklische) Antidepressiva heute nicht mehr beliebt, aber sie werden immer noch eingesetzt, um chronische Schmerzen zu lindern, obwohl ihre Wirksamkeit für diesen Zweck fraglich ist. Leider musste Norman erfahren, dass trizyklische Antidepressiva wie ihre Verwandten, die Antihistamine, zu Harnstauung und Verstopfung führen und das Risiko für Stürze und Delirien erhöhen können[205].

Norman wurde zu Hause abgeholt und ins Krankenhaus gebracht; von dort verlegte man ihn in eine Rehaklinik, dann zurück ins Krankenhaus und schließlich ins Pflegeheim, ehe er endlich wieder nach Hause durfte. Mit jedem Umzug und mit jedem Arzt stieg das Risiko einer falschen Medikation.

---

* Online: http://www.spiegel.de/gesundheit/diagnose/valium-und-co-die-gefaehrlichen-nebenwirkungen-von-benzodiazepinen-a-883500.html

Methoden der integrativen Medizin

Wie Sie diesem Buch entnehmen können, gibt es viele Möglichkeiten, häufige Beschwerden zu behandeln, ohne Medikamente einzusetzen. Hätte Norman sich regelmäßig zu Hause bewegt, solange die Gehwege vereist waren, anstatt in der Umgebung spazieren zu gehen, hätte er vielleicht gut geschlafen. Ein integrativer Arzt hätte ihn über Schlafhygiene aufgeklärt und ihm Baldrian oder Melatonin als natürliche Schlafmittel empfohlen (siehe Kapitel 6).

Hätte sein Hausarzt ihn gefragt, ob er neue Medikamente einnehme, und ihm geraten, Alternativen zum Diphenhydramin zu probieren, bevor er ihm Terazosin gegen die Harnstauung verordnete, wären Norman möglicherweise der Sturz und seine Folgen erspart geblieben.

Nach seinem Hüftbruch hätten ein geeignetes Schmerzmittel und eine Behandlung der Harnstauung und der Verstopfung vielleicht die Delirien verhindert und er hätte kein Lorazepam benötigt, das vor allem in Kombination mit Opioiden die Atmung und die kognitiven Funktionen gefährlich beeinträchtigen kann.

Hätte Norman gut geschlafen, hätte er womöglich seine Schmerzen ertragen und weniger Medikamente gebraucht; dann wäre auch das Deliriumrisiko geringer gewesen. Aber lange Aufenthalte im Krankenhaus oder in einer Rehaklinik oder in einem Pflegeheim können dazu führen, dass der gute Schlaf zu Hause nur noch eine ferne Erinnerung und eine unerfüllte Sehnsucht ist. (In Kapitel 12 und Kapitel 6 erfahren Sie, wie man Schmerzen und Schlafstörungen ohne Medikamente behandeln kann.)

Fazit

Zu viele ältere Menschen nehmen zu viele Medikamente ein und riskieren dabei schwere Nebenwirkungen und Wechselwirkungen. Wenn ich die Medikamente sehe, die ältere Patienten und Freunde einnehmen, fällt mir meist auf, dass viele Mittel von verschiedenen Ärzten verordnet wurden und dass sie obendrein eine ganze Menge rezeptfreie Präparate konsumieren. Ich frage mich, ob jemand einen Überblick über all das hat. Studien lassen darauf schließen, dass die Antwort oft nein lautet. Bei Menschen über 65 stieg die Zahl derer, die fünf oder mehr Medikamente gleichzeitig einnehmen, von 30,6 Prozent im Jahr 2005 auf 35,8 Prozent im Jahr 2011[206]. Das bedeutet, dass etwa 15 Prozent der älteren Menschen mit Komplikationen wegen Wechselwirkungen rechnen müssen. Aber die Situation ist noch komplizierter: Fast zwei Drittel der älteren Menschen nehmen auch Ergänzungsmittel und ein weiteres Drittel nimmt regelmäßig rezeptfreie Medikamente.

Ältere Menschen sind in einer Zeit aufgewachsen, als die Ärzte autoritärer und paternalistischer waren; darum sind sie daran gewöhnt, die Anweisungen der Ärzte zu befolgen und die Notwendigkeit von Medikamenten nicht infrage zu stellen. Sie zögern vielleicht, einen Arzt nach einem rezeptfreien Medikament oder nach einem Ergänzungsmittel zu fragen. Wäre Norman der Meinung gewesen, dass es wichtig und erlaubt ist, mit seinem Hausarzt über Diphenhydramin zu sprechen, wäre die Kaskade von unglücklichen Ereignissen, unter denen er leiden musste, vielleicht nie in Gang gesetzt worden.

Wenn Sie einen älteren Verwandten oder Freund haben, der viele Medikamente einnimmt, sollten Sie ihn drängen, einen Apotheker um ein Medikationsmanagement zu bitten (mehr darüber lesen Sie in Kapitel 18).

Als Patient oder als Fürsprecher eines Patienten sind Sie dafür verantwortlich, eine aktuelle Liste aller verordneten Medikamente zu führen, einschließlich der Dosierungen und der Daten. Notieren Sie auch, wann die Einnahme begann oder endete und ob die Dosis verändert wurde.

Es ist sehr wichtig für jeden Arzt und jeden Betreuer, die medizinische Vorgeschichte eines Patienten genau zu kennen. Dazu gehören auch die Einnahme von rezeptfreien Mitteln und pflanzlichen Arzneien sowie der Alkohol- und Koffeinkonsum. Darüber müssen Sie mit *allen* anderen Ärzten und Betreuern reden. Die Kommunikation muss in beide Richtungen verlaufen und alle Beteiligten müssen offen und vorurteilsfrei miteinander diskutieren.

Wenn ein älterer Patient in ein Krankenhaus, in eine Reha-Einrichtung oder in ein Pflegeheim kommt, muss der Betreuer imstande sein, dort für ihn einzutreten. Es ist viel leichter für eine Einrichtung, ein Medikament zu verabreichen, als die dauernde Belästigung durch Licht und Lärm abzustellen, die vielleicht den Schlaf stört oder Unruhe auslöst. Mit vernünftigen Argumenten und Beharrlichkeit können Sie das Personal dazu bringen, die notwendigen Maßnahmen zu treffen. Sprechen Sie mit der Krankenschwester, die im Dienst ist, mit der Oberschwester und mit dem Arzt. Erläutern

Sie Ihre Bedenken und schlagen Sie vernünftige Alternativen vor. Das gemeinsame überragende Ziel aller Beteiligten sollten die Gesundheit und das Wohlergehen des Patienten sein.

Um mehr über unbedenkliche und wirksame Methoden im Umgang mit chronischen Krankheiten und Symptomen zu erfahren – auch über Änderungen der Lebensweise, Naturheilmittel und unkonventionelle Therapien –, sollten Sie mit einem Heilberufler sprechen, der in integrativer Medizin geschult ist.

18

Blindes Vertrauen in Medikamente – die Meinung einer Apothekerin

Von Kim DeRhodes

Wendy, 68 Jahre alt, vereinbarte einen Termin in einer Klinik für integrative Medizin, weil sie wollte, dass jemand ihre Medikamente begutachtete – sie war der Meinung, dass sie zu viele einnahm. Sie war Diabetikerin und vor etwa fünf Jahren war bei ihr eine Alzheimer-Krankheit im Anfangsstadium diagnostiziert worden. Sie lebte allein und hatte sich lange Zeit selbst versorgt, doch nun fürchtete sie, ihre Unabhängigkeit zu verlieren. Ihre wichtigsten Beschwerden waren Verwirrung, Kopfschmerzen, Kieferschmerzen und Übelkeit, die fast jeden Tag auftraten und ihr Leben verdüsterten. Sie hatte Schlafprobleme und fühlte sich tagsüber benommen. Da sie im vergangenen Jahr gut 13 Kilo abgenommen hatte, was sie auf eine Ernährungsumstellung und mehr Bewegung zurückführte, war ihr Diabetes gut eingestellt. Sie hatte wegen diverser Beschwerden drei Ärzte konsultiert, die ihr 13 verschiedene Medikamente verordnet hatten, die sie täglich einnahm. Obendrein nahm sie mehrere rezeptfreie Medikamente und Ergänzungsmittel. Der Arzt für integrative Medizin überwies sie an einen Apotheker für ein Medikationsmanagement (MM), einen Service, für den Apotheker ausgebildet sind.

Was können Sie tun, um sicher zu sein, dass alle Medikamente, die Ihnen verordnet wurden, für Sie geeignet sind? Zunächst sollten Sie nicht einfach annehmen, dass die Liste Ihrer Medikamente bei jedem Arztbesuch sorgfältig geprüft wird. Das geschieht fast nie. Es mag sein, dass Ihr Arzt Sie fragt, welche Medikamente Sie nehmen; doch das geschieht meist, damit Ihre Krankenakte eine genaue und vollständige Liste enthält. Eine genaue Medikamentenliste ist nicht das Gleiche wie eine optimale Medikamentenliste, erst recht nicht, wenn Sie von mehr als einem Arzt behandelt werden. Ärzte setzen nicht gern Medikamente ab, die von Kollegen verordnet wurden, selbst wenn sie glauben, ein bestimmtes Mittel sei für einen Patienten nicht das Richtige. Hier können Apotheker helfen. Sie sind die wahren Experten für Medikamente, aber ihre Hilfe wird zu selten in Anspruch genommen. Apotheker werden mindestens sechs Jahre lang ausgebildet und sind daher in der Lage, viel mehr zu tun, als nur Rezepte einzulösen. Sie haben sowohl in Krankenhäusern als auch ambulant gearbeitet, Medikamente dosiert und überwacht, Patienten beraten und mit Ärzten und anderen Heilberuflern zusammengearbeitet, um sie über Medikamente zu informieren und die Therapie zu optimieren. Und ihr Rat ist oft kostenlos.

Für jeden Patienten, der fünf oder mehr Medikamente einnimmt, ist es wichtig, einen Apotheker zu konsultieren, weil die Gefahr von Neben- und Wechselwirkungen erheblich größer wird, wenn mehrere Medikamente verordnet werden. Ein Medikationsmanagement ist unerlässlich für Patienten, die älter als 65 Jahre sind. Stellen Sie sich ein MM als »Medikamenten-Check-up« vor. Apotheker können Patienten helfen, aus ihren rezeptpflichtigen und rezeptfreien Medikamenten das Beste herauszuholen. Wenn sie die Medikation kontrollieren, identifizieren und verhindern sie Probleme, deren Ursache die Medikamente sind, und arbeiten mit den Ärzten zusammen, um diese Probleme zu lösen. Davon profitieren wahrscheinlich jene Menschen am meisten, die mehrere Medikamente einnehmen, an mehreren Krankheiten leiden, Fragen zu ihren Medikamenten oder Probleme mit ihnen haben, vor Kurzem im Krankenhaus waren oder ihre Medikamente von mehr als einem Arzt oder Apotheker bekommen haben.

Ein Medikationsmanagement klappt am besten, wenn Patienten, Apotheker, Ärzte und andere Heilberufler zusammenarbeiten, um eine sichere, wirksame Anwendung der Medikamente und die gewünschten Erfolge der Therapie zu gewährleisten. Ein gut ausgebildeter Apotheker kann zudem mögliche Probleme oder Wechselwirkungen mit Vitaminen, anderen Ergänzungsmitteln sowie Kräutern und anderen Pflanzenarzneien entdecken. (Eine Warnung: Pharmaziestudenten werden zurzeit nicht ausreichend über solche Mittel informiert; sie werden nur in ein paar Vorlesungen oder kurzen Wahlseminaren behandelt. Alle Pharmazeuten haben jedoch im Internet Zugang zu Informationen über Wechselwirkungen zwischen Medikamenten und Ergänzungsmitteln. Über deren Nutzen wissen sie vielleicht nichts.)

Wenn Sie ein teures Medikament einnehmen, kann ein Apotheker oft eine billigere Alternative empfehlen. Es ist durchaus nicht ungewöhnlich, dass Patienten, die mehrere Medikamente nehmen, jährlich Hunderte von Dollar sparen, wenn sie ihre Medikation optimieren. Hier sind ein paar wichtige Fragen, die Sie Ihrem Apotheker stellen können:

- Warum wurde mir dieses Medikament verordnet?
- Wann und wie soll ich es einnehmen?
- Wie lange soll ich es einnehmen?
- Welche Nebenwirkungen hat es?
- Gibt es eine billigere Alternative, die ebenso wirksam ist?
- Muss ich auf Wechselwirkungen mit anderen Medikamenten oder Ergänzungsmitteln achten?
- Gibt es Wechselwirkungen zwischen diesem Medikament und Alkohol oder bestimmten Nahrungsmitteln?
- Verursacht dieses Medikament Nährstoffmangel?
- Von welchem Medikament, das ich nicht einnehme, könnte ich profitieren?

Kehren wir zu Wendy zurück. Sie klagte vor allem über Gedächtnisstörungen, Kopfschmerzen, Übelkeit, Kieferschmerzen, Schlafprobleme und Benommenheit am Tag. Nachdem der Apotheker die Liste ihrer Medikamente überprüft hatte, identifizierte er folgende Probleme:

- Zwischen zwei Medikamenten gibt es eine gut dokumentierte Wechselwirkung, die unter anderem Übelkeit und Verwirrung auslöst
- Ein Medikament steht auf der Beers-Liste, einer Auflistung von Medikamenten, die Menschen über 65 nicht einnehmen sollten. Nebenwirkungen dieses Medikaments sind unter anderem exzessive Stimulierung des Zentralnervensystems, Schlafstörungen und Übelkeit. Außerdem führt es zu nächtlichem Zähneknirschen, Kieferschmerzen, Kopfschmerzen und starken Gedächtnisstörungen. Das Deutsche Pendant zur Beers-Liste ist die Priscus-Liste

- Wendy nahm abends eine Schlaftablette (die ebenfalls auf der Beers-Liste steht) und ein Medikament, das sie tagsüber wacher machte. Bekannte Nebenwirkungen sind Kopfschmerzen, Übelkeit und Durchfall. Das ist ein offensichtliches Beispiel von Polypharmazie (Mehrfachmedikation)
- Wendy nahm zwei Medikamente ein, um ihre Magensäure zu reduzieren. Die langfristige Anwendung von Säureblockern kann zu Vitamin B_{12}- und Magnesiummangel führen. Vitamin-B_{12}-Mangel führt zu kognitiven Problemen
- Gedächtnisstörungen und kognitive Probleme können auch von dem Medikament ausgelöst werden, das Wendy wegen ihres hohen Cholesterinspiegels einnahm

Als Wendys Arzt die Änderungen vornahm, die der Apotheker empfohlen hatte, normalisierten sich ihre kognitiven Funktionen und die meisten täglichen Beschwerden verschwanden.

Pharmazeuten sind oft in der Lage, 30 bis 60 Minuten mit einem Patienten zu reden, jeden Aspekt der Medikation zu prüfen und verborgene Probleme aufzudecken. Sie können Patienten verstehen helfen, warum sie bestimmte Medikamente einnehmen, und ihnen sagen, ob es billigere, aber ebenso wirksame Alternativen gibt, ob sie ein Medikament hinzufügen sollten und ob ein bestimmtes Medikament nicht mehr notwendig ist.

Wie kommen Sie zu einem Medikationsmanagement? Fragen Sie in der Apotheke, wo Sie ihr Rezept einlösen, ob einer der Apotheker dort diesen Service anbietet. Wenn nicht, fragen Sie einen Apotheker in einer selbstständigen Apotheke (die keiner Kette angehört). Manche Apotheker sind sogar auf diesen Service spezialisiert.

Vielleicht fragen Sie nun: »Warum können Ärzte diese Dienstleistung nicht anbieten?« Die traurige Wahrheit ist, dass sie dafür keine Zeit haben. Außerdem wissen sie weniger über Medikamente und verlassen sich meist auf die Informationen der Hersteller anstatt auf objektive Quellen. Ihr Apotheker trifft keine Entscheidungen über die Medikation ohne Rücksprache mit ihrem Arzt. Ihr Arzt ist letztlich für notwendige Änderungen verantwortlich, weil Apotheker keine Medikamente verschreiben dürfen.

In der integrativen Medizin bemühen wir uns, die besten verfügbaren Therapien anzuwenden, konventionelle und unkonventionelle. Oft ist ein verschreibungspflichtiges Medikament die »beste Medizin«. Manchmal kann die beste Medizin jedoch etwas anderes sein. Natürliche Alternativen zur medikamentösen Therapie und Methoden, die ohne Medikamente auskommen, sind oft wirksam und preiswerter. Erwarten Sie nicht, dass eine Tablette alle Ihre Beschwerden heilt. Nutzen Sie den wenig bekannten, aber äußerst nützlichen Service: Ein Medikationsmanagement durch einen Apotheker. Es kann Ihre Gesundheit verbessern, Geld einsparen und Ihnen die Schmerzen und Beschwerden ersparen, die Wechsel- und Nebenwirkungen verursachen.

Schlusswort

Es ist in unser aller Interesse – Patienten, Ärzte, Pflegepersonal, Apotheker, andere Heilberufler, Eltern und Politiker –, die Übermedikation in unserem Land zu reduzieren. Ich habe Ihnen erklärt, so gut ich kann, warum unser übertriebenes Vertrauen auf Medikamente ein Problem ist. Wir alle haben noch Arbeit vor uns, wenn wir es lösen wollen.

Wenn Sie Verbraucher sind, informieren Sie sich. Nehmen Sie keine Medikamente ein, weder rezeptfreie noch rezeptpflichtige, noch solche, die im Internet oder in Bioläden angeboten werden, wenn Sie nicht wissen, warum Sie sie einnehmen, wie sie wirken und welche Vorteile und Risiken sie haben. Außerdem sollten Sie unbedingt herausfinden, ob es unbedenkliche und wirksame nichtmedikamentöse Methoden gibt, um Ihre Beschwerden zu behandeln. Wenn Sie sich für Medikamente entscheiden, sollten Sie, wenn möglich, weniger starke Mittel nehmen und mit der niedrigsten Dosis beginnen, die bei Ihnen wirkt. Das kann leichter sein, wenn Sie Ihre Lebensweise ändern und mit Naturheilmitteln und anderen Therapien experimentieren – sie können vielleicht sogar die Dauer der medikamentösen Behandlung verkürzen. Achten Sie auf Nebenwirkungen, unerwünschte Arzneimittelwirkungen und Wechselwirkungen. Bitten Sie einen Apotheker um ein Medikationsmanagement, wenn Sie mehrere Medikamente einnehmen.

Denken Sie daran, dass Ärzte sich in der Regel von Herstellern (Pharmareferenten) über Wirkungen und Nebenwirkungen von Medikamenten informieren lassen. Das bürgt nicht unbedingt für objektive Informationen. Überhaupt ist die ganze Informationsbasis über Pharmazeutika verzerrt, weil die weit überwiegende Zahl der entsprechenden Studien von Herstellern finanziert und deshalb auch »frisiert« werden. Umfangreiche Studien belegen das. Zu den Skandalen in diesem Zusammenhang gehört es, dass selbst die in Deutschland gesetzlich vorgeschriebenen Fortbildungsveranstaltungen für Kassenärzte überwiegend von der Pharmaindustrie angeboten werden. Jahrzehntelang haben niedergelassene Ärzte darüber hinaus finanzielle »Sonderzuwendungen« von der Pharmaindustrie annehmen dürfen. Erst im Sommer 2016 ist in Deutschland ein Antikorruptionsgesetz in Kraft getreten, das diese Praxis unter Strafe stellt. Allerdings gibt es weiterhin Formen der verdeckten Korruption wie etwa die berüchtigten »Anwendungsbeobachtungen«, für die verschreibende Ärzte drei- bis vierstellige »Aufwandsentschädigungen« für das Ausfüllen von einigen Formularen zur Anwendung von Medikamenten bei einem einzigen Patienten erhalten.

Wenn Sie Apotheker sind, dann informieren Sie sich bitte über die Ergänzungsmittel, Kräuterarzneien und anderen Naturheilmittel, die so viele Menschen einnehmen. Dann können Sie Kunden über Risiken, mögliche Nebenwirkungen und Wechselwirkungen mit rezeptpflichtigen und rezeptfreien Mitteln informieren. Versuchen Sie, über Ihre Berufsorganisationen zu erreichen, dass diese Themen in die Lehrpläne aufgenommen werden. Und unterrichten Sie Verbraucher über Dienstleistungen, mit denen Sie ihnen helfen können, mit Medikamenten klug umzugehen.

Wenn Sie ein Arzt, eine Krankenschwester, ein Krankenpfleger oder ein anderer Heilberufler sind, habe ich eine ganze Reihe von Vorschlägen für Sie:

- Beschaffen Sie sich objektive Informationen über Medikamente, die Sie verschreiben oder empfehlen, und verlassen Sie sich nicht auf Produktinformationen der Hersteller. Eine gute Informationsquelle ist das Arzneitelegramm, das seit über 30 Jahren objektive Informationen zu Arzneimitteln veröffentlicht. Auch im Internet können Sie diese Informationen in einer Datenbank des Arzneitelegramms recherchieren
- Bestehen Sie darauf, dass Patienten alle Produkte offenlegen, die sie einnehmen: rezeptpflichtige und rezeptfreie Medikamente, Ergänzungsmittel, Kräuterarzneien und so weiter. Wenn Sie nicht wissen, welche unerwünschten Wirkungen und Wechselwirkungen sie haben können, dann fragen Sie einen kompetenten Apotheker
- Fragen Sie Patienten nach ihren Lebensgewohnheiten, auch nach ihrer Ernährung. Informieren Sie sich darüber, welche Veränderungen der Lebensweise bei häufigen Krankheiten als Interventionen der ersten Wahl in Betracht kommen, und machen Sie sich mit der motivierenden Gesprächsführung vertraut, damit Sie Patienten zu notwendigen Veränderungen ermuntern können

- Informieren Sie sich über Alternativen zur Medikation für die Krankheiten, mit denen Sie am häufigsten zu tun haben. Sie sollten auch wissen, wann es sinnvoll ist, Patienten an andere Heilberufler zu überweisen, zum Beispiel an Diätisten oder Mind-Body-Therapeuten
- Informieren Sie sich über Methoden der integrativen Medizin für die Behandlung häufiger Krankheiten

Wenn Sie Mutter oder Vater sind, dann schützen Sie Ihre Kinder vor Übermedikation, indem Sie sich über alle rezeptpflichtigen oder rezeptfreien Medikamente informieren, die Sie ihnen geben. Meiden Sie Antibiotika, wenn sie nicht absolut notwendig sind. Erfreulicherweise sind immer mehr Kinderärzte in integrativer Medizin ausgebildet; sie können Ihnen helfen, häufige Krankheiten bei Kindern zu behandeln und dabei den Schwerpunkt weniger auf Medikamente zu legen.

Ich fordere die amerikanische Arzneimittelbehörde FDA seit Jahren auf, eine neue Abteilung für Naturheilmittel einzurichten, um Ergänzungsmittel, Kräuterarzneien und andere Naturheilmittel zu regulieren, die wegen medizinischer Wirkungen verkauft werden. Diese Abteilung müsste dafür sorgen, dass solche Produkte unbedenklich und wirksam sind, ohne den Verbrauchern den Zugang zu ihnen zu verwehren. Auf dem Beipackzettel sollten die Indikationen und die empfohlene Dosis vermerkt sein. Andere Länder – zum Beispiel Kanada und Deutschland – können uns insofern ein Vorbild sein.

Ärzte, das Pflegepersonal und Apotheker müssen über Naturheilmittel hinreichend unterrichtet werden.

Ich glaube fest daran, dass der integrativen Medizin die Zukunft gehört. Sie nutzt Medikamente als Methode, Krankheiten zu behandeln und die Gesundheit zu verbessern, nur dann, wenn es notwendig ist, und immer als Teil eines umfassenden Behandlungsplans, der die Lebensweise einschließt und auch nichtmedikamentöse Therapien nutzt. Ich bin sicher, dass wir eines Tages das Wort »integrativ« weglassen können. Dann werden wir einfach gute Medizin praktizieren.

Über den Autor

Dr. med. Andrew Weil ist der Autor von 14 früheren Büchern, darunter *Spontanheilung* mit einem Acht-Wochen-Programm zur Aktivierung der Selbstheilungskräfte und *Gesund älter werden.* Er promovierte im Fachbereich Medizin des Harvard College und ist Professor für öffentliche Gesundheit, klinischer Professor für Medizin und Love-Jones-Professor für integrative Rheumatologie an der University of Arizona sowie Direktor des Zentrums für integrative Medizin der University of Arizona.

Dr. Weil ist Herausgeber von DrWeil.com, der führenden Online-Ressource für gesundes Leben, deren Grundlage die Philosophie der integrativen Medizin ist. Er ist Autor des beliebten Newsletters »Self-Healing«, schreibt Kolumnen für die Zeitschrift *Prevention* und ist ein häufiger Gast in zahlreichen landesweit ausgestrahlten Talkshows. Er lebt in Arizona.

Danksagungen

Im März 2015 versammelte meine Freundin und Kollegin Dr. Victoria Maizes, die leitende Direktorin des Zentrums für integrative Medizin der University of Arizona, einen Think Tank aus Akademikern und Fakultätsmitgliedern des Zentrums, um die künftige Entwicklung des Fachgebietes zu planen und herauszufinden, wie wir die Zukunft der Gesundheitsfürsorge beeinflussen können. Schon zu Beginn unserer Diskussionen stimmten wir darin überein, dass die Übermedikation in unserer Gesellschaft ein Topthema ist und dass die integrative Medizin helfen kann, sie zu reduzieren. Während der Zusammenkunft dachte ich zum ersten Mal daran, ein Buch über dieses Thema zu schreiben, und ich danke Victoria dafür, dass sie mich dazu inspiriert hat.

Mein Agent Richard Pine von InkWell Management ermutigte mich entschieden, daran zu arbeiten, ebenso meine Lektorin Tracy Behar von Little, Brown. Ich bin ihnen sehr dankbar für ihre Unterstützung und ihre Bemühungen, das Manuskript druckreif zu machen.

Ohne die Hilfe meines Freundes und Kollegen Dr. Russell Greenfield hätte ich dieses Buch nicht vollenden können. Er lektorierte nicht nur die Kapitelentwürfe und trug Belege zusammen, sondern sorgte auch dafür, dass die Mitwirkenden ihre Termine einhielten; zudem lieferte er Informationen für das Kapitel über Erkältungs- und Grippemedikamente. Herzlichen Dank!

Ich danke auch den Mitwirkenden, die ich auf den Seiten 13 bis 17 genannt habe. Ihre Recherchen waren für mich von unschätzbarem Wert. Und ich danke allen Patienten, die mir erlaubten, über ihre Erfahrungen mit Medikamenten zu berichten.

Meine Assistentin Nancy Olmstead hielt mein Büro in Ordnung. Sie und mein Geschäftspartner Richard Baxter kümmerten sich so gut um meinen Terminplan, dass ich Zeit zum Schreiben fand.

Abschließend danke ich meinen Hundekameraden Ajax und Juno, die ständig in der Nähe meines Schreibtischs waren, während ich an diesem Buch arbeitete.

Tucson, Arizona, Juni 2016

Nützliche Anschriften

Eine gute Informationsquelle zum Thema integrative Medizin ist das Netzwerk »Integrative Medizin in Deutschland«.

Methoden der integrativen Medizin für häufige Krankheiten finden sich übersichtlich aufgeführt auf der Website des Netzwerks.

Eine gute Informationsquelle im Internet findet sich unter Gesundheit.de. Es ist die Laieninformation des Instituts für Qualität und Wirtschaftlichkeit im Gesundheitswesen (IQWIG), eine Bundesbehörde, die unabhängig, nur nach Studienlage eine Bewertung von Medikamenten und medizinischen Prozeduren vornimmt*.

Auf meiner Webseite DrWeil.com finden Sie wissenschaftlich belegte Informationen über zahlreiche Krankheiten und integrative Methoden für ihre Behandlung. Allerdings natürlich auf Englisch.

Siehe auch mein Buch *Natürliche Gesundheit, natürliche Medizin, 1998.*

Ein hervorragendes Werk in Deutscher Sprache ist *Heilen mit der Kraft der Natur* von Prof. Dr. Andreas Michalsen, der Chefarzt der Abteilung für Naturheilverfahren im Berliner Immanuel-Krankenhaus ist und eines der weltweit führenden Zentren für integrative Medizin leitet.

Für Leser, die keine Brührungsangst mit dem Englischen haben: Ich bin der Herausgeber der *Weil Integrative Medicine Library*, einer Buchreihe für Ärzte, die bei Oxford University Press erscheint: global.oup.com/academic/content/series/w/weil-integrative-medicine-library-iml. Bisher erschienen sind Bände über Kardiologie, Dermatologie, Gesundheit für Männer, Pflege, Onkologie, Schmerzmanagement, Pädiatrie, Psychiatrie, Rheumatologie und Gesundheit für Frauen. Weitere sind in Vorbereitung. Jeder Band lie-

* Online: https://www.gesundheitsinformation.de/themen-von-a-bis-z.2003.de.html

fert detaillierte, evidenzbasierte Informationen über die Methoden der integrativen Medizin für die Behandlung der Krankheiten, die in das jeweilige Fachgebiet fallen. Obwohl es sich um Bücher für Akademiker handelt, kann jeder sie zum Nachschlagen verwenden. Sie können auch Ihren Arzt auf sie aufmerksam machen.

Eine weitere hervorragende Quelle für Heilberufler ist das englischsprachige Lehrbuch *Integrative Medicine* von David Rakel, 3. Auflage (Philadelphia: Elsevier, 2012).

Anmerkungen

1 National Center for Health Statistics (NCHS). »Health, United States, 2013: With Special Feature on Prescription Drugs.« Hyattsville, MD, 2014. www.cdc.gov/nchs/data/hus/hus13.pdf

2 American College of Preventive Medicine (ACPM). »Over-the-counter medications: use in general and special populations, therapeutic errors, misuse, storage and disposal.« 2011. www.acpm.org/?OTCMeds_ClinRef

3 Salas-Salvadó J, Guasch-Ferré M, Lee CH et al. »Protective effects of the Mediterranean diet on type 2 diabetes and metabolic syndrome.« J Nutr 2016;146: 920S–927S

4 Craddick SR, Elmer PJ, Obarzanek E et al. »The DASH diet and blood pressure.« Curr Atheroscler Rep 2003;5: 484–91

5 Zanella Terrier MC, Simonet ML, Bichard P et al. »Recurrent Clostridium difficile infections: the importance of the intestinal microbiota.« World J Gastroenterol 2014;20: 7416–23

6 Food and Drug Administration (FDA). »2012 Summary report on antimicrobials sold or distributed for use in food- producing animals.« September 2014. www.fda.gov/downloads/ForIndustry/UserFees/AnimalDrugUserFeeActADUFA/UCM416983.pdf

7 Graham F, Begin P, Paradis L et al. »Streptomycin in a blueberry pie? Risk of allergic sensitization and reaction to antibiotics contained in foods.« J Allerg Clin Immunol 2013;131:AB215

8 Noverr MC, Noggle RM, Toews GB et al. »Role of antibiotics and fungal microbiota in driving pulmonary allergic responses.« Infect Immunol 2004;72: 4996–5003

9 Blaser M. »Antibiotic overuse: stop the killing of beneficial bacteria.« Nature 2011;476: 393–94

10 Ambrose NS, Johnson M, Burdon DW et al. »The influence of single dose intravenous antibiotics on faecal flora and emergence of Clostridium difficile.« J Antimicrob Chemother 1985;15: 319–26

11 Gerard P. »Gut microbiota and obesity.« Cell Mol Life Sci 2016;73: 147–62

12 Goldenberg JZ, Ma SSY, Saxton JD, et al. »The use of probiotics to prevent C. difficile diarrhea associated with antibiotic use.« Cochrane Libr 2013. DOI: 10.1002/14651858.CD006095.pub3

13 Li Q. »Effect of forest bathing trips on human immune function.« Environ Health Prev Med 2010;15: 9–17

14 Lee RJ, Cohen NA. »Role of bitter taste receptor T2R38 in upper respiratory infection and chronic rhinosinusitis.« Curr Opin Allergy Clin Immunol 2015;15: 14–20

15 Asama T, Arima T-H, Gomi T et al. »Lactobacillus kunkeei YB38 from honeybee products enhances IgA production in healthy adults.« J Appl Microbiol 2015;119: 818–26

16 Schapowal A, Klein P, Johnston SL. »Echinacea reduces the risk of recurrent respiratory tract infections and complications: a meta-analysis of randomized controlled trials.« Avd Ther 2015;32: 187–200. Cho WC, Leung KN. »In vitro and in vivo immunomodulating and immunorestorative effects of Astragalus membranaceus.« J Ethnopharmacol 2007; 113: 132–41

17 Wachtel-Galor S, Yuen J, Buswell JA et al. »Ganoderma lucidum (Lingzhi or Reishi): a medicinal mushroom.« In: Benzie IFF, Wachtel-Galor S, Hrsg. Herbal Medicine: Biomolecular and Clinical Aspects. 2. Aufl. (Boca Raton, FL: CRC Press/Taylor & Francis, 2011), Kapitel 9. Coy C, Standish LJ, Bender G, et al. »Significant correlation between TLR2 agonist activity and TNF-α induction in J774.A1 macrophage cells by different medicinal mushroom products.« Int J Med Mushrooms 2015;17: 713–22

18 Seibel J, Pergola C, Werz O et al. »Bronchipret syrup containing thyme and ivy extracts suppresses bronchoalveolar inflammation and goblet cell hyperplasia in experimental bronchoalveolitis.« Phytomedicine 2015;22: 1172–77

19 Warnke PH, Lott AJ, Sherry E et al. »The ongoing battle against multi-resistant strains: in-vitro inhibition of hospital-acquired MRSA, VRE, Pseudomonas, ESBL E. coli and Klebsiella species in the presence of plant-derived antiseptic oils.« J Craniomaxillofac Surg 2013;41: 321–26

20 Pazyar N, Yaghoobi R, Bagherani N et al. »A review of applications of tea tree oil in dermatology.« Int J Dermatol 2013;52: 784–90

21 »Berberine.« Altern Med Rev 2000;5: 175–77

22 Gu Q P-RR, Burt VL, Kit, BK. »Prescription cholesterol-lowering medication use in adults aged 40 and over: United States, 2003–2012.« Hyattsville, MD: National Center for Health Statistics, 2014

23 Pencina MJ, Navar- Boggan AM, D'Agostino RB, Sr. et al. »Application of new cholesterol guidelines to a population-based sample.« N Engl J Med 2014;370(15): 1422–31

24 National Heart, Lung, and Blood Institute (NHLBI). »Expert panel on integrated guidelines for cardiovascular health and risk reduction in children and adolescents: Summary report.« Pediatrics 2011;128 (Beilage 5): S213–56

25 Gutierrez J, Ramirez G, Rundek T et al. »Statin therapy in the prevention of recurrent cardiovascular events: A sex-based meta-analysis.« Arch Intern Med 2012;172(12): 909–19

26 Heart Protection Study Collaborative Group: MRC/BHF Heart Protection Study of cholesterol lowering with simvastatin in 20 536 high-risk individuals: a randomised placebocontrolled trial. In: The Lancet. Vol 360, 6. Juli 2002.

27 Cohen JD, Brinton EA, Ito MK et al. »Understanding Statin Use in America and Gaps in Patient Education (USAGE): An Internet-based survey of 10,138 current and former statin users.« J Clin Lipidol 2012;6(3): 208–15

28 Golomb BA, McGraw JJ, Evans MA et al. »Physician response to patient reports of adverse drug effects: implications for patient-targeted adverse effect surveillance.« Drug Saf 2007;30(8): 669–75

29 Shah RV, Goldfine AB. »Statins and risk of new-onset diabetes mellitus.« Circulation 2012;126(18): e282–84

30 Banach M, Serban C, Sahebkar A et al. »Effects of coenzyme Q10 on statin-induced myopathy: a meta-analysis of randomized controlled trials.« Mayo Clin Proc 2015;90(1): 24–34

31 Schneider RH, Grim CE, Rainforth MV et al. »Stress reduction in the secondary prevention of cardiovascular disease: randomized, controlled trial of transcendental meditation and health education in Blacks.« Circ Cardiovasc Qual Outcomes 2012;5(6): 750–58

32 Becker DJ, Gordon RY, Halbert SC et al. »Red yeast rice for dyslipidemia in statin-intolerant patients: a randomized trial.« Ann Intern Med 2009;150(12):830–39, W147–839

33 Dunbar KB, Agaston T et al. »Association of acute gastroesophageal reflux disease with esophageal histologic changes.« JAMA 2016;315(19): 2104–12

34 Perks, B. »Proton pump inhibitors are associated with increased risk of heart attack.« Pharmaceut J 16. Juni 2015. www.pharmaceutical-journal.com/news-and-analysis/proton-pump-inhibitors-are-associated-with-increased-risk-of-heart-attack/20068748.article

35 Reimer C, Søndergaard B, Hilsted L et al. »Proton-pump inhibitor therapy induces acid-related symptoms in healthy volunteers after withdrawal of therapy.« Gastroenterol 2009;137: 80–7, 87.e1

36 Imhann F, Bonder MJ, Vich Vila A et al: »Proton pump inhibitors affect the gut microbiome.« Gut 2016;65: 740–48

37 Eom CS, Jeon CY, Lim JW et al. »Use of acid-suppressive drugs and risk of pneumonia: a systematic review and meta-analysis.« CMAJ 2011;183: 310–9

38 Freedberg DE, Toussaint NC, Chen SP et al. »Proton pump inhibitors alter specific taxa in the human gastrointestinal microbiome: a crossover trial.« Gastroenterol 2015;149: 883–85.e9

39 Khalili H, Hunag ES, Jacobson BC et al. »Use of proton pump inhibitors and risk of hip fracture in relation to dietary and lifestyle factors: a prospective cohort study.« BMJ 2012;344 e372

40 Shah NH, LePendu P, Bauer- Mehren A et al. »Proton pump inhibitor usage and the risk of myocardial infarction in the general population.« PLoS One 2015;10:e0124653

41 Lazarus B, Chen Y, Wilson FP et al. »Proton pump inhibitor use and the risk of chronic kidney disease.« JAMA Intern Med 2016;285: 2583–93

42 Harrison P. »PPIs and kidney injury: longer use tied to higher risk.« Medscape 14. April 2016. http://www.medscape.com/viewarticle/861991. Xie Y, Bowe B, Li T et al. »Proton pump inhibitors and risk of incident CKD and progression to ESR.« J Am Soc Nephrol 2016. Vor dem Druck online veröffentlicht. DOI: 10.1681/ASN.2015121377

43 Gomm W, von Holt K, Thome F et al. »Association of proton pump inhibitors with risk of dementia: a pharmacoepidemiological claims data analysis.« JAMA Neurol 2016;73: 410–16

44 Nachman F, Vázquez H, Gonzalez A et al. »Gastroesophageal reflux symptoms in patients with celiac disease and the effects of a gluten-free diet.« Clin Gastroenterol Hepatol 2011;9: 214–9

45 Haruma K, Kinoshita Y, Sakamoto S et al. »Lifestyle factors and efficacy of lifestyle interventions in gastroesophageal reflux disease in patients with functional dyspepsia: primary care perspectives from the LEGEND study.« Intern Med 2015;54: 695–701

46 Wu K-L, Rayner CK, Chuah S-K et al. »Effects of ginger on gastric emptying and motility in healthy humans.« Eur J Gastroenterol Hepatol 2008;20: 436–40

47 Pereira Rde S. »Regression of gastroesophageal reflux disease symptoms using dietary supplementation with melatonin, vitamins and amino acids: comparison with omeprazole.« J Pineal Res 2006;41: 195–200

48 Weil A. Healthy Aging (New York: Alfred A. Knopf, 2005), Kapitel 9, 140–60, www.drweil.com/drw/u/ART02012/anti-inflammatory-diet

49 Kaufman DW, Kelly JP, Rosenberg L et al. »Recent patterns of medication use in the ambulatory adult population of the United States: the Slone Survey.« JAMA 2002;287(3): 337–44

50 Weiler JM, Bloomfield JR, Woodworth GG et al. »Effects of fexofenadine, diphenhydramine, and alcohol on driving performance: a randomized, placebo-controlled trial in the Iowa driving simulator.« Ann Intern Med 2000;132(5): 354-63

51 Gray SL, Anderson ML, Dublin S et al. »Cumulative use of strong anticholinergics and incident dementia: a prospective cohort study.« JAMA Intern Med 2015;175(3): 401–407

52 Scheurer ME, Amirian ES, Davlin SL et al. »Effects of antihistamine and anti-inflammatory medication use on risk of specific glioma histologies.« Int J Cancer 2011;129: 2290–96

53 McCarthy BJ, Rankin K, Il'yasova D et al. »Assessment of type of allergy and antihistamine use in the development of glioma.« Cancer Epidemiol Biomarkers Prev 2011;20(2); 370–8

54 Mittman P. »Randomized, double-blind study of freeze-dried Urtica dioica in the treatment of allergic rhinitis.« Planta Med 1990; 56: 44–7

55 Schapowal A, Petasites Study Group. »Randomised controlled trial of butterbur and cetirizine for treating seasonal allergic rhinitis.« BMJ 2002;324 (7330): 144–6

56 Kimata H. »Effect of humor on allergen-induced wheal reactions.« JAMA 2001;285(6):738

57 Heikkinen T, Järvinen A. »The common cold.« Lancet 2003; 361: 51–9

58 Frendrick AM, Monto AS, Nightengale B et al. »The economic burden of non-influenza-related viral respiratory tract infection in the United States.« Arch Intern Med 2003;163: 487–94

59 World Health Organization (WHO). »Influenza Fact Sheet.« März 2014. www.who.int/mediacentre/factsheets/fs211/en/

60 Centers for Disease Control and Prevention (CDC). »Key facts about seasonal flu vaccine.« Letztes Update am 2. Oktober 2015. www.cdc.gov/flu/protect/keyfacts.htm

61 Hebsur S, Vakil E, Oetgen WJ et al. »Influenza and coronary artery disease: exploring a clinical association with myocardial infarction and analyzing the utility of vaccination in preventing myocardial infarction.« Rev Cardiovasc Med 2014;15: 168–75

62 Demicheli V, Jefferson T, Al-Ansary LA et al. »Vaccines for preventing influenza in healthy adults.« Cochrane Database Syst Rev 2014;3:CD001269

63 Food and Drug Administration (FDA). »Vaccine safety: thimerosal in vaccines.« Letztes Update am 27. Oktober 2015. www.cdc.gov/vaccinesafety/concerns/thimerosal/

64 Kenealy T, Arroll B. »Antibiotics for the common cold and acute purulent rhinitis.« Cochrane Database Syst Rev 2013; 6:CD000247

65 Jefferson T, Jones MA, Doshi P et al. »Neuraminidase inhibitors for preventing and treating influenza in healthy adults and children.« Cochrane Database Syst Rev 2014;10:4:CD008965. DOI: 10.1002/14651858. Dobson J, Whitley RJ, Pocock S et al. »Oseltamivir treatment for influenza in adults: a meta-analysis of randomized controlled trials.« Lancet 2015;385: 1729–37

66 Spanakis N, Pitiriga V, Gennimata, V et al. »A review of neuraminidase inhibitor susceptibility in influenza strains.« Expert Rev Anti Infect Ther 2014;12: 1325–36. Nitsch-Osuch A, Brydak LB. »Influenza viruses resistant to neuraminidase inhibitors.« ACTA BP 2014;61: 505–8

67 Kiecolt-Glaser J, Cohen S, Janicki-Deverts D, et al. »Chronic stress, glucocorticoid receptor resistance, inflammation, and disease risk.« PNAS 2012;109: 5995– 99

68 Barrett B, Hayney MS, Muller D et al. »Meditation or exercise for preventing acute respiratory infection: a randomized controlled trial.« Ann Fam Med 2012; 10: 337–46

69 Chong Y, Fryar CD, Gu Q. »Prescription sleep aid use among adults: United States, 2005–2010.« NCHS data brief no. 127. Hyattsville, MD: National Center for Health Statistics, 2013

70 Kryger MM, Roth T, Dement WC. Principles and practice of sleep medicine. 5. Aufl. (Philadelphia: Saunders, 2010)

71 Kryger MM, Roth T, Dement WC. Principles and practice of sleep medicine. 5. Aufl. (Philadelphia: Saunders, 2010)

72 Huedo-Medina TB, Kirsch I, Middlemass, J et al. »Effectiveness of non-benzodiazepine hypnotics in treatment of adult insomnia: meta-analysis of data submitted to the FDA.« BMJ 2012;345:e8343

73 Saddichha S. »Diagnosis and treatment of chronic insomnia.« Ann Indian Acad Neurol 2010;13: 94–102

74 Saddichha S, »Diagnosis and treatment of chronic insomnia.« Ann Indian Acad Neurol 2010;13: 94–102

75 Saddichha S, »Diagnosis and treatment of chronic insomnia.« Ann Indian Acad Neurol 2010;13: 94–102

76 Buscemi N, Vandermeer B, Friesen C et al. »The efficacy and safety of drug treatments for chronic insomnia in adults: a meta-analysis of RCTs.« J Gen Intern Med 2007;22: 1335–50

77 Saul S. »Sleep drugs found only mildly effective, but wildly popular.« New York Times, 23. Oktober 23 2007. www.nytimes.com/2007/10/23/health/23drug.html

78 Saddichha S, »Diagnosis and treatment of chronic insomnia.« Ann Indian Acad Neurol 2010;13: 94–102

79 Saddichha S, »Diagnosis and treatment of chronic insomnia.« Ann Indian Acad Neurol 2010;13: 94–102

80 Saddichha S, »Diagnosis and treatment of chronic insomnia.« Ann Indian Acad Neurol 2010;13: 94–102

81 Billioti de Gage S, Moride Y, Ducruet T et al. »Benzodiazepine use and risk of Alzheimer's disease: case-control study.« BMJ 2014;349:g5205. Lim AS, Kowgier M, Yu L et al. »Sleep fragmentation and the risk of incident Alzheimer's disease and cognitive decline in older persons.« Sleep 2013; 36: 1027–32

82 Kripke DF, Langer RD, Kline LE. »Hypnotics' association with mortality or cancer: a matched cohort study.« BMJ Open 2012;2:e000850

83 Lim AS, Kowgier M, Yu L et al. »Sleep fragmentation and the risk of incident Alzheimer's disease and cognitive decline in older persons.« Sleep 2013; 36: 1027–32

84 Naiman R. »Insomnia.« In: Rakel D, Hrsg. Integrative medicine. 3. Aufl. (Philadelphia: Elsevier, 2015)

85 Naiman R. »Insomnia.« In: Rakel D, Hrsg. Integrative medicine. 3. Aufl. (Philadelphia: Elsevier, 2015)

86 Naiman R. »Insomnia.« In: Rakel D, Hrsg. Integrative medicine. 3. Aufl. (Philadelphia: Elsevier, 2015)

87 Saddichha S, »Diagnosis and treatment of chronic insomnia.« Ann Indian Acad Neurol 2010;13: 94–102

88 Saddichha S, »Diagnosis and treatment of chronic insomnia.« Ann Indian Acad Neurol 2010;13: 94–102

89 Life, 12. Dezember 1949

90 Régnier C. »Hygeia versus Polymnia: Some French painters and their diseases.« Medicographia 2005;27(3): 279–87

91 Homburger F, Bonner CD. »The treatment of Raoul Dufy'sind arthritis.« N Engl J Med 1979;301(12): 669–73

92 Homburger F, Bonner CD. »The treatment of Raoul Dufy'sind arthritis.« N Engl J Med 1979;301(12): 669–73

93 Homburger F, Bonner CD. »The treatment of Raoul Dufy'sind arthritis.« N Engl J Med 1979;301(12): 669–73

94 Mongan A. »Selections from the collection of Freddy and Regina T. Homburger; a loan exhibition, Harvard University, Fogg Art Museum [Cambridge, Mass.], April 2–24, 1971«

95 Homburger F, Bonner CD. »The treatment of Raoul Dufy'sind arthritis.« N Engl J Med 1979;301(12): 669–73

96 Le Fanu J. The rise and fall of modern medicine. Überarbeitete Auflage. (New York: Basic Books, 2012)

97 Overman RA, Yeh JY, Deal CL. »Prevalence of oral glucocorticoid usage in the United States: a general population perspective.« Arthritis Care Res (Hoboken) 2013;65(2): 294–8

98 Le Fanu J. The rise and fall of modern medicine. Überarbeitete Auflage. (New York: Basic Books, 2012)

99 Singh JA, Saag KG, Bridges SL, Jr. et al. 2015 »American College of Rheumatology guideline for the treatment of rheumatoid arthritis«. Arthritis Care Res (Hoboken) 2015

100 Homburger F, Bonner CD. »The treatment of Raoul Dufy'sind arthritis.« N Engl J Med 1979;301(12): 669–73

101 Racoosin JA, Seymour SM, Cascio L, Gill R. »Serious neurologic events after epidural glucocorticoid injection: the FDA's risk assessment.« N Engl J Med 2015;373(24): 2299–301

102 Consumer Reports. »The nonsteroidal anti-inflammatory drugs: treating osteoarthritis and pain: comparing effectiveness, safety, and price.« Juli 2013

103 Narouze S, Souzdalnitski D. »Obesity and chronic pain: systematic review of prevalence and implications for pain practice.« Reg Anesth Pain Med 2015;40: 91–111

104 Minihane AM, Vinoy S, Russell WR et al. »Low-grade inflammation, diet composition and health: current research evidence and its translation.« Br J Nutr 2015;114: 999–1012

105 Passos GS, Pyares D, Santana M et al. »Exercise improves immune function, antidepressive response, and sleep quality in patients with chronic primary insomnia.« BioMed Res Internat 2014: Article 498961, 7p

106 Petre B, Torbey S, Griffith JW et al. »Smoking increases risk of pain chronification through shared corticostriatal circuitry.« Hum Brain Map 2015;36: 683–94

107 Brinkhaus B, Wilkens JM, Ludtke R et al. »Homeopathic arnica therapy in patients receiving knee surgery: results of three randomised double-blind trials.« Compl Ther Med 2006;14: 237–46

108 Widrig R, Suter A, Saller R et al. »Choosing between NSAID and arnica for topical treatment of hand osteoarthritis in a randomized double-blind study.« Rheumatol Internat 2007; 27: 585–91

109 KuptniratsaikulV, Daipratham P, Taechaarpornkul W et al. »Efficacy and safety of Curcuma domestica extracts compared with ibuprofen in patients with knee osteoarthritis: a multicenter study.« Clin Interv Aging 2014;9: 451–58

110 Altman RD, Marcussen KC. »Effects of a ginger extract on knee pain in patients with osteoarthritis.« Arthrit Rheumatol 2001;44: 2531–538

111 Vickers A, Phil D, Cronin A et al. »Acupuncture for chronic pain: individual patient data meta-analysis.« Arch Intern Med 2012;172: 1444–53

112 Astin JA. »Mind-body therapies for the management of pain.« Clin J Pain 2004;20: 27–32

113 National Institute of Mental Health (NIMH). Director's Blog: »Antidepressants: a complicated picture.« 6. Dezember 2011. http://www.nimh.nih.gov/about/director/2011/antidepressants-a-complicated-picture.shtml

114 Pratt L, Brody DJ, Gu Q. »Antidepressant Use in Persons Aged 12 and Over: United States, 2005–2008.« NCHS Data Brief no. 76 Oktober 2011. Centers for Disease Control and Prevention (CDC). NCHS Data Brief no. 76, Oktober 2011. http://www.cdc.gov/nchs/data/databriefs/db76.htm. National Center for Health Statistics (NCHS). »Health, United States, 2010: with special feature on death and dying.« Table 95. Hyattsville, MD, 2011

115 Mark T, Levit K, Buck J. »Datapoints: psychotropic drug prescriptions by medical specialty.« Psychiatry Svc 2009; 60:1167

116 Bérard A, Iessa N, Chaabane S et al. »The risk of major cardiac malformations associated with paroxetine use during the first trimester of pregnancy: a systematic review and meta-analysis.« Br J Clin Pharmacol 2016. DOI: 10.1111/bcp.12849

117 Leucht S, Corves C, Arbter D et al. »Second-generation versus first-generation antipsychotic drugs for schizophrenia: a meta-analysis.« Lancet 2009;373: 31–41

118 Brooks, M. »Top 100 selling drugs of 2013.« Medscape, 30. Januar 2014. http://www.medscape.com/viewarticle/820011

119 »VA/Defense mental health drug expenditures since 2001. May 2012 drug totals.« http://cdn.govexec.com/media/gbc/docs/pdfs_edit/051712bb1_may2012drugtotals.pdf

120 Alexander GC, Gallagher SA, Mascola A et al: »Increasing off-label use of antipsychotic medications in the United States, 1995–2008.« Pharmacoepidemiol Drug Saf 2011;20: 177– 84

121 Wunderink L, Nieboer RM, Wiersma D et al. »Recovery in remitted first-episode psychosis at 7 years of follow-up of an early dose reduction/discontinuation or maintenance treatment strategy: long-term follow-up of a 2-year randomized clinical trial.« JAMA Psychiatry 2013;70: 913– 20

122 Grohol J. »Top 25 psychiatric medication prescriptions for 2013.« Psych Central http://psychcentral.com/lib/top-25-psychiatric-medication-prescriptions-for-2013/

123 Weil A. Spontaneous Happiness (New York: Little, Brown, 2011)

124 Archer T, Josefsson T, Lindwall M. »Effects of physical exercise on depressive symptoms and biomarkers in depression.« CNS Neurol Disord Targets 2014;13: 1640–53

125 Grosso G, Galvano F, Marventano S et al. »Omega-3 fatty acids and depression: scientific evidence and biological mechanisms.« Oxid Med Cell Longev 2014; 2014: 313570. DOI: 10.1155/2014/313570

126 Jonas B, Gu Q, Albertorio-Diaz JR. »Psychotropic medication use among adolescents: United States, 2005–2010.« NCHS data brief no. 135, Dezember 2013. http://www.cdc.gov/nchs/data/databriefs/db135.pdf

127 Bridge JA, Iyengar S, Salary CB, et al. »Clinical response and risk for reported suicidal ideation and suicide attempts in pediatric antidepressant treatment: a meta-analysis of randomized controlled trials.« JAMA 2007;297: 1683–96

128 Iñiguez SD, Alcantara LF, Warren BL et al. »Fluoxetine exposure during adolescence alters responses to aversive stimuli in adulthood.« J Neurosci 2014;34: 1007–21

129 Cicero D, Rif S, El-Maliakh et al. »Antidepressant exposure in bipolar children.« Psychiatry 2003;66: 317–22

130 Rettew DC, Greenblatt J, Kamon J et al. »Antipsychotic Medication Prescribing in Children Enrolled in Medicaid.« Pediatrics 2015;135: 658–65

131 Olfson M, King M, Schoenbaum M. »Treatment of young people with antipsychotic medications in the United States.« JAMA Psychiatry 2015;72: 867–74

132 Ho B-C, Andreasen NC, Ziebell S et al. »Long-term antipsychotic treatment and brain volumes: a longitudinal study of first-episode schizophrenia.« Arch Gen Psychiatry 2011;68: 128–37

133 Correll CU, Manu P, Olshanskiy V et al. »Cardiometabolic risk of second-generation antipsychotic medications during first-time use in children and adolescents.« JAMA 2009;302: 1765–73

134 Boyd CJ, Austic E, Epstein-Ngo Q et al. »A prospective study of adolescents' nonmedical use of anxiolytic and sleep medication.« Psychol Addict Behav 2015;29: 184–91

135 Jacka FN, Kremer PJ, Berk M et al. »A prospective study of diet quality and mental health in adolescents.« PloS One 2011;6:e24805

136 Miller AH and Raison CL. »The role of inflammation in depression: from evolutionary imperative to modern treatment target.« Nature Rev Immunol 2016: 16, 22–34; DOI: 10.1038/nri.2015.5

137 Centers for Disease Control and Prevention (CDC). »New data: Medication and behavior treatment.« Letztes Update am 15. März 2015. http://www.cdc.gov/ncbddd/adhd/data.html

138 Elder T. »The importance of relative standards in ADHD diagnoses: Evidence based on exact birth dates.« J Health Econ 2010;29: 641–56

139 Hinshaw S, Sheffler R. The ADHD Explosion: myths, medication, money, and today's push for performance (Oxford: Oxford University Press, 2014)

140 Rabiner DL, Murray DW, Rosen L et al. »Instability in teacher ratings of children's inattentive symptoms: implications for the assessment of ADHD.« J Dev Behav Pediatr 2010;31: 175–80

141 Brody B. »The shocking cost of your child's ADHD.« Fiscal Times, 1. April 2013

142 Express Scripts Report. »Turning attention to ADHD: US medication trends for attention deficit hyperactivity disorder.« März 2014

143 Mackenzie L, Abidi S, Fisher HL et al. »Stimulant medication and psychotic symptoms in offspring of children with mental illness.« Pediatrics 2016;137: 1–10

144 Jensen PS, Arnold LE, Swanson JM et al. »3-year follow-up of the NIMH MTA study.« J Am Acad Child Adolesc Psychiatry 2007;46: 989–1002

145 Jensen PS, Arnold LE, Swanson JM et al. »3-year follow-up of the NIMH MTA study.« J Am Acad Child Adolesc Psychiatry 2007;46: 989–1002

146 Riddle MA, Yershova K, Lazzaretto D et al. »The Preschool Attention- Deficit/Hyperactivity Disorder Treatment Study (PATS) 6-year follow-up.« J Am Acad Child Adolesc Psychiatry 2013;52: 264–78

147 Shaw P, Malek M, Watson B et al. »Trajectories of cerebral cortical development in childhood and adolescence and adult attention-deficit/hyperactivity disorder.« Biol Psychiatry 2013;74: 599–606

148 Marco E, Adriani W, Ruocco LA et al. »Neurobehavioral adaptations to methylphenidate: the issue of early adolescent exposure.« Neurosci Biobehav Rev 2011;35: 1722–39

149 Storebø OJ, Ramstad E, Krogh HB et al. »Methylphenidate for children and adolescents with attention deficit hyperactivity disorder.« Cochrane Database Syst Rev 2015 25. Nov2;11:CD009885

150 Watson GLF, Arcona AP, Anotonuccio DO. »The ADHDdrug abuse crisis on American college campuses« Ethical Hum Psychol Psychiatry 2015;17: 1–16

151 Varga MD. »Adderall abuse on college campuses: a comprehensive literature review.« J Evid Based Soc Work 2012;9: 293–313

152 Pelsser LM, Frankena K, Toorman J et al. »Effects of a restricted elimination diet on the behaviour of children with attention-deficit hyperactivity disorder (INCA study): a randomized controlled trial.« Lancet 2011;377: 494–503

153 Bloch M, Qawasmi A. »Omega-3 fatty acid supplementation for the treatment of children with attention-deficit/hyperactivity disorder symptomatology: systematic review and meta-analysis.« J Am Acad Child Adolesc Psychiatry 2011;50: 991–1000

154 Pärtty A, Kalliomäki M, Wacklin P et al. »A possible link between early probiotic intervention and the risk of neuropsychiatric disorders later in childhood: a randomized trial.« Pediatr Res 2015;77: 823–28

155 IOM (Institute of Medicine). Relieving pain in America: a blueprint for transforming prevention, care, education, and research. (Washington, DC: The National Academies Press, 2011)

156 Tsang A, Von Korff M, Lee S et al. »Common chronic pain conditions in developed and developing countries: Gender and age differences and comorbidity with depression and anxiety disorders.« J Pain 2008;9: 883–91. Smallwood RF, Laird AR, Ramage AE et al. »Structural brain anomalies and chronic pain: a quantitative meta-analysis of gray matter volume.« J Pain 2013;14: 663–75

157 Eriksen J, Sjøgren P, Bruera E et al. »Critical issues on opioids in chronic non-cancer pain: an epidemiological study.« Pain 2006;125: 172–79

158 Apkarian AV, Baliki MN, Farmer MA. »Predicting transition to chronic pain.« Curr Opin Neurol 2013;26: 360-7

159 Gusovsky D. »America's painkiller epidemic grips the workplace.« CNBC. 15. Dezember 2015. www.cnbc.com/2015/12/15/80-percent-of-workplaces-face-this-drug-scourge.html

160 PBS. »The opium kings: opium throughout history.« Frontline. Zugegriffen am 11. Februar 2015 auf www.pbs.org/wgbh/pages/frontline/shows/heroin/etc/history.html

161 Catan T, Perez E. »A pain drug champion has second thoughts.« Wall Street Journal, 11. Dezember 2011. http://online.wsj.com/news/articles/SB10001424127887324478304578173342657044604

162 Kizhakkeveettil A, Rose K, Kadar GE. »Integrative therapies for low back pain that include complementary and alternative medicine care — a systematic review.« Glob Adv Health Med. 2014;3(5): 49–64

163 The Oregon Pain Management Commission (OPMC). www.oregon.gov/oha/OHPR/PMC/pages/index.aspx

164 Siu, AL. »Screening for high blood pressure in adults: US Preventive Services Task Force recommendation statement.« Ann Intern Med. 2015; 163(10): 778–86

165 Sundstrom J, Arima H, Jackson R, Turnbull F, RahimiK, Chalmers J, Woodward M, Neal B. »Effects of blood pressure reduction in mild hypertension: a systematic review and meta-analysis.« Ann Intern Med. 2015;162: 184–91

166 Farooq U. »2014 guideline for the management of high blood pressure (Eighth Joint National Committee): take- home messages.« Med Clin N Am. 2015;99: 733–8

167 Plotnikoff GA, Dusek J. »Hypertension.« In Rakel D, Hrsg. Integrative medicine. 3. Aufl. (Philadelphia: Elsevier, 2010)

168 Mohammadifard N, Salehi-Abargouei A, Salas-Salvado J, Guasch- Ferre M, Humphries K, Sarrafzadegan N. »The effect of tree nut, peanut, and soy nut consumption on blood pressure: a systematic review and meta-analysis of randomized controlled clinical trials.« Am J Clin Nutr. 2015; 101(5): 966–82

169 Aburto NJ, Ziolkovska A et al., »Effect of lower sodium intake on health: systematic review and meta-analyses.« BMJ 2013:346:f1326

170 Oza R, Barcellano M. »Nonpharmacologic management of hypertension: what works?« Am Fam Physician. 2015;91(11): 772–6

171 Posadzki P, Cramer H, Kuzdzal A, Lee MS, Ernst E. »Yoga for hypertension: a systematic review of randomized clinical trials.« Complement Ther Med. 2014;22(3): 511–22

172 Hartley L, Flowers N, Lee MS, Ernst E, Rees K. »Tai chi for primary prevention of cardiovascular disease.« Cochrane Database Syst Rev. 2014;9;4:CD010366. DOI: 10.1002/14651858.CD010366.pub2

173 Plotnikoff GA, Dusek J. »Hypertension.« In Rakel D, Hrsg. Integrative medicine. 3. Aufl. (Philadelphia: Elsevier, 2010)

174 Yang YC, Boen C, Mullan HK. »Social relationships and hypertension in late life: evidence from a nationally representative longitudinal study of older adults.« J Aging Health. 2015;27(3): 403–31

175 »Natural medicines in the clinical management of hypertension.« http://naturaldatabase.therapeuticresearch.com

176 American Diabetes Association (ADA). »Economic costs of diabetes in the U.S. in 2007.« Diabetes Care 2008;31: 596–615

177 Garber AJ et al. »AACE/ACE comprehensive diabetes management algorithm 2015.« Endocr Practice 2015;21: 438–47

178 Nissen SE, Wolski K. »Effect of rosiglitazone on the risk of myocardial infarction and death from cardiovascular causes.« N Engl J Med 2007;356: 2457–71

179 Looker AC, Melton LJ et al. »Prevalence and trends in low femur bone density among older US adults: NHANES 2005– 2006 compared with NHANES III.« J Bone Miner Res 2010;25: 64–71

180 Francis MD, Valent DJ. »Historical perspectives on the clinical development of bisphosphonates in the treatment of bone diseases.« J Musculoskelet Neuronal Interact 2007;7: 2–8

181 Rodan GA, Fleisch HA. »Bisphosphonates: mechanisms of action.« J Clin Invest 1996;97: 2692–96

182 Odvina CV, Zerwekh JE et al. »Severely suppressed bone turnover: a potential complication of alendronate therapy.« J Clin Endocrinol Metab 2005;90: 1294–1301

183 Khosla S, Burr D et al. »Bisphosphonate-associated osteonecrosis of the jaw: report of a task force of the American Society for Bone and Mineral Research.« J Bone Miner Res 2007;22: 1479–91

184 Sweet MG, Sweet JM et al. »Diagnosis and treatment of osteoporosis.« Am Fam Physician 2009;79: 193–200

185 Ringe JD, Doherty JG. »Absolute risk reduction in osteoporosis: assessing treatment efficacy by number needed to treat.« Rheumatol Int 2010;30: 863-869. Eriksen EF. »Treatment of osteopenia.« Rev Endocr and Metab Disord 2012;13: 209–23

186 Holtorf K. »The bioidentical hormone debate: are bioidentical hormones (estradiol, estriol, and progesterone) safer or more efficacious than commonly used synthetic versions in hormone replacement therapy?« Postgrad Med 2009;121: 73–85

187 Reginster JY, Deroisy R et al. »Prevention of early postmenopausal bone loss by strontium ranelate: the randomized, two-year-double-masked, dose-ranging, placebo-controlled PREVOS trial.« Osteoporos Int 2002;13: 925–31

188 Iwamoto J, Sato Y et al. »Effectiveness of exercise in the treatment of lumbar spinal stenosis, knee osteoarthritis, and osteoporosis« Aging Clin Exp Res 2010;2: 116–22

189 Knowler WC, Barrett- Connor E et al. »Reduction in the incidence of type 2 diabetes with lifestyle intervention or metformin.« New Engl J Med 2002;346: 393-403

190 Mowry JB, Spyker DA, Cantilena LR Jr et al. »2012 Annual Report of the American Association of Poison Control Centers' National Poison Data System (NPDS): 30th Annual Report.« Clin Toxicol (Phila) 2013;51(10): 949–1229

191 Hoffer-Schaefer A, Rozycki HJ, Yopp MA et al. »Guaifenesin has no effect on sputum volume or sputum properties in adolescents and adults with acute respiratory tract infections.« Respir Care 2014;59(5): 631–6

192 Hatton RC, Winterstein AG, McKelvey RP et al. »Efficacy and safety of oral phenylephrine: systematic review and meta-analysis.« Ann Pharmacother. 2007;41(3): 381–90

193 American Academy of Pediatrics (AAP). Committee on Drugs. »Use of codeine- and dextromethorphan-containing cough remedies in children.« Pediatr 1997;99(6): 918–20

194 Oduwole O, Meremikwu MM, Oyo-Ita A et al. »Honey for acute cough in children.« Cochrane Database Syst Rev 2014;12:CD007094

195 Fashner J, Ericson K, Werner S. »Treatment of the common cold in children and adults.« Am Fam Physician 2012;86(2): 153–9

196 Gurnani M, Birken C, Hamilton J. »Childhood obesity: causes, consequences, and management.« Pediatr Clin North Am 2015;62(4): 821–40

197 Gurnani M, Birken C, Hamilton J. »Childhood obesity: causes, consequences, and management.« Pediatr Clin North Am 2015;62(4): 821–40

198 Gurnani M, Birken C, Hamilton J. »Childhood obesity: causes, consequences, and management.« Pediatr Clin North Am 2015;62(4): 821–40

199 Inge TH, Courcoulas AP, Jenkins TM et al. »Weight Loss and Health Status 3 Years after Bariatric Surgery in Adolescents.« N Engl J Med 2016 ;374(2): 113–23

200 McCall, WV. »Sleep in the elderly: burden, diagnosis, and treatment.« Prim Care Companion J Clin Psychiatry 2004;6(1)

201 Kyziridis T. »Post-operative delirium after hip fracture treatment — a review of the current literature.« Psychosoc Med. 2006;3: Doc01(PMC2736510)

202 Sithamparanathan, K, Sadera, L, Leung, L. »Adverse effects of benzodiazepine use in elderly people: a meta-analysis.« Asian J Gerontol Geriatr 2012;7(2): 107–11

203 American Geriatrics Society. »Ten things physicians and patients should question.« Choosing Wisely by ABIM. Veröffentlicht am 21. Februar 2013 (1–5) und am 27. Februar 2014 (6–10); revidiert am 23. April 2015 (2, 3, 6, 7, 8 und 10). www.choosingwisely.org/societies/american-geriatrics-society/

204 McDonald EG, Milligan J, Frenette C, Lee TC. »Continuous proton pump inhibitor therapy and the associated risk of recurrent Clostridium difficile infection.« JAMA Intern Med. 2015;175(5): 784–91

205 American Geriatrics Society. »American Geriatrics Society 2015 Updated Beers Criteria for Potentially Inappropriate Medication Use in Older Adults.« J Am Geriatr Soc 2015;63(11): 22227–46

206 Qato DM, Wilder J, Schumm LP et al. »Changes in prescription and over-the-counter medication and dietary supplement use among older adults in the United States, 2005 vs 2011.« JAMA Intern Med 2016;176: 473–82

Register

N

S

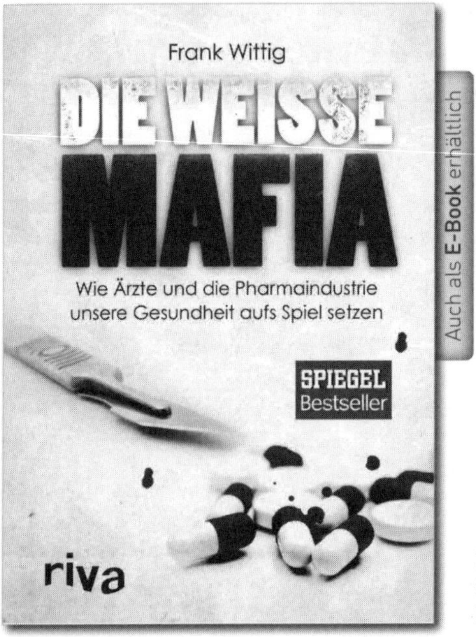

224 Seiten
9,99 € (D) | 10,30 € (A)
ISBN 978-3-86883-584-7

Frank Wittig

Die weiße Mafia

Wie Ärzte und
die Pharmaindustrie
unsere Gesundheit
aufs Spiel setzen

In unserem Gesundheitssystem herrschen mafiöse Verhältnisse. Um den Profit der Ärzte und der Gesundheitsindustrie zu sichern, werden überflüssige Operationen durchgeführt und Medikamente verschrieben, die mehr schaden als nutzen. Gesunde werden zu Kranken erklärt, weil Laborwerte willkürlich festgelegten Normen nicht entsprechen oder Röntgenbilder völlig unbedenkliche Abweichungen vom Ideal zeigen. Der preisgekrönte Wissenschaftsjournalist Frank Wittig recherchiert seit vielen Jahren im Medizinbetrieb und ist dort auf skandalöse Zustände und eine »weiße Mafia« aus Ärzteschaft und Industrie gestoßen, die sich gnadenlos an Gesunden und Kranken bereichert. Wittig deckt auf und gibt Hinweise, wie wir als Patienten beim Kontakt mit Medizinern das Risiko verringern, Opfer der weißen Mafia zu werden.

riva

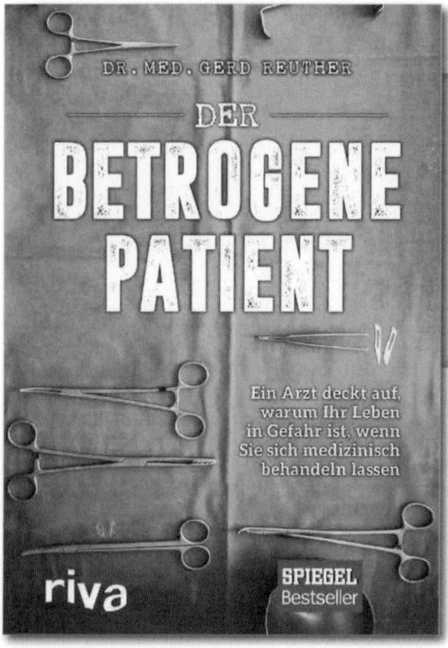
DR. MED. GERD REUTHER
DER
BETROGENE
PATIENT
Ein Arzt deckt auf, warum Ihr Leben in Gefahr ist, wenn Sie sich medizinisch behandeln lassen
riva
SPIEGEL Bestseller